Situações Especiais em
Insuficiência Cardíaca

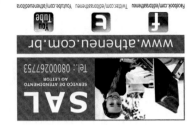

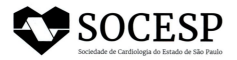

Situações Especiais em Insuficiência Cardíaca

EDITORES

Álvaro Avezum
Ibraim Masciarelli F. Pinto
João Fernando Monteiro Ferreira
Maria Cristina de Oliveira Izar
Múcio Tavares de Oliveira Jr.

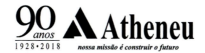

EDITORA ATHENEU

São Paulo — Rua Jesuíno Pascoal, 30
Tels.: (11) 220-9186
Fax: (11) 222-4199
E-mail: atheneu@u-net.com.br

Rio de Janeiro — Rua Bambina, 74
Tel.: (21) 539-1295
Fax: (21) 538-1284
E-mail: atheneu@nutecnet.com.br

Belo Horizonte — Rua Domingos Vieira, 319 — Conj. 1.104

DIAGRAMAÇÃO: Adielson Anselme
CAPA: Equipe Atheneu

CIP-BRASIL. CATALOGAÇÃO NA PUBLICAÇÃO
SINDICATO NACIONAL DOS EDITORES DE LIVROS, RJ

S637
Situações especiais em insuficiência cardíaca: SOCESP/Álvaro Avezum ... [et al.]. - 1ª ed. -
Rio de Janeiro: Atheneu, 2019.
 : il.

Inclui bibliografia
ISBN 978-85-388-0916-6

1. Insuficiência cardíaca. 2. Cardiologia. I. Avezum, Álvaro.

18-52333	CDD: 616.129
	CDU: 616.12-008.46

Vanessa Mafra Xavier Salgado - Bibliotecária - CRB-7/6644

05/09/2018   10/09/2018

Avezum A., Pinto I.M.F., Ferreira J.F.M., Izar M.C.O. e Oliveira Jr., M.T.
Situações Especiais em Insuficiência Cardíaca – SOCESP

© Direitos reservados à EDITORA ATHENEU – São Paulo, Rio de Janeiro, Belo Horizonte, 2019.

Editores

Álvaro Avezum

Diretor da Divisão de Pesquisa no Instituto Dante Pazzanese de Cardiologia (IDPC). Professor Livre-Docente do Departamento de Cardiopneumologia da Universidade de São Paulo (USP). Professor Pleno do Programa de Pós-Graduação do IDPC. Pesquisador Associado Internacional, Population Health Research Institute, McMaster University, Canadá.

Ibraim Masciarelli F. Pinto

Médico do Serviço de Diagnósticos do Grupo Fleury. Diretor do Serviço de Métodos Complementares do Instituto Dante Pazzanese de Cardiologia (IDPC).

João Fernando Monteiro Ferreira

Médico Assistente do Instituto do Coração do Hospital das Clínicas da Faculdade de Medicina da Universidade de São Paulo – InCor-HCFMUSP. Professor da Disciplina de Cardiologia da Faculdade de Medicina do ABC (FMABC). Diretor Científico do Departamento de Cardiologia Clínica da Sociedade Brasileira de Cardiologia (SBC) (FACC – FESC).

Maria Cristina de Oliveira Izar

Professora Livre-Docente da Disciplina de Cardiologia da Universidade Federal de São Paulo (Unifesp).

Múcio Tavares de Oliveira Jr.

Diretor da Unidade de Emergência e Hospital-Dia do Instituto do Coração do Hospital das Clínicas da Faculdade de Medicina da Universidade de São Paulo (InCor-HCFMUSP). Professor Colaborador da FMUSP. Coordenador do Projeto Insuficiência Cardíaca da Sociedade de Cardiologia do Estado de São Paulo (SOCESP).

vi

Colaboradores

Alexandre de Matos Soeiro

Médico Assistente e Supervisor da Unidade de Emergência do Instituto do Coração do Hospital das Clínicas da Faculdade de Medicina da Universidade de São Paulo – InCor-HCFMUSP.

Aloísio Marchi da Rocha

Professor Titular de Cardiologia da Pontifícia Universidade Católica de Campinas – PUC-Campinas. Doutor em Ciências pela Universidade de São Paulo – USP.

Amanda Gonzales Rodrigues

Médica Assistente da Unidade de Reabilitação Cardiovascular e Fisiologia do Exercício do Instituto do Coração do Hospital das Clínicas da Faculdade de Medicina da Universidade de São Paulo – InCor-HCFMUSP. Médica da Unidade de Cardiologia do Exercício do Hospital Sírio-Libanês.

André Luís Martins Gonçalves

Formado na Universidade Federal de Juiz de Fora – MG. Residência de Clínica Médica no Hospital e Maternidade Therezinha de Jesus – Juiz de Fora – MG. Residente de Cardiologia 2º ano no Hospital Santa Marcelina – São Paulo – SP.

Antônio Carlos Pereira Barretto

Professor-Associado da Faculdade de Medicina da Universidade de São Paulo – FMUSP. Diretor do Serviço de Prevenção e Reabilitação do Instituto do Coração do Hospital das Clínicas da FMUSP. Coordenador da Cardiologia do Hospital Santa Marcelina – São Paulo – SP.

Bruno Biselli

Médico Cardiologista Assistente da Unidade Clínica de Emergência do Instituto do Coração do Hospital das Clínicas da Faculdade de Medicina da Universidade de São Paulo – InCor-HCFMUSP. Especialista em Transplante Cardíaco e Insuficiência Cardíaca – InCor-HCFMUSP.

Carlos Eduardo Negrão

Professor Titular do Departamento de Biodinâmica do Movimento do Corpo Humano da Escola de Educação Física e Esporte da Universidade de São Paulo – EEFE-USP – com Vínculo Subsidiário ao Departamento de Cardiopneumologia da Faculdade de Medicina da Universidade de São Paulo – FMUSP. Diretor da Unidade de Reabilitação Cardiovascular e Fisiologia do Exercício do Instituto do Coração do Hospital das Clínicas da FMUSP.

Carolina Casadei

Médica Assistente do Setor de Insuficiência Cardíaca e Transplante do Instituto Dante Pazzanese de Cardiologia – IDPC. Dispositivo de Assistência Ventricular e Transplante Cardíaco no Tampa General Hospital – Flórida, EUA. Professora Adjunta da Disciplina de Cardiologia da Faculdade de Medicina do ABC – FMABC.

Danielle Menosi Gualandro

Doutora pela Faculdade de Medicina da Universidade de São Paulo – FMUSP. Médica Assistente da Unidade Clínica de Medicina Interdisciplinar em Cardiologia do Instituto do Coração do Hospital das Clínicas da FMUSP. Professora Colaboradora do Departamento de Cardiopneumologia da FMUSP. Vice-Presidente do Grupo de Avaliação Perioperatória da Sociedade Brasileira de Cardiologia – GAPO-SBC.

Dirceu Rodrigues Almeida

Professor Adjunto da Disciplina de Cardiologia da Universidade Federal de São Paulo – Unifesp. Responsável pela Divisão de Insuficiência Cardíaca e Transplante Cardíaco da Unifesp.

Elaine dos Reis Coutinho

Docente de Cardiologia – Faculdade de Medicina da Pontifícia Universidade de Campinas – PUC-Campinas. Responsável pelo Ambulatório de Lípides – PUC-Campinas. Título de Especialista em Cardiologia – Sociedade Brasileira de Cardiologia – SBC.

Fabiana Goulart Marcondes-Braga

Médica Cardiologista da Unidade de Transplante Cardíaco do Instituto do Coração do Hospital das Clínicas da Universidade de São Paulo – InCor-HCFMUSP. Título de Especialista em Cardiologia pela Sociedade Brasileira de Cardiologia – SBC. Doutorado em Ciências pela Universidade de São Paulo – USP. Pós-Doutorado pela USP.

Fabiana Marques

Médica Assistente do Centro de Cardiologia do Hospital das Clínicas da Faculdade de Medicina de Ribeirão Preto da Universidade de São Paulo – HCFMRP-USP. Mestre em Clínica Médica pela FMRP-USP.

Francisco Akira Malta Cardozo

Graduação pela Faculdade de Medicina da Universidade de São Paulo – FMUSP. Médico Cardiologista do InCor. Médico Preceptor de Cardiologia do InCor.

Francisco Antonio Helfenstein Fonseca

Professor Adjunto Livre-Docente. Coordenador do Curso de Pós-Graduação em Cardiologia. Coordenador do Setor de Lípides, Aterosclerose e Biologia Vascular. Departamento de Medicina, Disciplina de Cardiologia – Escola Paulista de Medicina da Universidade Federal de São Paulo – EPM/Unifesp.

Francisco Darrieux

Doutor em Cardiologia pela Faculdade de Medicina da Universidade de São Paulo – FMUSP. Responsável pelo Ambulatório Didático de Arritmias Cardíacas – Instituto do Coração do Hospital das Clínicas da FMUSP..

Heitor Moreno Júnior

Médico Cardiologista. Professor Titular da Faculdade de Ciências Médicas da Universidade Estadual de Campinas – Unicamp.

Ibraim Masciarelli F. Pinto

Médico do Serviço de Diagnósticos do Grupo Fleury. Diretor do Serviço de Métodos Complementares do Instituto Dante Pazzanese de Cardiologia – IDPC.

João Manoel Rossi Neto

Doutor em Ciências pela Universidade de São Paulo – USP. Responsável pelo Ambulatório de Disfunção Ventricular e Transplante de Coração do Instituto Dante Pazzanese de Cardiologia – IDPC.

José Alexandre da Silveira

Especialista em Cardiologia SBC/AMB. Responsável pelo Setor de Insuficiência Cardíaca da Faculdade de Medicina do ABC – FMABC.

José Francisco Kerr Saraiva

Doutor em Cardiologia pela Universidade de São Paulo. Professor Titular da Faculdade de Medicina da Pontifícia Universidade Católica de Campinas – PUC-Campinas. *Fellow* do American College of Cardiology. *Fellow* da Sociedade Europeia de Cardiologia. Presidente da Sociedade de Cardiologia do Estado de São Paulo – SOCESP.

Juan Carlos Yugar-Toledo

Professor Doutor em Farmacologia – Universidade Estadual de Campinas – Unicamp. Cardiologista – Sociedade Brasileira de Cardiologia – SBC. Docente de Pós-Graduação – Faculdade de Medicina de São José do Rio Preto – FAMERP.

Juliana Tieko Kato

Nutricionista. Doutoranda da Disciplina de Cardiologia da Universidade Federal de São Paulo – Unifesp.

Juliano Novaes Cardoso

Doutor em Ciências pela Universidade de São Paulo – USP. Médico Cardiologista – do Instituto do Coração do Hospital das Clínicas da Faculdade de Medicina da Universidade de São Paulo – InCor-HCFMUSP. Supervisor do Serviço de Cardiologia do Hospital Santa Marcelina – São Paulo.

Leo Augusto da Silva Vinci

Cardiologia pelo Hospital Universitário da Universidade Estadual de Londrina – UEL. Cardiologista pela Sociedade Brasileira de Cardiologia – SBC.

Lúcia Helena Bonalume Tacito

Professora Doutora em Ciências da Saúde e Docente de Endocrinologia –
Faculdade de Medicina de São José do Rio Preto – FAMERP.

Luciana Sacilotto

Especialista em Arritmia pela Sociedade Brasileira de Arritmias Cardíacas – SOBRAC.
Médica do Ambulatório de Arritmias Genéticas do Instituto do Coração do Hospital das Clínicas
da Faculdade de Medicina da Universidade de São Paulo – InCor-HCFMUSP.

Manoel Canesin

Professor Titular de Cardiologia da Universidade Estadual de Londrina – UEL.
Chefe do Serviço de Cardiologia do Hospital Universitário da UEL. Coordenador do
Ambulatório de Insuficiência Cardíaca do Hospital Universitário da UEL.

Márcio Jansen de Oliveira Figueiredo

Médico Eletrofisiologista e Doutor em Cardiologia pela Universidade
Estadual de Campinas – Unicamp. Professor da Disciplina de Cardiologia da
Faculdade de Ciências Médicas – FCM-Unicamp. Responsável pelo Serviço de
Arritmias e Eletrofisiologia da Unicamp. *Fellow* em Eletrofisiologia do
Hospital Clínic de Barcelona – Espanha. Responsável pela Área de Eletrofisiologia
da Sociedade Brasileira de Arritmias Cardíacas – SOBRAC. Diretor da
Latin American Heart Rhythm Society.

Marcus Vinícius Simões

Livre-Docente em Cardiologia. Professor-Associado da Faculdade de
Medicina de Ribeirão Preto da Universidade de São Paulo – FMRP-USP.
Coordenador da Clínica de Insuficiência Cardíaca do Hospital das
Clínicas da FMRP-USP.

Maria Cristina de Oliveira Izar

Professora Livre-Docente da Disciplina de Cardiologia da Universidade
Federal de São Paulo – Unifesp.

Múcio Tavares de Oliveira Júnior

Diretor da Unidade de Emergência e Hospital-Dia do Instituto do Coração do
Hospital das Clínicas da Faculdade de Medicina da Universidade de
São Paulo – InCor-HCFMUSP. Professor Colaborador da FMUSP.
Coordenador do Projeto Insuficiência Cardíaca da Sociedade de Cardiologia do
Estado de São Paulo – SOCESP.

Nathália dos Reis de Moraes

Especialização em Cardiologia pelo Instituto do Coração do Hospital das
Clínicas da Faculdade de Medicina da Universidade de São Paulo – InCor-HCFMUSP.
Especialização em Insuficiência Cardíaca e Transplante pelo InCor-HCFMUSP.
Título de Especialista em Cardiologia pela Sociedade Brasileira de Cardiologia – SBC.

Paola Emanuela P. Smanio

Especialista em Medicina Nuclear e em Cardiologia. Chefe da Seção de Medicina Nuclear do Instituto Dante Pazzanese de Cardiologia. Gestora Médica do Centro Diagnóstico do Grupo Fleury. *Fellowship* na University of Virginia e na Emory University – EUA. Doutorado pela Universidade Federal de São Paulo – Unifesp.

Patrícia Alves de Oliveira

Cardiologista Assistente da Unidade de Reabilitação Cardiovascular e Fisiologia do Exercício do Hospital das Clínicas da Faculdade de Medicina da Universidade de São Paulo – InCor-HCFMUSP – e da Unidade de Cardiologia do Exercício do Hospital Sírio-Libanês.

Pedro Vellosa Schwartzmann

Médico da Clínica de Insuficiência Cardíaca do Centro de Cardiologia do Hospital das Clínicas da Faculdade de Medicina de Ribeirão Preto – FMRP-USP. Coordenador da Unidade Coronariana do Hospital das Clínicas da FMRP-USP. Doutorado em Ciências Médicas – USP. Coordenador da Unidade de Tratamento Cardiovascular Avançado – Hospital Unimed Ribeirão Preto.

Renata Monteiro

Residente de Cardiologia do quarto ano no Hospital Universitário da Universidade Estadual de Londrina – UEL.

Tatiana de Carvalho Andreucci Torres Leal

Médica Cardiologista Assistente da Unidade Clínica de Emergência do Instituto do Coração do Hospital das Clínicas da Faculdade de Medicina de São Paulo – InCor-HCFMUSP.

Victor Sarli Issa

Doutor em Ciências pela Faculdade de Medicina da Universidade de São Paulo – FMUSP. Médico do Núcleo de Insuficiência Cardíaca do Instituto do Coração do Hospital das Clínicas – InCor-HCFMUSP. Médico do Programa de Insuficiência Cardíaca e Transplante do Hospital do InCor-HCFMUSP.

Walkíria Samuel Ávila

Professora Livre-Docente do Hospital das Clínicas da Faculdade de Medicina da Universidade de São Paulo – InCor-HCFMUSP. Médica-Chefe do Setor de Cardiopatia, Gravidez e Planejamento Familiar do InCor-HCFMUSP.

xii

Prefácio

A insuficiência cardíaca é um dos maiores desafios que pode ser enfrentado pelo cardiologista. Por ser a via final de diferentes cardiopatias e tendo como causas principais a doença arterial coronariana e a hipertensão arterial, essa entidade apresenta elevada mortalidade e grande impacto na redução da qualidade de vida dos pacientes que apresentam essa condição.

A Sociedade de Cardiologia do Estado de São Paulo (SOCESP) realiza programas de educação continuada para profissionais da área da saúde e para a população de modo a colaborar para o melhor tratamento e a melhoria da expectativa e da qualidade de vida dos cardiopatas. Por outro lado e mais recentemente, os casos de crescente complexidade têm surgido e para eles ainda é limitada a literatura disponível. Foi para preencher esta lacuna que essa obra foi criada e escrita por alguns dos maiores especialistas do país. Este livro apresenta ao leitor sugestões de conduta diagnóstica e terapêutica em situações especiais, as quais estão baseadas na literatura e na experiência de alguns dos principais centros de pesquisa e de tratamento de insuficiência cardíaca do nosso país.

Os capítulos são elaborados de forma didática, ao mesmo tempo concisa e completa, de modo a servir tanto como obra de referência, como de consulta ocasional quando o profissional se deparar com casos na sua prática que não se encontram adequadamente abordados nas diretrizes vigentes. Este trabalho será atualizado em uma página específica da Internet de maneira a garantir a perenidade da sua utilidade e das informações nele contidas, atitude essa que impede a obsolescência desta publicação e mantém firme nosso propósito de auxiliar os esforços dos profissionais da área da saúde no enfrentamento da insuficiência cardíaca.

Agradeço aos autores que prontamente atenderam ao nosso convite e produziram um conteúdo de qualidade em tempo recorde, aos colaboradores da Sociedade de Cardiologia do Estado de São Paulo (SOCESP), que foram fundamentais ao longo de todo o processo de elaboração do livro, e à Editora Atheneu, que mais uma vez não poupou esforços para trazer ao público de língua portuguesa mais uma obra que certamente será de grande utilidade para aqueles que a consultarem.

Ibraim Masciarelli F. Pinto
Presidente da Sociedade de Cardiologia do Estado de São Paulo (SOCESP), biênio 2016-2017.

Sumário

Capítulo 1
O Que é Melhor na Definição da
Etiologia Isquêmica: Prova Funcional
ou Anatômica?.. 1
Ibraim Masciarelli F. Pinto
Paola Emanuela P. Smanio

Capítulo 2
Indicação de Atividade Física no
Paciente Sintomático e no
Assintomático 9
Carlos Eduardo Negrão
Patrícia Alves de Oliveira
Amanda Gonzales Rodrigues

Capítulo 3
Sacubitril-Valsartana: Para Quem,
Como e em Que Dose?.............................. 17
Manoel Canesin
Leo Augusto da Silva Vinci
Renata Monteiro

Capítulo 4
Como Lidar com Ginecomastia
Induzida por Antagonista do
Receptor de Mineralocorticoides............... 23
Juan Carlos Yugar-Toledo
Lúcia Helena Bonalume Tacito
Heitor Moreno Júnior

Capítulo 5
Manuseio da Fibrilação Atrial Aguda e
Crônica... 29
Francisco Darrieux
Luciana Sacilotto
Márcio Jansen de Oliveira Figueiredo

Capítulo 6
Insuficiência Cardíaca e Diabetes.............. 41
Nathália dos Reis de Moraes
José Francisco Kerr Saraiva

Capítulo 7
Disfunção Ventricular e Insuficiência
Renal Crônica Terminal 57
José Alexandre da Silveira
Dirceu Rodrigues Almeida

Capítulo 8
Doença Pulmonar Obstrutiva Crônica 65
Bruno Biselli
Múcio Tavares de Oliveira Júnior

Capítulo 9
Perioperatório de Cirurgias Não Cardíacas
no Paciente com Insuficiência Cardíaca
Sintomática... 71
Danielle Menosi Gualandro
Fabiana Goulart Marcondes-Braga

Capítulo 10

Como Manusear Síndromes Isquêmicas Agudas Cerebral e Cardíaca no Paciente com Disfunção Ventricular 81

Francisco Akira Malta Cardozo
Tatiana de Carvalho Andreucci Torres Leal
Alexandre de Matos Soeiro

Capítulo 11

Quando e Como Encaminhar para Transplante? 91

João Manoel Rossi Neto
Carolina Casadei

Capítulo 12

Hiperpotassemia É um Problema Real? 99

Marcus Vinícius Simões
Fabiana Marques
Pedro Vellosa Schwartzmann

Capítulo 13

Reposição de Ferro É Necessária? 109

Juliano Novaes Cardoso
Antônio Carlos Pereira Barretto

Capítulo 14

Resultados do Uso de Ômega-3 na Insuficiência Cardíaca 115

Maria Cristina de Oliveira Izar
Francisco Antonio Helfenstein Fonseca
Juliana Tieko Kato

Capítulo 15

Digital nos Dias Atuais: Para Quem? 123

Juliano Novaes Cardoso
André Luís Martins Gonçalves
Antonio Carlos Pereira Barretto

Capítulo 16

Vacinação no Paciente com Insuficiência Cardíaca 131

Victor Sarli Issa
Múcio Tavares de Oliveira Júnior

Capítulo 17

Otimização de Doses 137

Aloísio Marchi da Rocha
José Francisco Kerr Saraiva
Elaine dos Reis Coutinho

Capítulo 18

Insuficiência Cardíaca na Gravidez em Pacientes com Disfunção Ventricular ... 143

Walkíria Samuel Ávila

Capítulo 1

O Que é Melhor na Definição da Etiologia Isquêmica: Prova Funcional ou Anatômica?

Ibraim Masciarelli F. Pinto
Paola Emanuela P. Smanio

Introdução

A insuficiência cardíaca (IC), que se encontra entre as principais causas de mortalidade e de internação hospitalar no mundo ocidental, tem a doença coronariana entre suas principais causas. Em alguns casos, o quadro clínico se instala após um episódio de infarto do miocárdio, mas em outros, os pacientes podem ter os sintomas em consequência da disfunção ventricular precedendo qualquer outra evidência de coronariopatia. Os exames de imagem assumem papel importante seja na estratificação de risco no primeiro grupo, ou identificando a causa da disfunção no segundo e auxiliando no planejamento terapêutico de ambos. A escolha do exame mais adequado para o paciente depende do tipo de informação que se busca, bem como dos princípios físicos de cada um.

Neste capítulo, iremos rever algumas das aplicações práticas dos exames atualmente disponíveis em pacientes com IC e com diagnóstico ou suspeita de também apresentarem doença coronariana.[1-5]

A manifestação inicial mais comum dessa doença é a síndrome coronariana aguda ou morte súbita de origem cardíaca. Contudo, em alguns casos, a apresentação inicial pode se manifestar-se com sinais e sintomas indicativos de insuficiência cardíaca, o que pode acontecer como consequência de infartos assintomáticos ou oligossintomáticos, e mais comuns em alguns subgrupos de pacientes, como os diabéticos e as mulheres. Outras vezes, essa apresentação clínica pode decorrer da presença de isquemia extensa, que não se acompanha de angina. É importante manter em mente que alguns elementos têm poder prognóstico e também influenciam o manejo terapêutico dos portadores de doença coronariana, entre os quais, para as finalidades deste capítulo destacamos a presença de placas obstrutivas nas artérias coronarianas, o número de vasos comprometidos, a quantificação da função ventricular esquerda e a mensuração da extensão de isquemia e de viabilidade miocárdicas.[1-5]

Os exames anatômicos podem revelar a existência de estenoses e quantificar o grau de diminuição da luz, enquanto os testes funcionais informam a respeito da presença e da extensão da área isquêmica, bem como demonstram se há ou não fibrose miocárdica e qual a área comprometida. A avaliação da anatomia tem como grande atrativo o poder preditivo negativo e, portanto, é particularmente útil quando a dúvida clínica é se existe ou não doença arterial coronariana. Os métodos funcionais, por sua vez, são caracterizados pelo elevado poder preditivo positivo, e sua relevância é mais pronunciada quando a dúvida clínica é se há ou não isquemia e viabilidade, dados utilizados para que se determine o benefício trazido por procedimentos de revascularização.[1-7]

Bases teóricas para o uso de métodos anatômicos e funcionais

A avaliação anatômica pode ser feita por exames não invasivos, como a quantificação do escore de cálcio e a angiotomografia das artérias coronarianas ou por métodos invasivos, tais como a cinecoronariografia, complementada ou não por exames adjuntos, como o ultrassom intracoronariana e a tomografia de convergência óptica. O escore de cálcio coronário tem seu principal impacto na avaliação de indivíduos assintomáticos, nos quais se deseja aprimorar a estratificação de risco capaz de indicar a probabilidade de virem a apresentar eventos coronarianos adversos em um período de 5–10 anos após a realização do exame, mas sua eficácia é reduzida em casos nos quais há sintomas, mesmo que atípicos, situações nas quais a proporção de exames falso-negativos pode ser de até 20%. Entretanto, dessas limitações, Abunassar e cols. avaliaram 153 pacientes com IC e redução da contratilidade ventricular. Na amostra desses autores, a ausência de qualquer grau de calcificação coronariana teve elevada especificidade e poder preditivo positivo para indicar que a causa da redução da função contrátil do ventrículo esquerdo não era secundária à isquemia miocárdica, enquanto a presença de calcificação nas artérias coronárias elevava de modo significante a chance de a diminuição da contração ventricular ser provocada por doença isquêmica. [8-11]

A tomografia das artérias coronarianas, feita com a utilização de radiação ionizante e contraste iodado, tem como ponto forte o fato de apresentar poder preditivo negativo superior a 93%. Uma das indicações clássicas desse exame é a análise da anatomia coronariana quando há sintomas de início súbito, entre os quais os de IC, em especial se os pacientes apresentam fatores de risco que tornem possível a existência de estenoses como causa dos sintomas.[8-11]

Por outro lado, o maior benefício dos procedimentos de revascularização, independentemente do tipo de sintoma apresentado, ocorre nos casos que apresentam isquemia superior a 10% do miocárdio total do ventrículo esquerdo. Esse tipo de avaliação pode ser obtido a partir de exames funcionais, como o teste ergométrico, além de estudos de imagem associados ao esforço físico ou à provocação de isquemia por estímulo farmacológico. Nessa última categoria, a escolha poderia recair sobre o Doppler-ecocardiograma, a cintilografia do miocárdio, a ressonância magnética ou, ainda, a tomografia computadorizada. Tal estratégia, derivada dos estudos de Hachamovitch e cols., corroborados pelos achados do estudo COURAGE, aponta que diante de áreas isquêmicas consideradas extensas (> 10%) há redução de eventos combinados e de mortalidade.[12-14]

Com relação aos princípios de formação da imagem, o Doppler-ecocardiograma utiliza ondas de ultrassom, sendo pouco invasivo, mas depende da janela acústica do paciente que pode ser alterada por algumas condições clínicas, como o bloqueio de ramo esquerdo. A avaliação por ecocardiograma pode ser feita utilizando o estresse físico ou farmacológico. A cintilografia é o exame usado há mais tempo e emprega radiação ionizante para sua composição. Apesar de ser técnica consagrada, que também pode ser feita sob esforço físico ou durante a injeção de fármacos, alguns relatos na literatura apontam para potencial limitação em casos de pacientes com bloqueio de ramo esquerdo, com lesão de tronco de coronária esquerda ou em casos de obstruções significativas nos três vasos. Por outro lado, alguns relatos em nosso meio afirmam ser possível obter resultados positivos, mesmo em casos de pacientes com lesão no tronco da coronária esquerda ou naqueles com estenoses em três vasos epicárdicos.

A ressonância magnética realiza a avaliação de perfusão apenas sob estresse químico, mas não utiliza radiação ionizante, e mostra resultados favoráveis em todos os subgrupos de pacientes. Porém, sua menor disponibilidade limita seu uso mais disseminado. A tomografia pode identificar a presença de isquemia por meio da análise da perfusão miocárdica, condição na qual o estudo CORE 320 mostrou resultados favoráveis, mas na qual exige dupla exposição à radiação ionizante e ao contraste iodado.

Outra opção de encontrar quais as placas que promovem limitação ao fluxo de sangue se dá por meio da análise da reserva fracionada de fluxo (na sigla FFR em inglês), técnica mais recente e que combina a avaliação anatômica e funcional a partir de uma única injeção de contraste e exposição aos raios X. Apesar do apelo e dos bons resultados apresentados até aqui, essa última opção ainda é pouco disponível na prática clínica, embora apresente bom potencial de uso. [8, 15-23]

A pesquisa de viabilidade e outro elemento que pode ser de interesse ao se decidir pela realização ou não de procedimentos de revascularização em pacientes com doença coronariana e disfunção ventricular. Essencialmente, todos esses exames descritos podem ser utilizados para esse fim. Deve-se, porém, destacar o fato de que o ecocardiograma define viabilidade, como o encontro de segmentos do miocárdio que melhorem a contração durante o estresse. Se há isquemia, há resposta bifásica e os segmentos hipocinéticos melhoram inicialmente sua contração e, sob doses maiores dos agentes utilizados, desenvolvem menor espessamento das áreas estudadas.

A medicina nuclear pode utilizar o Tecnécio e, em especial, o Tálio em técnicas de imagem tardia para encontrar áreas disfuncionais, mas viáveis do miocárdio. Contudo, o exame mais eficaz para essa finalidade é a tomografia por emissão de pósitrons, mais conhecido pela sigla em inglês PET. Esse método emprega glicose radioativa para encontrar atividade metabólica que indique que os miócitos estão viáveis, mesmo em casos de acinesia, o que é possível, porque, quando o coração está sob isquemia acentuada, ele passa a adotar como substrato para a produção de energia a glicose em vez dos lípides e, como esse elemento está marcado radioativamente, sua presença no tecido cardíaco pode ser captada pelo equipamento dedicado. Vale lembrar que o PET tem estado progressivamente mais disponível em todo o mundo, podendo também ser utilizado para o diagnóstico de isquemia miocárdica, tendo até resultados superiores aos da cintilografia com Tálio.

A ressonância magnética identifica a presença de segmentos não viáveis utilizando a técnica do realce tardio, que compreende a realização de imagens em cerda de 7–15 minutos após a injeção do gadolínio, um metal paramagnético que marca as regiões de necrose ou fibrose e não apresenta potencial de recuperação contrátil. Esse método não utiliza radiação ionizante, é seguro e tem-se mostrado de grande utilidade em especial no planejamento do tratamento cirúrgico de pacientes com doença coronariana e redução da contratilidade ventricular. A tomografia pode ser utilizada para esse fim, mas, em vez de gadolínio, ela utiliza contraste iodado. O método tem resultados iniciais animadores, mas, por empregar radiação ionizante e dupla injeção de contraste iodado, é pouco utilizado na prática. [8, 15-21]

Insuficiência cardíaca como manifestação inicial de doença arterial coronariana: qual exame pedir?

É habitual que pacientes com doença arterial coronariana (DAC) apresentem fatores de risco que também possam comprometer a função ventricular como diabetes e, em especial, a hipertensão. Quando há estabelecimento súbito de IC nesses pacientes, a avaliação anatômica pode ser a opção de escolha para a análise inicial, pois, em caso de não haver obstruções significativas nas artérias coronarianas, a opção deve ser feita por tratamento clínico intensivo com o intuito de controlar os fatores que agridem o coração. A investigação desses casos pode ser complementada por exames que possam identificar a presença de defeitos de perfusão sem obstruções significativas nas artérias epicárdicas, podendo para esse fim ser empregadas a ressonância magnética ou o PET. [24-29]

Já nos casos em que a tomografia mostrar a presença de estenoses significativas nas artérias epicárdicas que possam justificar o quadro clínico do paciente, pode-se optar por procedimentos de revascularização, sejam percutâneos ou cirúrgicos. O ensaio STICH demonstrou que a revascularização é benéfica para esses pacientes, e o subestudo STICHES demonstrou com clareza que a eficácia do tratamento cirúrgico para reduzir a mortalidade e a hospitalização em 10 anos era superior nos portadores de doença coronariana com disfunção contrátil do ventrículo esquerdo. [30] Testes funcionais podem, por outro lado, dar informações prognósticas, pois sabe-se que o maior benefício terapêutico é obtido nos casos em que há maior tolerância ao exercício. [31] Ainda com relação à opção terapêutica, Kunadian e cols. demonstraram que procedimentos intervencionistas podem ter resultados tão favoráveis como a cirurgia nesses casos. [32] Como a escolha entre o tipo de revascularização muitas vezes depende das características da placa e dos vasos lesados, a informação anatômica, nesse caso obtida por cinecoronariografia, tem grande relevância e não pode ser subestimada. [33]

Capítulo 1

Insuficiência cardíaca em pacientes com diagnóstico de doença arterial coronariana: qual exame pedir?

Quando sintomas de IC surgem em pacientes que já têm o diagnóstico de doença coronariana, o exame muitas vezes a ser solicitado pode ser a cinecoronariografia, o que decorre do fato de que nesses pacientes há benefício com a realização de procedimentos de revascularização, ao contrário dos casos em que a manifestação clínica é a angina, nos quais a eficácia tardia dos tratamentos intervencionistas depende da presença de extensas áreas de isquemia.[2,6,25,34]

Shaw e associados [14] demonstraram que o tratamento intervencionista nos casos em que havia isquemia identificada em cintilografias de reperfusão, acrescentava não só valor como garantia de melhor evolução tardia do que o tratamento clínico isolado.[14]

Já Mancini e cols.,[35] analisando um subgrupo de pacientes do estudo COURAGE, destacaram que a carga aterosclerótica total, no caso avaliada por meio da angiografia quantitativa, era um preditor mais poderoso dos resultados tardios do que a carga isquêmica, e Jolicoeur[6] revelou que a presença ou não de angina em pacientes com disfunção ventricular não adicionava valor de prognóstico.[6,33,35]

Ammirati[2] destaca a importância de avaliar isquemia nesse grupo, pois aponta que a presença de isquemia em pacientes com doença coronariana e fração de ejeção $< 35\%$ em que são observados defeitos transitórios à cintilografia teve, no seu estudo, maior benefício do tratamento cirúrgico.[2]

Já Panza e cols.[30] vão em caminho oposto e sugerem que, nesse subgrupo, a informação anatômica, nesse caso obtida por exame invasivos, é melhor estratificador de risco e mostra os casos nos quais o tratamento intervencionista estaria mais indicado, que seriam exatamente os que apresentassem maior extensão de DAC e maior número de marcadores de risco, como a própria fração de ejeção reduzida do ventrículo esquerdo.[30]

Embora a mortalidade seja mais elevada nesses pacientes, é neles que o tratamento invasivo traz o maior benefício, em especial ao término de 10 anos de evolução.[3,30,36]

Ainda há necessidade de avaliar viabilidade?

Nos últimos anos, surgiu grande debate a respeito da utilidade dos métodos de pesquisa de viabilidade miocárdica, uma vez que os estudos, em especial o STICH, não demonstraram influência dessa informação sem relação ao resultado tardio desses pacientes. Bonow e cols.,[36] embora demonstrando que os piores resultados cirúrgicos são observados em pacientes sem viabilidade e com remodelamento ventricular caracterizado por aumento do volume sistólico final do ventrículo esquerdo indexado pela área de superfície corpórea, não conseguiram apontar nenhum impacto adicional da associação das duas informações em conjunto.[36,37]

Shah[38] ressalta o fato de que faltam dados inequívocos sobre resultados positivos do tratamento cirúrgico para pacientes sem viabilidade miocárdica expressiva. Ele ainda é utilizado, o que pode levar a gastos e riscos desnecessários. Gerber e associados,[39] por sua vez, destacam o achado de que diante da viabilidade presente em segmentos discinéticos, os benefícios trazidos com a revascularização tornam obrigatório esse tipo de procedimento, bem como deixam claro que diante da ausência de viabilidade significativa, esses procedimentos são desnecessários.[39]

Assim, enquanto esse tema não é abordado por trabalhos específicos, que utilizem técnicas modernas de diagnóstico e que possam esclarecer a importância exata de definir a viabilidade de pacientes com FER, faz sentido pesquisar a presença de tecido com potencial de recuperação contrátil em segmentos acinéticos ou hipocinéticos, pois esse dado pode ter impacto no tipo de tratamento escolhido.[38-41]

Considerações finais

Nos casos de pacientes com DAC e sintomas de IC, a informação anatômica é fundamental para que se tome a conduta correta. Dados funcionais podem ser empregados para aprimorar a estratificação de risco e identificar os casos que mais se beneficiam do tratamento intervencionista, seja cirúrgico ou percutâneo. A opção pelo exame anatômico não invasivo deve ser a preferencial nos casos em que não haja diagnóstico prévio de DAC, enquanto os exames funcionais auxiliam no planejamento terapêutico dos pacientes com diagnóstico confirmado de DAC em que a IC se manifesta ao longo da evolução.

A maior parte dos trabalhos disponíveis aponta que, em especial para usar de modo racional os procedimentos de revascularização, alocando recursos de forma mais racional e não deixando de revascularizar os pacientes que efetivamente se beneficiarão do tratamento, está indicada a pesquisa de viabilidade em casos nos quais há DAC multiarterial com extensas áreas de defeito contrátil. Dados apresentados neste capítulo apontam no sentido de que, mesmo nesse subgrupo, a carga aterosclerótica total tem valor prognóstico independente e que em subgrupos de pacientes mais graves, a associação de informações anatômicas e funcionais pode ser fundamental para se adotar a conduta mais adequada. [28, 33, 35]

• Referências bibliográficas

1. Komanduri S, Jadhao Y, Guduru SS, Cheriyath P, Wert Y. Prevalence and risk factors of heart failure in the USA: NHANES 2013-2014 epidemiological follow-up study. J Community Hosp Intern Med Perspect 2017; 7(1):15-20.
2. Ammirati E, Guida V, Latib A, Moroni F, Arioli F, Scotti I et al. Determinants of outcome in patients with chronic ischemic left ventricular dysfunction undergone percutaneous coronary interventions. BMC Cardiovasc Disord 2015; 15:137.
3. Velagaleti RS, Vasan RS. Heart failure in the twenty-first century: is it a coronary artery disease or hypertension problem? Cardiol Clin 2007; 25(4):487-95.
4. Correction to: Heart Disease and Stroke Statistics-2017 Update: A Report From the American Heart Association. Circulation 2017; 136(10):e196.
5. Benjamin EJ, Blaha MJ, Chiuve SE, Cushman M, Das SR, Deo R et al. Heart Disease and Stroke Statistics-2017 Update: A Report From the American Heart Association. Circulation 2017; 135(10):e146-e603.
6. Jolicoeur EM, Dunning A, Castelvecchio S, Dabrowski R, Waclawiw MA, Petrie MC et al. Importance of angina in patients with coronary disease, heart failure, and left ventricular systolic dysfunction: insights from STICH. J Am Coll Cardiol 2015; 66(19):2092-100.
7. MacDonald MR, She L, Doenst T, Binkley PF, Rouleau JL, Tan RS et al. Clinical characteristics and outcomes of patients with and without diabetes in the Surgical Treatment for Ischemic Heart Failure (STICH) trial. Eur J Heart Fail 2015; 17(7):725-34.
8. Sara L, Szarf G, Tachibana A, Shiozaki AA, Villa AV, de Oliveira AC et al. [In Process Citation]. Arquivos brasileiros de cardiologia 2014; 103(6 Suppl 3):1-86.
9. Miller JM, Rochitte CE, Dewey M, Arbab-Zadeh A, Niinuma H, Gottlieb I et al. Diagnostic performance of coronary angiography by 64-row CT. N Engl J Med 2008; 359(22):2324-36.
10. Budoff MJ, Dowe D, Jollis JG, Gitter M, Sutherland J, Halamert E et al. Diagnostic performance of 64-multidetector row coronary computed tomographic angiography for evaluation of coronary artery stenosis in individuals without known coronary artery disease: results from the prospective multicenter ACCURACY (Assessment by Coronary Computed Tomographic Angiography of Individuals Undergoing Invasive Coronary Angiography) trial. J Am Coll Cardiol 2008; 52(21):1724-32.
11. Abunassar JG, Yam Y, Chen L, D'Mello N, Chow BJ. Usefulness of the Agatston score = 0 to exclude ischemic cardiomyopathy in patients with heart failure. Am J Cardiol 2011; 107(3):428-32.
12. Hachamovitch R, Hayes SW, Friedman JD, Cohen I, Berman DS. Comparison of the short-term survival benefit associated with revascularization compared with medical therapy in patients with no prior coronary artery disease undergoing stress myocardial perfusion single photon emission computed tomography. Circulation 2003; 107(23):2900-7.
13. Hachamovitch R, Hayes S, Friedman JD, Cohen I, Shaw LJ, Germano G et al. Determinants of risk and its temporal variation in patients with normal stress myocardial perfusion scans: what is the warranty period of a normal scan? J Am Coll Cardiol 2003; 41(8):1329-40.
14. Shaw LJ, Berman DS, Maron DJ, Mancini GB, Hayes SW, Hartigan PM et al. Optimal medical therapy with or without percutaneous coronary intervention to reduce ischemic burden: results from the Clinical Outcomes Utilizing Revascularization and Aggressive Drug Evaluation (COURAGE) trial nuclear substudy. Circulation 2008; 117(10):1283-91.

15. Zabalgoitia M, Ismaeil M. Diagnostic and prognostic use of stress echo in acute coronary syndromes including emergency department imaging. Echocardiography 2000; 17(5):479-93.

16. Rochitte CE, Pinto IM, Fernandes JL, Filho CF, Jatene A et al. Grupo de Estudo em Ressonância e Tomografia Cardiovascular do Departamento de Cardiologia Clínica da Sociedade Brasileira de Cardiologia. [Cardiovascular magnetic resonance and computed tomography imaging guidelines of the Brazilian Society of Cardiology]. Arquivos brasileiros de cardiologia 2006; 87(3):e60-100.

17. Mastrocolla LE, Sousa AG, Smanio PE, Staico R, Pinto IF, Meneghelo RS et al. [Adenosine myocardial perfusion SPECT with Tc-99m-MIBI in patients with obstructive coronary artery disease: correlation between quantitative coronary angiography and intravascular ultrasound measurements]. Arquivos brasileiros de cardiologia 2006; 86(1): 3-13.

18. Kelion AD. Advances in SPECT in evaluating coronary disease. Br J Hosp Med (Lond) 2014; 75(7):372-7.

19. Cury RC, Magalhaes TA, Borges AC, Shiozaki AA, Lemos PA, Junior JS et al. Dipyridamole stress and rest myocardial perfusion by 64-detector row computed tomography in patients with suspected coronary artery disease. Am J Cardiol 2010; 106(3):310-5.

20. Kido T, Kurata A, Higashino H, Inoue Y, Kanza RE, Okayama H et al. Quantification of regional myocardial blood flow using first-pass multidetector-row computed tomography and adenosine triphosphate in coronary artery disease. Circ J 2008; 72(7):1086-91.

21. Smanio PE, Carvalho AC, Tebexreni AS, Thom A, Rodrigues F, Meneghelo R et al. Coronary artery disease in asymptomatic type-2 diabetic women. A comparative study between exercise test, cardiopulmonary exercise test, and dipyridamole myocardial perfusion scintigraphy in the identification of ischemia. Arquivos brasileiros de cardiologia 2007; 89(5):263-9, 90-7.

22. Adjedj J, Ferrara A, Penicka M, Van Mieghem C, Wijns W. Coronary artery anomaly and evaluation by FFR computed tomography. Eur Heart J Cardiovasc Imaging 2016; 17(4):468.

23. Rochitte CE, George RT, Chen MY, Arbab-Zadeh A, Dewey M, Miller JM et al. Computed tomography angiography and perfusion to assess coronary artery stenosis causing perfusion defects by single photon emission computed tomography: the CORE320 study. Eur Heart J 2014; 35(17):1120-30.

24. King SB, 3rd. Is it form or function?: the "COURAGE" to ask. JACC Cardiovasc Interv 2014; 7(2):202-3.

25. Patel MR, Dai D, Hernandez AF, Douglas PS, Messenger J, Garratt KN et al. Prevalence and predictors of nonobstructive coronary artery disease identified with coronary angiography in contemporary clinical practice. Am Heart J 2014; 167(6):846-52 e2.

26. Yamamoto H, Kitagawa T, Ohashi N, Utsunomiya H, Kunita E, Oka T et al. Noncalcified atherosclerotic lesions with vulnerable characteristics detected by coronary CT angiography and future coronary events. J Cardiovasc Comput Tomogr 2013; 7(3):192-9.

27. Chow BJ, Small G, Yam Y, Chen L, Achenbach S, Al-Mallah M et al. Incremental prognostic value of cardiac computed tomography in coronary artery disease using CONFIRM: Coronary computed tomography angiography evaluation for clinical outcomes: an International Multicenter registry. Circ Cardiovasc Imaging 2011; 4(5):463-72.

28. Scholte AJ, Roos CJ, van Werkhoven JM. Function and anatomy: SPECT-MPI and MSCT coronary angiography. EuroIntervention 2010; 6 Suppl G:G94-G100.

29. Detrano R, Guerci AD, Carr JJ, Bild DE, Burke G, Folsom AR et al. Coronary calcium as a predictor of coronary events in four racial or ethnic groups. N Engl J Med 2008; 358(13):1336-45.

30. Panza JA, Velazquez EJ, She L, Smith PK, Nicolau JC, Favaloro RR et al. Extent of coronary and myocardial disease and benefit from surgical revascularization in ischemic LV dysfunction [Corrected]. J Am Coll Cardiol 2014; 64(6):553-61.

31. Stewart RA, Szalewska D, She L, Lee KL, Drazner MH, Lubiszewska B et al. Exercise capacity and mortality in patients with ischemic left ventricular dysfunction randomized to coronary artery bypass graft surgery or medical therapy: an analysis from the STICH trial (Surgical Treatment for Ischemic Heart Failure). JACC Heart Fail 2014; 2(4):335-43.

32. Kunadian V, Pugh A, Zaman AG, Qiu W. Percutaneous coronary intervention among patients with left ventricular systolic dysfunction: a review and meta-analysis of 19 clinical studies. Coron Artery Dis 2012; 23(7):469-79.

33. Mancini GB, Hartigan PM, Bates ER, Chaitman BR, Sedlis SP, Maron DJ et al. Prognostic importance of coronary anatomy and left ventricular ejection fraction despite optimal therapy: assessment of residual risk in the Clinical Outcomes Utilizing Revascularization and Aggressive Drug Evaluation Trial. Am Heart J 2013; 166(3):481-7.

34. Grodzinsky A, Arnold SV, Gosch K, Spertus JA, Foody JM, Beltrame J et al. Angina Frequency After Acute Myocardial Infarction In Patients Without Obstructive Coronary Artery Disease. Eur Heart J Qual Care Clin Outcomes 2015; 1(2):92-9.

35. Mancini GBJ, Hartigan PM, Shaw LJ, Berman DS, Hayes SW, Bates ER et al. Predicting outcome in the COURAGE trial (Clinical Outcomes Utilizing Revascularization and Aggressive Drug Evaluation): coronary anatomy versus ischemia. JACC Cardiovasc Interv 2014; 7(2):195-201.

36. Bonow RO, Castelvecchio S, Panza JA, Berman DS, Velazquez EJ, Michler RE et al. Severity of Remodeling, Myocardial Viability, and Survival in Ischemic LV Dysfunction After Surgical Revascularization. JACC Cardiovasc Imaging 2015; 8(10):1121-9.

37. Velazquez EJ, Lee KL, Deja MA, Jain A, Sopko G, Marchenko A et al. Coronary-artery bypass surgery in patients with left ventricular dysfunction. N Engl J Med 2011; 364(17):1607-16.
38. Shah BN, Senior R. Role of viability imaging in the post-STICH era. Curr Opin Cardiol 2014; 29(2):145-51.
39. Gerber BL, Rousseau MF, Ahn SA, le Polain de Waroux JB, Pouleur AC, Phlips T et al. Prognostic value of myocardial viability by delayed-enhanced magnetic resonance in patients with coronary artery disease and low ejection fraction: impact of revascularization therapy. J Am Coll Cardiol 2012; 59(9):825-35.
40. Gramze NL, Shah DJ. Is there a need to assess myocardial viability in patients presenting with heart failure? Curr Opin Cardiol 2016; 31(5):501-9.
41. Holly TA, Bonow RO, Arnold JM, Oh JK, Varadarajan P, Pohost GM et al. Myocardial viability and impact of surgical ventricular reconstruction on outcomes of patients with severe left ventricular dysfunction undergoing coronary artery bypass surgery: results of the Surgical Treatment for Ischemic Heart Failure trial. J Thorac Cardiovasc Surg 2014; 148(6):2677-84 e1.

Capítulo 2

Indicação de Atividade Física no Paciente Sintomático e no Assintomático

Carlos Eduardo Negrão
Patrícia Alves de Oliveira
Amanda Gonzales Rodrigues

Introdução

Apesar dos avanços no tratamento da doença cardiovascular, ela continua liderando a taxa de mortalidade entre todas as outras. Das doenças cardiovasculares, a insuficiência cardíaca (IC) é das mais complexas e de pior prognóstico. Dados mostram que 50% dos pacientes morrem nos primeiros cinco anos após o diagnóstico,[1] e o mais preocupante é que esse cenário não se tem alterado nas últimas décadas.

A IC é caracterizada por hiperativação neuro-hormonal, envolvendo o sistema nervoso simpático e o sistema renina-angiotensina, responsáveis pelo estado vasoconstritor periférico nessa síndrome. A redução de fluxo sanguíneo periférico favorece a pró-inflamação, o estresse oxidativo e a miopatia esquelética, cujo resultado é a intolerância ao esforço e à fadiga precoce. Para combater esse conjunto de alterações provocadas por essa insuficiência, a terapia farmacológica com betabloqueadores, inibidores de enzima de conversão e espironolactona, visando ao bloqueio neuro-humoral, vem sendo consistentemente utilizada, tendo sido alcançados de fato, resultados expressivos. Esses medicamentos reduzem a morbimortalidade em pacientes que sofrem de IC. Entretanto, apesar do tratamento medicamentoso otimizado, muitos casos permanecem refratários à terapia, mantendo-se sintomáticos, ou seja, apresentando intolerância aos mínimos esforços e dispneia até mesmo em repouso. Nesses casos, há outras opções terapêuticas recomendadas, como os ressincronizadores,[2] dispositivos de assistência mecânica ventricular e transplante cardíaco, associados a programa de reabilitação cardíaca.[3]

Efeitos do exercício físico

Até a década de 1970, acreditava-se que os pacientes em fase hospitalar ou sintomáticos deveriam ficar restritos ao leito com receio das complicações, como formação de aneurisma ventricular, rotura cardíaca, arritmias e morte súbita. No entanto, as evidências acumuladas nas últimas décadas mostram que o exercício físico tem papel não só relevante, como importante no tratamento da IC, independentemente do tratamento medicamentoso instituído.

Essa mobilidade de exercício provoca mudanças marcantes no sistema autonômico. No sistema nervoso central, essa conduta não medicamentosa reduz a expressão de receptores AT1 de angiotensina II. Em nível aferente, o exercício praticado regularmente (treinamento físico) aumenta a sensibilidade barorreflexa arterial e melhora o controle mecanorreflexo e metaborreflexo na musculatura esquelética. Esses ajustes agem em conjunto para diminuir a atividade nervosa simpática

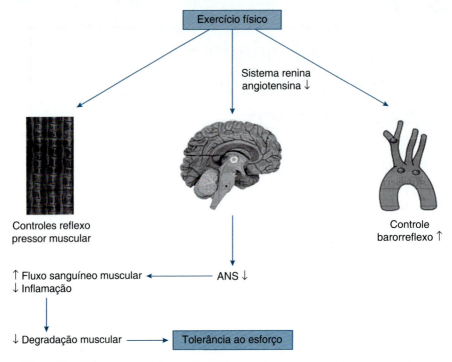

• **Figura 2.1** Efeito do exercício na tolerância ao esforço e mecanismos associados.

e a atividade do sistema renina-angiotensina, cujo resultado é a diminuição significativa na vasoconstrição periférica.[4] Essas respostas contribuem para a diminuição no processo inflamatório, o estresse oxidativo e a atividade do sistema ubiquitina-proteassoma, responsável pela degradação da proteína muscular. Os resultados dessas mudanças fisiológicas alcançadas com o treinamento físico são a diminuição da dispneia e o aumento na tolerância ao esforço (Figura 2.1).[5]

Reabilitação cardíaca em pacientes sintomáticos

Um programa de exercício físico para pacientes sintomáticos deve começar com uma avaliação clínico-funcional. Contudo, essa avaliação, a despeito da gravidade da IC, é subjetiva e nem sempre reflete a capacidade funcional do paciente. Para resolver essa possível discrepância, preconiza-se um teste cardiopulmonar e metabólico em esforço ou ergoespirometria, que auxilia na avaliação de sintomas e limitações funcionais por meio da medida do consumo máximo de oxigênio (VO_2máx.). Na ausência dessa ferramenta, uma anamnese direcionada pode fornecer informações mais precisas em relação à capacidade funcional, considerando que um importante fator a ser considerado é o nível de atividade física do paciente antes do evento cardíaco agudo (Tabela 2.1).[6]

Os pacientes em Classe Funcional III e IV da New York Heart Association apresentam capacidade funcional reduzida (aproximadamente 2-3 METs). Nesses casos, as atividades dinâmicas ficam limitadas, pois os pacientes apresentam dispneia mesmo em atividades de baixo esforço, como sentar na cadeira ou tomar banho.

Nessa fase da reabilitação cardíaca em que os pacientes são muito sintomáticos e com necessidade de internação recorrente, os exercícios devem ser orientados por médicos, fisioterapeutas e equipe de enfermagem, além da participação efetiva e consciente dos acompanhantes. A opção nesses casos, além dos exercícios dinâmicos de baixa intensidade, são os exercícios passivos no leito, a eletroestimulação e o treinamento respiratório.

• **Tabela 2.1** Classificação de intensidade de exercício com base em atividades contínuas

Intensidade	% FCR ou VO$_2$R	% FCmáx.	% VO$_2$máx.	Percepção esforço (Borg adaptado) 0–10	METs	20–39 anos	40–64 anos	> 65 anos
Muito leve	< 30	< 57	< 37	< 1	< 2,0	< 2,4	< 2,0	< 1,6
Leve	30–39	57–63	37–45	1–3	2,0–2,9	2,4–4,7	2,0–3,9	1,6–3,1
Moderada	40–59	64–76	46–63	3–5	3,0–5,9	4,8–7,1	4,0–5,9	3,2–4,7
Vigorosa	60–89	77–95	64–90	5–7	6,0–8,7	7,2–10,1	6,0–8,4	4,8–6,7
Próximo máximo	> 90	> 96	> 91	> 8	> 8,8	> 10,2	> 8,5	> 6,8

FC: frequência cardíaca; FCR: frequência cardíaca de reserva; VO$_2$: consumo de oxigênio; VO$_2$R: consumo de oxigênio de reserva; MET: equivalente metabólico. Adaptada de *ACSM's Guidelines for exercise testing and prescription*.[6]

Prescrição de exercício

Os exercícios dinâmicos devem ser realizados dividindo-se em curtas sessões de 3–4 vezes ao dia, no plano, em ritmo confortável, isto é, que possa ser bem tolerado pelo paciente (Figura 2.2).

Nesses casos, o controle hemodinâmico deve ser feito antes e depois da atividade, atentando-se para sintomas de baixo débito. A frequência cardíaca (FC) deve ser monitorada e controlada a partir

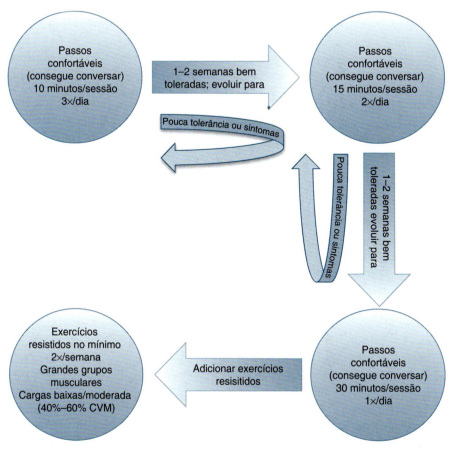

• **Figura 2.2** Progressão de treinamento aeróbio dinâmico. (CVM: contração voluntária máxima.)

Capítulo 2

da FC de ortostatismo, isto é, ± 20 batimentos da FC de ortostatismo (FC da mudança de postura), que reflete variações hemodinâmicas reflexas sem sobrecarga significativa do sistema cardiovascular.[7]

Os exercícios dinâmicos passivos de membros inferiores também podem ser considerados como opções para os pacientes com limitação funcional importante, visto que o movimento articular e a contração muscular mesmo que passiva induzem alterações hemodinâmicas pela ativação de mecanorreceptores musculares.[8]

A estimulação elétrica também tem sido usada como opção para os pacientes com IC, Classe Funcional IV, principalmente aqueles com os efeitos deletérios do leito prolongado. A estimulação elétrica consiste na estimulação muscular com ondas de baixa frequência e curta duração, principalmente dos grandes grupos musculares, como os de membros inferiores. Alguns estudos têm evidenciado que a estimulação elétrica melhora o tônus e a força muscular. Mais recentemente, Groehs RV e cols. demonstraram que a estimulação elétrica muscular reduz a atividade nervosa simpática e aumenta o fluxo sanguíneo muscular, o que contribui para a melhora na tolerância ao exercício e qualidade de vida, em pacientes com insuficiência cardíaca hospitalizados (Figura 2.3).[9,10,11]

Outra opção para os pacientes sintomáticos é o treinamento muscular inspiratório (TMI), que consiste em exercícios respiratórios determinados a partir de uma percentagem (%) da pressão inspiratória máxima (PImáx.), detectada pelo manovacuômetro (Figura 2.4). As sessões são diárias, realizadas em aparelho de pressão inspiratória (PI) [*Threshold* ou *Power Breathing*], com duração de 30–40 minutos e aumento gradual da pressão de acordo com a PImáx., avaliada periodicamente.[12]

A grande maioria dos estudos mostra efeitos benéficos dessa modalidade de exercício, uma vez que aumenta a força e a resistência muscular inspiratória, além de melhorar o retorno venoso e o desempenho cardíaco, levando à redução da dispneia e melhora da qualidade de vida. Há tam-

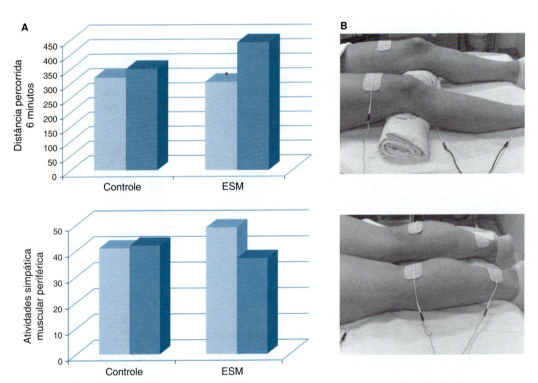

• **Figura 2.3** Resposta da atividade nervosa simpática à eletroestimulação muscular (**A**). Técnica de eletroestimulação em membros inferiores (**B**). (Adaptada de Groehs VR. *European Journal of Preventive Cardiology*, 2016.[9])

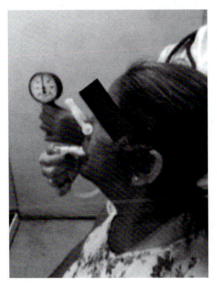 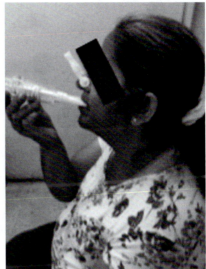

• **Figura 2.4** Treinamento muscular inspiratório.

bém observações preliminares que evidenciam que o TMI reduz a atividade nervosa simpática e aumenta e fluxo sanguíneo muscular, o que contribui para o aumento da força muscular esquelética e consumo de oxigênio máximo.[13,14]

Reabilitação cardíaca em pacientes assintomáticos

O exercício físico é uma importante estratégia não farmacológica para os pacientes com IC e, assim como outras orientações que envolvam mudanças do estilo de vida, deve ser recomendado no momento da alta. O encaminhamento precoce para um programa de exercício ajuda a adesão ao tratamento e a manutenção da mudança de hábitos de vida a longo prazo.

Avaliação clínica

O programa de exercício deve ser individualizado, com base na avaliação clínica e na capacidade funcional. Essa avaliação auxilia na estratificação de risco (Quadro 2.1), possíveis contraindicações para o exercício (Quadro 2.2) e orientação a respeito da realização de exercício não supervisionado por médico.[15] Contudo, deve ser sempre orientado pelo profissional de educação física ou fisioterapia. A anamnese deve considerar a Classe Funcional, os antecedentes pessoais e familiares, hábitos de vida e medicações, com o exame clínico sendo fundamental para detectar sinais de descompensação da IC.

Avaliação funcional

A avaliação funcional é recomendada antes do início do programa de treinamento com o objetivo de avaliar a resposta cardiovascular (ECG, FC e pressão arterial), a presença de arritmias induzidas pelo esforço e a capacidade funcional, fundamentais para a prescrição de exercício físico e acompanhamento da evolução no programa de exercício. O teste ergoespirométrico constitui excelente ferramenta para avaliação da capacidade funcional, devendo ser realizada sempre que possível. Os parâmetros obtidos nesse teste auxiliam o médico na avaliação prognóstica de pacientes com insuficiência cardíaca crônica (Tabela 2.2) e na detecção dos limiares ventilatórios (limiar anaeróbio e ponto de compensação respiratório) utilizados para a prescrição e orientação do treinamento físico.[6]

Capítulo 2

- **Quadro 2.1** Estratificação de risco para inclusão do paciente em programas de habilitação cardíaca

Baixo risco	Capacidade funcional ≥ 7 METs ou VO_2 ≥ 24,5 mL/kg/min em teste de esforço ou ergoespirometria Ausência de arritmias ventriculares complexas Ausência de sinais/sintomas de IC e/ou que indiquem complicação pós-infarto, cirurgia ou angioplastia Função ventricular normal ou disfunção leve (fração de ejeção [FE] > 50%) Resposta adequada da pressão arterial ao esforço
Moderado risco	Disfunção ventricular moderada (FE 40%–49%) Isquemia miocárdica ao esforço com depressão do segmento ST ≤ 2mm Sintoma de angina em níveis moderados de exercício (5–6,9 METs) ou na recuperação Ausência de queda da pressão arterial intraesforço Ausência de arritmias ventriculares complexas
Alto risco	Disfunção grave da função do ventrículo esquerdo (FE < 40%) Arritmias ventriculares complexas Sintoma de angina com carga baixa de exercício (< 5 METs) Queda da pressão arterial infraesforço Baixa capacidade funcional (< 5 METs ou 17,5 mL/kg/min) Isquemia miocárdica ao esforço com depressão do segmento > 2mm Complicação em cirurgias, infarto ou procedimento e sobreviventes de morte súbita

(Adaptada de Diretriz Sul-Americana de Prevenção e Reabilitação Cardiovascular.[15])

- **Quadro 2.2** Contraindicações para prática do exercício físico em programa de reabilitação cardiovascular não supervisionada

Insuficiência cardíaca descompensada
Angina instável
Doença valvar importante
Arritmias mal controladas
Bloqueio atrioventricular total sem marcapasso
Hipertensão arterial não controlada (PAS ≥ 200 ou PAD ≥ 110 mmHg)
Diabetes mellitus não controlada
Febre de origem desconhecida ou doença sistêmica aguda
Tromboflebite e/ou fenômenos embólicos recentes (< 3 meses)
Pericardite e/ou miocardite recentes (< 3 meses)
Limitações ortopédicas

Adaptada de Diretriz Sul-Americana de Prevenção e Reabilitação Cardiovascular.[15]
PAS: pressão arterial sistólica; PAD: pressão arterial diastólica.

- **Tabela 2.2** Variáveis prognósticas e diagnósticas da ergoespirometria na IC

Variável	Definição	Valor de referência
VO_2 pico (mL/kg/min)	Consumo de oxigênio no pico do esforço. Variável mais utilizada. Determina objetivamente a capacidade funcional. Importante marcador pré-transplante cardíaco.	> 14 mL/kg/min
VO_2 no limiar anaeróbio (LA)	Representa o início do acúmulo de lactato, ou seja, do metabolismo anaeróbio. Quanto mais tardiamente for a transição, melhor a tolerância aeróbia.	> 11 mL/kg/min
Slope VE/VCO_2	Análise da inclinação da curva de regressão linear entre VE e VCO_2. Quanto maior a inclinação, maior a resposta ventilatória à demanda metabólica. Reflete pior prognóstico.	> 3 4
Pulso O_2	Relação entre VO_2 e FC. Alteração do comportamento da curva, como platô precoce ou queda, pode representar disfunção intraesforço com queda de débito cardíaco.	> 12 L/beat
OUES (*Oxygen Utake Efficiency Slope*)	Eficiência ventilatória em relação ao consumo de oxigênio	> 1,6
Ventilação periódica	Oscilação ventilatória > 60% do esforço e variação de > 15% média da amplitude das flutuações cíclicas	Ausente

VO_2: consumo de oxigênio; OUES: *Oxygen Uptake Efficiency Slope* (eficiência ventilatória); VE: ventilação; VCO_2: produção de gás carbônico. Adaptada de *ACSM's Guidelines for exercise testing and prescription*.

Prescrição de exercício

Diferentes protocolos de treinamento físico têm sido recomendados para o paciente com IC. Em nossa experiência, o programa de exercício deve incluir 5 minutos de aquecimento, 30–40 de exercícios aeróbios, 15 de exercícios resistidos (fortalecimento) e 5 de relaxamento de conformidade com a seguinte orientação:

Aquecimento – São recomendados exercícios de flexibilidade e alongamento que facilitem a execução de atividades dinâmicas mais intensas e reduzam o risco de quedas, principalmente nos pacientes mais idosos.[16]

Exercícios aeróbios – São recomendados para esteira ou cicloergômetro, em intensidade moderada, correspondente à FC no limiar anaeróbio e 10% abaixo do ponto de compensação respiratória (obtidas no teste ergoespirométrico) ou correspondente a 70%–90% da $FC_{máx.}$ (FCM) ou ainda a 50%–80% da FCR (ver quadro seguinte), obtidas em teste ergométrico, com incrementos de carga, de forma contínua ou intervalada.[17]

$$FCR = FC\ repouso + (0{,}5\text{–}0{,}8) \times (FCM - FC\ repouso)$$

FCR: frequência cardíaca de reserva; FC: frequência cardíaca; FCM: frequência cardíaca máxima.

Exercícios resistidos (fortalecimento). Devem ser realizados como complemento dos exercícios aeróbios, visando à melhora da resistência muscular localizada. São recomendados os exercícios que priorizem grandes grupos musculares, com séries de 10–15 repetições em intensidade de aproximadamente 50% de uma contração voluntária máxima (CVM).[16]

Considerações finais

Um programa de exercício é seguro e muito eficiente para pacientes com IC. Recomenda-se que seja iniciado de forma supervisionada, especialmente em pacientes de maior risco. Essa conduta não medicamentosa melhora a capacidade física e, principalmente, a qualidade de vida.

Uma revisão recente, envolvendo 4.740 pacientes com insuficiência cardíaca, mostrou tendência de redução na taxa de mortalidade após o seguimento de 1 ano nos pacientes envolvidos em programa de reabilitação cardiovascular. Além disso, houve redução na taxa de internação geral e internação por IC.[18]

Apesar de o exercício físico em pacientes com IC ter recomendação Classe I e nível de evidência A,[19,20] o número daqueles envolvidos em programas de reabilitação cardiovascular ainda é muito baixo. Somente 20% dos elegíveis são encaminhados para o programa.[21]

Entre as barreiras encontradas para a baixa adesão estão o desconhecimento médico (falta de "familiaridade" com a reabilitação cardiovascular), a comunicação inadequada entre as equipes (internação/reabilitação), além do custo e acesso limitado (distância) ao programa.[22] Outros fatores, como idade, nível socioeconômico, obesidade, depressão, hipertensão arterial e gênero (sobretudo mulheres), também contribuem para a baixa adesão aos programas de reabilitação cardiovascular.[23]

• Referências bibliográficas

1. www.datasus.gov.br- acesso agosto 2017
2. Nobre TS, Antunes-Correa LM, Groehs RV, Alves MJ, Sarmento AO, Bacurau AV, Urias U, Alves GB, Rondon MU, Brum PC, Martinelli M, Middlekauff HR, Negrao C. Exercise training improves neurovascular control and calcium cycling gene expression in patients with heart failure with cardiac resynchronization therapy. Am J Physiol Heart Circ Physiol 2016; 311(5):H1180-H1188.

3. Fraga R, Franco FG, Roveda F, de Matos LN, Braga AM, Rondon MU, Rotta DR, Brum PC, Barretto AC, Middlekauff HR, Negrão CE. Exercise training reduces sympathetic nerve activity in heart failure patients treated with carvedilol. Eur J Heart Fail 2007; 9(6-7):630-6.

4. Negrao CE, Middlekauff HR, Gomes-Santos IL, Antunes-Correa LM. Effects of exercise training on neurovascular control and skeletal myopathy in systolic heartfailure. Am J Physiol Heart Circ Physiol 2015; 308(8):H792-802

5. Cunha TF, Bacurau AVN, Moreira JBN, Paixão NA, Campo JC, Brum PC et al. Exercise Training Prevents Oxidative Stress and Ubiquitin-Proteasome System Overactivity and Reverse Skeletal Muscle Atrophy in Heart Failure. Plos One 2012; 7(8) e41701.

6. Garber CE, Blissmer B, Deschenes MR, Franklin BA, Lamonte MJ, Lee IM, Nieman DC, Swain DP, American College of Sports Medicine. American College of Sports Medicine position stand. Quantity and quality of exercise for developing and maintaining cardiorespiratory, musculoskeletal, and neuromotor fitness in apparently healthy adults: guidance for prescribing exercise. Med Sci Sports Exerc 2011; 43(7):1334-59.

7. Saltin B, Blomqvist G, Mitchell JH, Johnson RL Jr, Wildenthal K, Chapman CB. Response to exercise after bed rest and after training. Circulation 1968 Nov; 38(5 Suppl):VII1-78

8. Ives SJ, Amann M, Venturelli M, Witman MA, Groot HJ, Wray DW, Morgan DE, Stehlik J, Richardson RS. The Mechanoreflex and Hemodynamic Response to Passive Leg Movement in Heart Failure. Med Sci Sports Exerc 2016; 48(3):368-76.

9. Groehs RV, Antunes-Correa LM, Nobre TS, Alves MJ, Rondon MU, Negrão CE. Muscle electrical stimulation improves neurovascular control and exercise tolerance in hospitalised advanced heart failure patients. Eur J Prev Cardiol 2016; 23(15):1599-608.

10. Ennis S, McGregor G, Hamborg T, Jones H, Shave R, Singh SJ, Banerjee P Randomised feasibility trial into the effects of low frequency electrical muscle stimulation in advanced heart failure patients. BMJ Open 2017; 7(8):e01614.

11. Saitoh M, Dos Santos MR, Anker M, Anker SD, von Haehling S, Springer J.Int J Cardiol 2016; 225:200-5. Neuromuscular electrical stimulation for muscle wasting in heart failure patients. Int J Cardiol. 2016; 225:200-205.

12. Mancini DM, Henson D, La Manca J, Donchez L, Levine S. Benefit of selective respiratory muscle training on exercise capacity in patients with chronic congestive heart failure. Circulation 1995; 91(2):320-9.

13. Cahalin LP, Arena R, Guazzi M, Myers J, Cipriano G, Chiappa G, Lavie CJ, Forman DE. Inspiratory muscle training in heart disease and heart failure: a review of the literature with a focus on method of training and outcomes Expert Rev Cardiovasc Ther 2013; 11(2):161-77.

14. Mello PR, Guerra GM, Borile S, Rondon MU, Alves MJ, Negrão CE, Dal Lago P, Mostarda C, Irigoyen MC, Consolim-Colombo FMJ. Inspiratory muscle training reduces sympathetic nervous activity and improves inspiratory muscle weakness and quality of life in patients with chronic heart failure: a clinical trial. J Cardiopulm Rehabil Prev 2012; 32(5):255-61.

15. Diretriz Sul-Americana de Prevenção e Reabilitação Cardiovascular. Arq Bras Cardiol 2014; 103(2Supll.1):1-31.

16. Thomas RJ, King M, Lui K, Oldridge N, Piña IL, Spertus J and Committee to Develop Clinical Performance Measures for Cardiac Rehabilitation. AACVPR/ACCF/AHA 2010 Update: Performance Measures on Cardiac Rehabilitation for Referral to Cardiac Rehabilitation/Secondary Prevention Services Endorsed by the American College of Chest Physicians, the American College of Sports Medicine, the American Physical Therapy Association, the Canadian Association of Cardiac Rehabilitation, the Clinical Exercise Physiology Association, the European Association for Cardiovascular Prevention and Rehabilitation, the Inter-American Heart Foundation, the National Association of Clinical Nurse Specialists, the Preventive Cardiovascular Nurses Association, and the Society of Thoracic Surgeons. American Association of Cardiovascular and Pulmonary Rehabilitation; American College of Cardiology Foundation; American Heart Association Task Force on Performance Measures. J Am Coll Cardiol 2010; 28;56(14):1159-67.

17. Alves GB, Roveda F, Camargo EW, Nunes N, Nery SdS, Silva CEG et al. Reabilitação cardiovascular e condicionamento físico. In: Cardiologia do Exercício — do atleta ao cardiopata. 3ª ed. Manole. São Paulo 2010:366-81.

18. Taylor RS, Sagar VA, Davies EJ, Briscoe S, Coats AJ, Dalal H, Lough F, Rees K, Singh S. Exercise-based rehabilitation for heart failure. Cochrane Database Syst Rev, 2014.

19. Yancy CW, Jessup M, Bozkurt B, ACCF/AHA guideline for the management of heart failure: executive summary: A report of the American College of Cardiology Foundation/American Heart Association Task Force on practice guidelines. Circulation 2013; 128:1810–52.

20. Bocchi EA, Marcondes-Braga FG, Bacal F, Ferraz AS, Albuquerque D, Rodrigues Dde A, Mesquita ET, Vilas-Boas F, Cruz F, Ramires F, Villacorta H Jr, Souza Neto JD, Rossi Neto JM, Moura LZ, Beck-da-Silva L, Moreira LF, Rohde LE, Montera MW, Simões MV, Moreira Mda C, Clausell N, Bestetti R, Mourilhe-Rocha R, Mangini S, Rassi S, Ayub-Ferreira SM, Martins SM, Bordignon S, Issa VS.Atualização da Diretriz Brasileira de Insuficiência Cardíaca Crônica. Arq Bras Cardiol 2012; 98(1 Suppll 1):1-33.

21. Boyden T, Rubenfire M, Franklin B. Will increasing referral to cardiac rehabilitation improve participation? Prev Cardiol 2010; 13(4):198-202.

22. Arena R, Williams M, Forman DE et al. American Heart Association Exercise, Cardiac Rehabilitation and Prevention Committee of the Councilon Clinical Cardiology, Councilon Epidemiology and Prevention, and Council on Nutrition, Physical Activity and Metabolism. Increasing referral and participation rates to outpatient cardiac rehabilitation: the valuable role of healthcare professionals in the inpatient and home health settings: a science advisory from the American Heart Association. Circulation 2012; 125:1321-9.

23. Arashar S, Spertus JA, Tang F et al. Predictors of early and late enrollment in cardiac rehabilitation, among those referred, after acute myocardial infarction. Circulation 2012; 126:1587-95.

Capítulo 3

Sacubitril-Valsartana: Para Quem, Como e em Que Dose?

Manoel Canesin
Leo Augusto da Silva Vinci
Renata Monteiro

Introdução

A insuficiência cardíaca (IC), considerada um importante problema de saúde pública, permanece alvo de importantes estudos, visando melhorar o tratamento e, consequentemente, o prognóstico da doença. Muitos paradigmas têm sido criados e estabelecidos com o objetivo de diminuir a mortalidade, melhorar a qualidade de vida e reduzir o número de hospitalizações decorrentes dessa enfermidades.

A IC é dividida com base na fração de ejeção (FE), com seis grupos diferindo também quanto às etiologias, aos aspectos demográficos, às comorbidades relacionadas e à resposta terapêutica. A maioria dos ensaios clínicos publicados após 1990 demonstrou diminuição da morbidade e mortalidade apenas nos pacientes com fração de ejeção reduzida (ICFER)[1]

Muito se progrediu no tratamento da ICFER, inicialmente com o uso dos inibidores da enzima conversora de angiotensina,[2] posteriormente com o uso dos betabloqueadores[3] e antagonistas dos receptores de mineralocorticoides,[4] drogas comprovadamente modificadoras de prognóstico. Entretanto, apesar de excelentes resultados obtidos com a otimização do tratamento, a IC ainda requer avanços no controle dos sintomas, na redução de mortalidade e no aumento da sobrevida.

Essa doença persiste com sua mortalidade absoluta praticamente inalterada durante as últimas décadas, alcançando, aproximadamente, 50% ao longo dos cinco anos após o diagnóstico.[5] Igualmente refletindo a gravidade e o alto custo da doença são internados, anualmente, mais de um milhão de pacientes nos EUA e na Europa, por progressão da IC. Essas internações estão associadas a um risco de mortalidade próximo a 30% no primeiro ano após a alta e sem qualquer progresso recente nesse cenário.[6]

A fisiopatologia da IC se baseia na hiperativação do sistema renina-angiotensina-aldosterona e do sistema nervoso simpático, mecanismos adaptativos de manutenção do débito cardíaco após um dano miocárdico inicial. Entretanto, a longo prazo, essa estratégia compensatória se torna deletéria, proporcionando o remodelamento ventricular e os aumentos do volume circulante e da pós-carga. É na interrupção dessa resposta neuro-hormonal excessiva que se baseia o tratamento atual da IC (Figura 3.1).

Atualmente, novas estratégias terapêuticas têm sido estabelecidas para melhorar o controle da doença. Uma vez conhecida a ação vasodilatadora, antiproliferativa e natriurética dos peptídeos vasoativos endógenos, estes passaram a figurar como mecanismos contrarreguladores

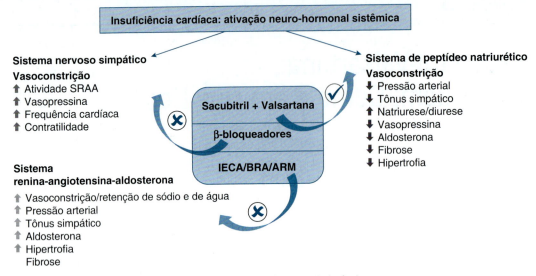

• **Figura 3.1** Insuficiência cardíaca – ativação neuro-hormonal sistêmica.

favoráveis na IC.[7] Sabe-se que esses vasopeptídeos são degradados pela neprilisina e que, portanto, a inibição dessa endopeptidase neutra aumentaria os níveis de adrenomedulina, bradicinina, peptídeos natriuréticos, substância P, capazes de agir favoravelmente no remodelamento cardíaco e na resposta hemodinâmica. Dessa forma, a inibição da neprilisina se estabeleceu como novo foco terapêutico da IC. Por outro lado, além de degradar peptídeos endógenos, a neprilisina degrada também, o neuro-hormônio angiotensina II, o que poderia piorar a evolução da doença, já que o efeito final seria a vasoconstrição.[8] Para anular esse potencial complicador, a estratégia se baseou em associar um bloqueador dos receptores de angiotensina II ao inibidor da neprilisina,[9] sendo o grupo Sacubitril-Valsartana o primeiro representante dessa nova classe farmacológica.

Foi com o estudo randomizado PARADIGM-HF, maior estudo duplo-cego feito em ICFER até a atualidade, que se comprovaram os benefícios dessa nova medicação. Após uma fase de *run-in* para as duas drogas testadas, 8.442 pacientes foram randomizados para o grupo Enalapril ou o grupo Sacubitril-Valsartana em suas doses-alvo, sendo evidenciadas favoravelmente ao Sacubitril-Valsartana a redução de 20% na combinação de morte cardiovascular ou hospitalização por IC, a redução de 20% em morte cardiovascular, a redução de 16% na mortalidade por qualquer causa, e a redução de 21% em hospitalizações por descompensação da IC. Adicionalmente, a nova medicação promoveu melhora dos sintomas e das limitações físicas relacionadas à doença, em comparação ao Enalapril.[10]

O *number needed to treat* (NNT) para o desfecho primário foi em número de 21 (somente 21 pacientes devem ser tratados para prevenir 1 desfecho de morte cardiovascular/internação em razão da IC) e o NNT para morte por qualquer causa foi de 30, número também significativo. Quanto à redução de internações por IC, notou-se esse benefício já nos primeiros 30–60 dias após o início do novo fármaco.[11] Além disso, mesmo naqueles tratados com Sacubitril-Valsartana e que necessitaram de hospitalização, observou-se que o tempo de internação total, o de assistência em unidade de terapia intensiva e o de uso de drogas inotrópicas endovenosas foram menores.[12]

O Sacubitril-Valsartana foi aprovado nos EUA para uso em pacientes de classe funcional II-IV (NYHA) e ICFER (FE ≤ 40%),[13] podendo ser introduzido como estratégia terapêutica inicial ou em substituição aos IECA's/BRA's nos pacientes refratários ao tratamento clínico otimizado. A diretriz do ACC/AHA/HFSA de 2017 sobre o tratamento de IC possibilita a introdução de Sacubitril-Valsartana já como tratamento inicial da ICFER, reconhecendo a relevância do estudo PARADIGM-HF (Quadro 3.1). Essa conduta pode ser aplicada na prática clínica; entretanto, deve ser cautelosa e apoiada na experiência do médico assistente, visto que sua indicação está embasada em um único estudo científico. Além disso, previamente à randomização, todos os pacientes foram submetidos a uma fase de *run-in*, quando foi avaliada a tolerabilidade às medicações testadas, inicialmente com Enalapril 10 mg, 2×/dia (por 2 semanas), e posteriormente com Sacubitril-Valsartana 200 mg, 2×/dia (por 4 a 6 semanas). Por sua vez, a Diretriz Europeia de 2016 preconiza a introdução dessa medicação apenas em pacientes com ICFER (FEVE < 35%) e ainda sintomáticos, apesar de terapia já otimizada com IECA, betabloqueadores e antagonistas dos receptores mineralocorticoides (Quadro 3.2). Essa diretriz recomenda, também, o uso dessa medicação em pacientes portadores de ICFER associada às arritmias ventriculares, uma vez que a nova droga demonstrou redução significativa do risco de morte súbita nessa população. Tal recomendação é tão forte que é colocada no mesmo nível do uso de betabloqueadores e antagonistas mineralocorticoides (Quadro 3.3).[14]

- **Quadro 3.1** Recomendações da Diretriz Americana de 2017 (ACC/AHA/HFSA) sobre o tratamento farmacológico de pacientes portadores de IC com FE reduzida em estágio C

	ACC/AHA/HF SA Recomendações		ACC/AHA/HF SA Recomendações
Classe I BR	A estratégia clínica de inibição do sistema renina-angiotensina com: • IECA (nível de evidência A) • BRAs (nível de evidência A) • IRNA (nível de evidência B-R) Associada aos betabloqueadores e antagonistas dos receptores mineralocorticoides, é recomendada para pacientes portadores de ICFER, a fim de reduzir morbidade e mortalidade	Classe I BR	Em pacientes portadores de ICFER, NYHA II ou III, capazes de tolerar IECA ou BRA, a substituição por sacubiritril/valsartana é recomendada a fim de reduzir, adicionalmente, a morbidade e a mortalidade

Tradução livre: Extraído de http://circ.ahajournals.org/content/early/2017/04/26/CIR.0000000000000509.long

- **Quadro 3.2** Recomendações da Diretriz Europeia de 2016 (ESC) para o tratamento farmacológico de pacientes portadores de IC com FER em classe funcional II-IV.

	Recomendações sobre o uso dos inibidores da neprilisina e dos receptores de angiotensina (INRA)
Classe I B	Recomenda-se Sacubitril-Valsartana em substituição ao IECA para reduzir, adicionalmente, o risco de hospitalização por IC e a mortalidade em pacientes portadores de ICFER, em tratamento ambulatorial, que permaneçam sintomáticos apesar de tratamento otimizado com IECA, betabloqueadores e antagonistas dos receptores de mineralocorticoides.

Tradução livre: Extraído de http://www.escardio.org/Guidelines-&-Education/Clinical-Practice-Guidelines/Acute-and-Chronic-Heart-Failure.

- **Quadro 3.3** Recomendações da Diretriz Europeia de 2016 (ESC) sobre o manejo das taquiarritmias ventriculares na IC

	Recomendações para o manejo das taquiarritmias ventriculares na insuficiência cardíaca
Classe I A	O tratamento com betabloqueadores, antagonistas dos receptores de mineralocorticoides e Sacubitril-Valsartana reduz o risco de morte súbita e é recomendado em pacientes portadores de ICFER associada às arritmias ventriculares.

Tradução livre: Extraído de http://www.escardio.org/Guidelines-&-Education/Clinical-Practice-Guidelines/Acute-and-Chronic-Heart-Failure.

Capítulo 3

Para a introdução dessa medicação é necessária também uma análise da população estudada no PARADIGM-HF, bem como a avaliação dos desfechos em subgrupos populacionais. Foram candidatos ao uso de sacubitril-valsartana os pacientes nas seguintes condições:

1. Níveis elevados de peptídeo natriurético (BNP $\geq$ 150 pg/mL/pró-BNP-NT $\geq$ 600 pg/mL ou, se internação por IC no último mês, BNP $\geq$ 100 pg/mL ou pró-BNP-NT $\geq$ 400 pg/mL).

2. Pressão sistólica $\geq$ 100 mmHg.

3. *Clearance* de creatinina estimado $\geq$ 30 mL/kg/1,73 m^2.

4. Tolerância ao uso de IECA/BRA com dose mínima ao equivalente de Enalapril 10 mg 2×/dia por período > 4 semanas. Dessa forma, é fundamental o reconhecimento da população selecionada do estudo; entretanto, não podem ser desconsideradas a gravidade dos pacientes e a refratariedade ao tratamento vigente até o momento na tomada de decisão para o uso dessa medicação. Portanto, conforme já estabelecido nas principais diretrizes, deve-se considerar a prescrição de Sacubitril-Valsartana aos pacientes portadores de ICFER, haja vista seu impacto na redução de mortalidade e de reinternações por IC.

Outro ponto de destaque é a grande maioria dos pacientes estar incluída no estudo que apresentava CF II (aproximadamente 70%), somando menos de 1% os pacientes em CF IV. Por esse motivo, o uso dessa medicação no momento da descompensação e em pacientes com dispneia ao repouso ainda requer mais análises. A melhor evidência de benefício da nova medicação se deu nos pacientes com FE mais reduzida ($\leq$ 35%), não sendo observada diferença estatisticamente significativa, em relação ao desfecho primário e mortalidade cardiovascular naqueles com FE > 35%.

As apresentações de Sacubitril-Valsartana atualmente disponíveis são: 24 mg + 26 mg, 49 mg + 51 mg ou 97 mg + 103 mg. Sabe-se que a valsartana, quando em combinação com o Sacubitril, apresenta maior biodisponibilidade em relação à sua forma isolada e que 26 mg, 51 mg e 103 mg de Valsartana na forma combinada equivalem, respectivamente, a 40 mg, 80 mg e 160 mg na forma isolada.[15] A posologia de início deve ser individualizada conforme a função renal e hepática de cada paciente.

Para aqueles com função renal e hepática normais ou mesmo com disfunções leves (TFGe 60–90mL/min/1,73 m^2; Hepatopatia *Child-Pugh*, classificação A), nenhum ajuste de dose é necessário, podendo iniciar Sacubitril-Valsartana na dose de 49 + 51 mg, 2×/dia. Após, aproximadamente, 2–4 semanas, a dosagem deve ser dobrada para 97 +103 mg, 2×/dia (dose-alvo de manutenção). Já para aqueles com insuficiência renal e hepática moderadas (TFGe 30–60 mL/min/1,73 m^2; *Child-Pugh*, classificação B, ou valores de TGO/TGP superiores a duas vezes o limite superior da normalidade), essa medicação deve ser administrada com cautela, e a dose de início deve ser de 24 + 26 mg, 2×/dia, com duplicação da dosagem a cada 2–4 semanas até a dose-alvo (97 + 103 mg). Esse mesmo esquema de introdução e titulação de doses é utilizado para pacientes com insuficiência renal grave (TFGe < 30 mL/min/1,73 m^2), porém, essa medicação não é recomendada para pacientes com doença renal em estágio terminal. Da mesma forma, seu uso está contraindicado em pacientes com insuficiência hepática grave, cirrose biliar e colestase (*Child-Pugh*, classificação C). É importante salientar que nenhum ajuste de dose é necessário para pacientes idosos (idade $\geq$ 65 anos). Além disso, Sacubitril-Valsartana só deve iniciar-se após 36 horas da descontinuação do IECA, devido ao risco de angioedema.[16]

Uma vez introduzida essa nova medicação, é fundamental a monitoração da pressão arterial e da função renal, basicamente os mesmos cuidados necessários ao uso dos IECA. A hipotensão sintomática foi o efeito adverso mais frequente com o uso do Sacubitril-Valsartana (observada em 18% com Sacubitril-Varsartana *versus* 12% com Enalapril no estudo PARADIGM-HF). Entretanto, não houve diferença significativa em relação à necessidade de descontinuação dessa droga quando em comparação ao Enalapril. A fim de evitar a ocorrência desse efeito colateral, devem-se considerados a introdução da medicação em doses reduzidas e o aumento lento e progressivo das doses até que se atinja o alvo. Além disso, é necessário considerar nos pacientes polimedicados, o ajuste da dosagem de diuréticos e dos demais anti-hipertensivos, o que pode solucionar o quadro de hipotensão sintomática sem que seja necessária a suspensão dessa droga modificadora de prognóstico.

A IC é uma doença associada a múltiplas comorbidades, de forma que a polifarmácia pode dificultar a tomada de decisão médica. Entretanto, a introdução de medicações redutoras de mortalidade deve sempre ser obrigatoriamente considerada. A tolerabilidade do paciente deve ser analisada constantemente, desde a introdução da medicação, durante a titulação de doses, até a manutenção do fármaco em dose-alvo. Dessa forma, é fundamental o acompanhamento próximo e regular desses pacientes.

Portanto, baseando-se nos importantes tópicos levantados nesse capítulo, é essencial que se reconheça o impacto positivo dessa medicação na evolução da ICFER. Os resultados positivos apresentados com o PARADIGM-HF sustentam o reconhecimento do Sacubitril-Valsartana como a primeira medicação nas últimas duas décadas para reduzir significativamente, a evolução da doença.

Dessa maneira, a introdução dessa nova droga deve ser incentivada em todos os pacientes portadores de ICFER (FEVE < 40%), especialmente naqueles com a função ventricular ainda mais reduzida (< 35%) e com sinais e sintomas de progressão da doença, situações em que os benefícios foram mais consistentes. Entretanto, não devem ser poupados os oligossintomáticos dessa nova oportunidade terapêutica, pois o desfecho da doença ainda é muito desfavorável, o que demanda tratamento igualmente agressivo. Ao serem considerados o caráter evolutivo da doença, a ocorrência de desfechos desfavoráveis mesmo em pacientes aparentemente estáveis e assintomáticos, e o aumento progressivo da mortalidade a cada descompensação, deve-se investir, constantemente, na otimização do tratamento. Uma vez que essa nova droga demonstrou redução de desfechos mesmo em pacientes otimizados com o arsenal terapêutico disponível até então, é imprescindível a adição dessa medicação ao tratamento da ICFER, a fim de serem obtidos redução de mortalidade, aumento de sobrevida, diminuição de hospitalização e melhoria na qualidade de vida desses pacientes.

• Referências bibliográficas

1. https://www.escardio.org/Guidelines/Clinical-Practice-Guidelines/Acute-and-Chronic-Heart-Failure.
2. The Consensus TrialStudyGroup.Effects of enalapril on mortality in severe congestive heart failure. Results of the Cooperative North Scandinavian Enalapril Survival Study (CONSENSUS). N Engl J Med. 1987; 316:1429. ----The SOLVD Investigators. Effect of Enalapril on Survival in Patients with Reduced Left Ventricular Ejection Fractions and Congestive Heart Failure. N Engl J Med 1991; 325:293.
3. Eichhorn EJ, Bristow MR. Effect of Carvedilol on Survival in Severe Chronic Heart Failure. N Engl J Med 2001; 344:1651.
4. Pitt B, Zannad F, Remme WJ et al. The Effect of Spironolactone on Morbidity and Mortality in Patients with Severe Heart Failure. N Engl J Med 1999; 341:709.
5. Yancey CW, Jessup M, Bozkurt B et al. 2013 ACCF/AHA guideline for the management ofheartfailure. J Am Coll Cardiol 2013; 62: e147-239.
6. Chen J, Normand SL, Wang Y, Krumholz HM. National and regional trends in heart failure hospitalization and mortality rates for Medicare beneficiaries,1998-2008. JAMA 2011; 306:1669-78).
7. McMurray JJ, Packer M, Desai AS et al. Dual angiotensin receptor and neprilysin inhibition as an alternative to angiotensin-converting enzyme inhibition in patients with chronic systolic heart failure: rationale for and design of the Prospective comparison of ARNI with ACEI to Determine Impact on Global Mortality and morbidity in Heart Failure trial (PARADIGM-HF). Eur J Heart Fail 2013; 15:1062.
8. Cleland JG, Swedberg K. Lackofefficacy of neutral endopeptidase inhibitor ecadotril in heart failure. The International Ecadotril Multi-Centre Dose-Ranging Study Investigators. Lancet 1998; 351:1657.
9. McMurray JJ, Packer M, Desai AS, et al. Dual angiotensin receptor and neprilysin inhibition as an alternative to angiotensin-converting enzyme inhibition in patients with chronic systolic heart failure: rationale for and design of the Prospective comparison of ARNI with ACEI to Determine Impact on Global Mortality and morbidity in Heart Failure trial (PARADIGM-HF). Eur J Heart Fail 2013; 15:1062).

10. McMurray JJ, Packer M, Desai AS et al. Dual angiotensin receptor and neprilysin inhibition as an alternative to angiotensin-converting enzyme inhibition in patients with chronic systolic heart failure: rationale for and design of the Prospective comparison of ARNI with ACEI to Determine Impact on Global Mortality and morbidity in Heart Failure trial (PARADIGM-HF). Eur J Heart Fail 2013; 15:1062.
11. Packer M, McMurray JJ, Desai AS et al. Angiotensin receptor neprilysin inhibition compared with enalapril on the risk of clinical progression in surviving patients with heart failure. Circulation, 2015; 131:54.-e- Desai AS, Claggett BL, Packer M et al. Influence of Sacubitril/Valsartan (LCZ696) on 30-Day Readmission After Heart Failure Hospitalization. J Am Coll Cardiol 2016; 68:241.
12. Packer M, McMurray JJ, Desai AS et al. Angiotensin receptor neprilysin inhibition compared with enalapril on the risk of clinical progression in surviving patients with heart failure. Circulation 2015; 131:54.
13. http://www.accessdata.fda.gov/drugsatfda_docs/label/2015/207620Orig1s000lbl.pdf (Acessado em janeiro/2018.)
14. McMurray JJ, Packer M, Desai AS, Gong J, Lefkowitz MP, Rizkala AR, Rouleau JL, Shi VC, Solomon SD, Swedberg K, Zile MR, PARADIGM-HF Investigators and Committees. Angiotensin-neprilysininhibition versus enalapril in heartfailure. N Engl J Me,d2014;371:993-1004).
15. http://www.accessdata.fda.gov/drugsatfda_docs/label/2015/207620Orig1s000lbl.pdf (Acessado em janeiro/2018.
16. https://portal.anvisa.gov.br. (Acessado em janeiro/2018.)

Capítulo 4

Como Lidar com Ginecomastia Induzida por Antagonista do Receptor de Mineralocorticoides

Juan Carlos Yugar-Toledo
Lúcia Helena Bonalume Tacito
Heitor Moreno Júnior

Introdução

A ginecomastia é definida como a proliferação benigna de tecido mamário subareolar, palpável, com diâmetro $\geq$ 2 cm, que ocorre em homens e, frequentemente, não é percebida pelos pacientes. Relativamente comum na infância e adolescência, a prevalência aumenta com a idade e a obesidade. Todavia, deve ser diferenciada da pseudoginecomastia, que se caracteriza por deposição de tecido gorduroso sem tecido glandular mamário e ocorre na obesidade e, particularmente, em idosos.[1]

Bannayan e Hajdu[2] descreveram três tipos histológicos (florido, fibroso e intermediário) em tecidos mamários com ginecomastia verdadeira. O tipo florido apresenta acentuada proliferação epitelial ductal, edema periductal e estroma com muitos fibroblastos e tecido adiposo. O fibroso apresenta ductos dilatados, leve a moderada proliferação epitelial, ausência de edema periductal e de tecido adiposo em estroma fibroso acelular. O intermediário apresenta superposição de padrões histológicos com menor atividade hiperplásica epitelial do que no tipo florido e tem estroma menos fibroso do que o padrão histológico do tipo fibroso.[2]

O padrão histológico está diretamente associado à duração da ginecomastia. Os quadros com duração inferior a 4 meses apresentam padrão florido, duração superior a 1 ano, estando associados a padrão fibroso, e o padrão intermediário ocorre quando a duração é de 5 a 11 meses. A importância dessa associação está relacionada ao risco de câncer de mama, que acomete particularmente os tipos florido e intermediário. Todavia, estudos retrospectivos desenhados para avaliar a incidência de câncer em mulheres com idade superior a 55 anos em uso crônico de espironolactona não evidenciaram aumento dessa incidência. Em homens, ela é menor, até mesmo em indivíduos em tratamento com espironolactona por tempo prolongado,[3] e vários mecanismos são propostos.[4]

O tecido mamário masculino possui receptores de andrógenos, estrógenos, progesterona e prolactina.[5,6] A proliferação de tecido mamário ocorre por estimulação estrogênica, enquanto os andrógenos possuem atividade inibitória. Acredita-se que a ginecomastia ocorra por desequilíbrio na relação andrógeno/estrógeno, predominando a estimulação estrogênica, que levaria a um aumento da resposta tecidual da mama a estrógeno (incluindo o aumento do número de receptores estrogênicos) ou por diminuição de resposta à estimulação androgênica como efeito colateral da administração de fármacos.[7] Pode ocorrer, também, a insensibilidade androgênica devida a mutações.[8]

Em idosos, o aumento da adiposidade está relacionado à idade, sendo o tecido adiposo importante sítio de aromatização de andrógenos e estrógenos.[9] Essa faixa etária, além da redução dos níveis plasmáticos de andrógenos, evidencia maior ligação com a globulina transportadora de hormônios sexuais (SHBG) e são susceptíveis a alterações da relação andrógeno/estrógeno apresentando maior predisposição para ginecomastia.[10]

Espironolactona, cetoconazol, flutamida, finasterida e outros fármacos são considerados anti-androgênicos.[11]

Em revisão sistemática publicada em 2015, analisando 99 trabalhos publicados na literatura entre 1946 e 2015, foram encontrados 49 fármacos isolados e duas associações deles envolvidas na ginecomastia induzida por medicamentos. Diversas dessas classes de fármacos, como anti-hipertensivos, antidepressivos, antimicóticos, alfabloqueadores, inclusive antirretrovirais, foram descritas.

Nesse estudo, na maioria dos casos (77%), o principal sintoma foi mastodinia, em associação ou não à sensação de aumento do tecido mamário periareolar. Já a ocorrência unilateral foi significativa (84%).[11]

Antagonistas do receptor de mineralocorticoides

Os antagonistas do receptor de mineralocorticoides, também denominados antagonistas de aldosterona, são subdivididos em esteroidais (espironolactona e eplerenone) e não esteroidais (finerenone) e representam um dos pilares fundamentais para o tratamento da insuficiência cardíaca (IC) com fração de ejeção (FE) diminuída. Nos pacientes com insuficiência cardíaca moderada a grave[12] e nos indivíduos após infarto agudo do miocárdio, esses antagonistas promovem importante redução da morbidade e mortalidade.[13] Recentemente, também foram demonstradas redução de mortalidade cardiovascular e internação em portadores de insuficiência cardíaca com FE preservada.[14,15]

Espironolactona

A espironolactona foi o primeiro antagonista do receptor de mineralocorticoides aprovado como diurético para tratamento da hipertensão arterial, hiperaldosteronismo e, posteriormente, insuficiência cardíaca.

A espironolactona é um potente antagonista competitivo do receptor de mineralocorticoides; porém, com baixa seletividade, também atua como antagonista dos receptores de andrógeno e progesterona, promovendo, portanto, ginecomastia, irregularidades menstruais e impotência. Em concentrações elevadas, ela pode atuar sobre os receptores glicocorticoides.

Também é uma pró-droga com meia-vida plasmática curta de aproximadamente 2 horas, metabolizada no fígado para três metabólitos ativos: 7α-tiometil-espironolactona (TMS), 6β-hidroxi-tiometil-espironolactona (HTMS) e um composto de-tio-acetilado, o canrenone. A meia-vida desses compostos é de 13,8, 15 e 16,5 horas, respectivamente.[16]

Canrenone é o principal metabólito ativo da espironolactona. Na formulação canrenoato de potássio, está disponível para uso terapêutico em alguns países europeus (Itália, Bélgica e outros).

Eplerenone

Eplerenone (9-11α-epoximexrenone) representa a segunda geração de antagonistas do receptor de mineralocorticoides, possui alta seletividade e menor potência antialdosterônica, razão pela qual deve ser administrado em altas doses para alcançar efeito antagonista semelhante ao da espironolactona. Todavia, existem diferenças farmacocinéticas e farmacodinâmicas entre espironolactona e eplerenone que resultam em diferente eficácia anti-hipertensiva entre ambas. A meia-vida do eplerenone é menor, aproximadamente quatro horas, e não produz nenhum metabólito farmacologicamente ativo. *In vitro*, a afinidade pelo receptor de mineralocorticoides é 10–20 vezes menor do que a da espironolactona. Entretanto, o eplerenone tem baixa afinidade por receptores esteroides, já que confere a esse composto vantagens em relação a efeitos adversos associados a alterações dos hormônios esteroidais.[17]

24   Capítulo 4

Finerenone

O finerenone é um antagonista não esteroidal do receptor de mineralocorticoides, apresenta alta seletividade e alta atividade antagonista dos receptores mineralocorticoides. Essas propriedades proporcionam maior habilidade cardioprotetora e renal em comparação com os antagonistas esteroidais dos receptores mineralocorticoides.[18] Todavia, os mecanismos pelos quais essa molécula exerce sua atividade de antagonista não estão completamente elucidados. Finerenone não promove efeitos adversos relacionados à ligação desse fármaco com os receptores de andrógeno e/ou progesterona.[19,20]

Ginecomastia induzida por antagonista do receptor de mineralocorticoides

A presença ou o desenvolvimento de ginecomastia é um efeito adverso associado à prescrição de espironolactona descrita em várias publicações e está relacionado à dose e duração do tratamento. A incidência de ginecomastia varia de 7,0%–52,2%, dependendo da dose de espironolactona utilizada.[21]

Em 1977, Caminos-Torres R, Ma L et al. demonstraram que a administração de 400 mg de espironolactona durante 24 semanas provocava ginecomastia em 6 de 9 indivíduos. Nesse estudo, os autores não detectaram alterações hormonais significativas e sugeriram que a alteração da ligação de canrenone (metabólito da espironolactona) no sítio de ligação dos receptores androgênicos teciduais estaria envolvida na fisiopatologia. Para testarem essa hipótese, os autores realizaram um estudo comparativo nos indivíduos com cirrose hepática e ascite. As doses administradas foram 100mg de espironolactona e 30 mg de canrenoato de potássio em dois grupos de 14 e 30 indivíduos, respectivamente. Todos aqueles que receberam espironolactona desenvolveram ginecomastia e apenas 16 receberam canrenoato de potássio. Na oportunidade, os autores concluíram que canrenoato de potássio não estava isento de efeitos adversos relacionados a alterações hormonais por ação sobre receptores androgênicos e de progesterona.

A espironolactona induz a ginecomastia porque provoca alteração da relação andrógeno/estrógeno por vários mecanismos. Entre eles, a redução da síntese de testosterona (por inibição da 17 a 20 desmolase), a inibição da ligação da testosterona e da di-hidrotestosterona ao receptor androgênico e aumento da degradação. Além disso, aumenta a conversão periférica de testosterona em estradiol e libera estradiol da globulina ligante de hormônios sexuais (SHBG) com consequente aumento de estrogênio livre. O declínio da síntese de andrógenos também está associado ao desenvolvimento de ginecomastia em homens idosos.

Em 1999, o estudo RALES relatou que a espironolactona, além da terapia padrão, diminui a morbidade e as taxas de mortalidade em pacientes com IC da classe III ou IV da NYHA. A ginecomastia foi relatada como evento adverso em 10% dos homens que participaram desse estudo.[12] Outros ensaios em que a espironolactona foi utilizada também evidenciaram taxas similares de ginecomastia.[23]

O uso de espironolactona no tratamento da hipertensão é limitado pela ocorrência de efeitos adversos, principalmente distúrbios menstruais em mulheres e ginecomastia em homens. Todavia, esse efeito parece estar relacionado à dose utilizada. De Gasparo e cols.[24] realizaram, em 1989, um studo clínico com duas propostas estratégicas (eficácia anti-hipertensiva e redução de efeitos adversos). Para essa finalidade, 182 pacientes foram tratados com espironolactona isoladamente com doses diárias de 75–150 mg/dia por um período de 23 meses, que foram comparadas com doses diárias de 150–300 mg/dia de espironolactona com relação ao controle pressórico. Ambas as dosagens se mostraram efetivas. A ginecomastia ocorreu em 91 pacientes e se relacionou à dose utilizada. Os pacientes utilizando em média 50 mg/dia de espironolactona tiveram uma incidência de ginecomastia de 6,9%, enquanto 52,2% dos pacientes que utilizaram em média 150 mg de espironolactona/dia desenvolveram ginecomastia.

Tratamento

A ginecomastia geralmente resulta de um desequilíbrio hormonal transitório, relacionado à utilização de espironolactona isoladamente ou em associação com outros fármacos com potencial para promover esse distúrbio hormonal. Portanto, nenhum tratamento específico é necessário, uma vez que a interrupção do uso de espironolactona resulta em resolução da ginecomastia.

Todavia, em algumas situações de uso prolongado de espironolactona pode ocorrer fibrose do tecido mamário o que torna improvável a regressão com suspensão da terapia antialdosterônica e até a possibilidade da malignização do tecido mamário neoformado deve ser considerada. Nessa situação, é necessária a intervenção cirúrgica mediante mastectomia subcutânea, lipoaspiração ou cirurgia minimamente invasiva para correção da ginecomastia[25-27] e avaliação anatomopatológica do tecido extirpado.

As alternativas de tratamento medicamentoso incluem a administração de inibidores da aromatase, como testolactona, anastrozol e letrozol, fármacos que reduzem a síntese de estrógeno por inibição da aromatização de andrógenos. Os resultados desses ensaios não foram convincentes até o presente.[28]

Os moduladores seletivos dos receptores estrogênicos no tecido mamário, como tamoxifeno e raloxifeno, podem ter potencial indicação em situações específicas.[29]

Concluímos que a existência de ginecomastia é um importante limitante para a administração destes fármacos, apesar do importante benefício do uso de antagonistas do receptor de mineralocorticoides, especificamente espironolactona para o tratamento de insuficiência cardíaca, com ou sem redução da FE e da hipertensão arterial, em particular da hipertensão arterial resistente.

Considerações finais

Os antagonistas dos receptores de mineralocorticoides constituem um dos pilares fundamentais para o tratamento da IC.

A espironolactona, potente antagonista dos receptores mineralocorticoides, mas com baixa seletividade, também atua como antagonista de receptores androgênicos e, portanto, promove ginecomastia, irregularidades menstruais e impotência.

A interrupção do uso de espironolactona é acompanhada de resolução do efeito adverso, e a prescrição de eplerenone constitui uma boa opção para a continuidade do tratamento.

• Referências bibliográficas

1. Carlson HE. "Approach to the Patient with Gynecomastia". The Journal of Clinical Endocrinology & Metabolism 2011; 96(1):15-21.
2. Bannayan GA, Hajdu SI. Gynecomastia: clinicopathologic study of 351 cases." Am J Clin Pathol 1972; 57(4):431-7.
3. Swerdloff RS, Ng JCM. Gynecomastia: Etiology, Diagnosis, and Treatment. 2000.
4. Narula HS, Carlson HE. Gynaecomastia-pathophysiology, diagnosis and treatment. Nat Rev Endocrinol 2014; 10(11):684-98.
5. Dimitrakakis CJ, Zhou et al. Androgens and mammary growth and neoplasia. Fertil Steril 2002; 77(Suppl 4):S26-33.
6. Ferreira M, Mesquita M et al. Prolactin receptor expression in gynaecomastia and male breast carcinoma. Histopathology 2008; 53(1):56-61.
7. Mathur R. Braunstein GD. Gynecomastia: pathomechanisms and treatment strategies. Horm Res 1997; 48(3):95-102.
8. Narula HS, Carlson HE. Gynecomastia. Endocrinol Metab Clin North Am 2007; 36(2):497-519.
9. Santen RJ, Brodie H et al. History of aromatase: saga of an important biological mediator and therapeutic target. Endocr Rev 2009; 30(4):343-75.
10. Kaufman JM, Vermeulen A. The decline of androgen levels in elderly men and its clinical and therapeutic implications. Endocr Rev 2005; 26(6):833-76.
11. Nuttall FQ, Warrier RS et al. Gynecomastia and drugs: a critical evaluation of the literature. Eur J Clin Pharmacol 2015; 71(5):569-78.

12. Pitt B, Zannad F et al. The effect of spironolactone on morbidity and mortality in patients with severe heart failure. Randomized Aldactone Evaluation Study Investigators. N Engl J Med 1999; 341(10):709-17.
13. Pitt B, Remme W et al. Eplerenone, a Selective Aldosterone Blocker, in Patients with Left Ventricular Dysfunction after Myocardial Infarction. New England Journal of Medicine 2003; 348(14):1309-21.
14. Shah AM, Claggett B et al. Cardiac structure and function and prognosis in heart failure with preserved ejection fraction: findings from the echocardiographic study of the Treatment of Preserved Cardiac Function Heart Failure with an Aldosterone Antagonist (TOPCAT) Trial. Circ Heart Fail 2014; 7(5):740-51.
15. Pfeffer MA, Braunwald E. Treatment of Heart Failure With Preserved Ejection Fraction: Reflections on Its Treatment With an Aldosterone Antagonist. JAMA Cardiol 2016; 1(1):7-8.
16. Garthwaite SM, McMahon EG. The evolution of aldosterone antagonists. Molecular and Cellular Endocrinology 2004; 217(1):27-31.
17. Delyani JA. Mineralocorticoid receptor antagonists: the evolution of utility and pharmacology. Kidney Int 2000; 57(4):1408-11.
18. Kolkhof P, Jaisser F et al. Steroidal and Novel Non-Steroidal Mineralocorticoid Receptor Antagonists in Heart Failure and Cardiorenal Diseases: Comparison at Bench and Bedside. Handb Exp Pharmacol 2017; 243:271-305.
19. Kolkhof P, Delbeck M et al. Finerenone, a novel selective nonsteroidal mineralocorticoid receptor antagonist protects from rat cardiorenal injury. J Cardiovasc Pharmacol 2014; 64(1):69-78.
20. Amazit LF, Le Billan et al. Finerenone Impedes Aldosterone-Dependent Nuclear Import of the Mineralocorticoid Receptor and Prevents Genomic Recruitment of Steroid Receptor Coactivator-1. J Biol Chem 2015; 290(36):21876-89.
21. Jeunemaitre X, Chatellier G et al. Efficacy and tolerance of spironolactone in essential hypertension. Am J Cardiol 1987; 60(10):820-5.
22. Caminos-Torres R, Ma L et al. Gynecomastia and semen abnormalities induced by spironolactone in normal men. J Clin Endocrinol Metab 1977; 45(2):255-60.
23. Chapman N, J. Dobson et al. (2007). "Effect of spironolactone on blood pressure in subjects with resistant hypertension". Hypertensiongoos; 49(4): 839-45.
24. de Gasparo M, Whitebread SE et al. Antialdosterones: incidence and prevention of sexual side effects. J Steroid Biochem 1989; 32(1B):223-7.
25. Courtiss EH. Gynecomastia: analysis of 159 patients and current recommendations for treatment. Plast Reconstr Surg 1987; 79(5):740-53.
26. Prado AC, Castillo PF. Minimal surgical access to treat gynecomastia with the use of a power-assisted arthroscopic -endoscopic cartilage shaver. Plast Reconstr Surg 2005; 115(3):939-42.
27. Morcos RN, Kizy T. Gynecomastia: when is treatment indicated? J Fam Pract 2012; 61(12):719-25.
28. Mauras NK, Bishop et al. Pharmacokinetics and pharmacodynamics of anastrozole in pubertal boys with recent-onset gynecomastia. J Clin Endocrinol Metab 2009; 94(8):2975-8.
29. Di Lorenzo GR, Autorino et al. Management of gynaecomastia in patients with prostate cancer: a systematic review. Lancet Oncol 2005; 6(12):972-9.

Capítulo 4

Capítulo 5

Manuseio da Fibrilação Atrial Aguda e Crônica

Francisco Darrieux
Luciana Sacilotto
Márcio Jansen de Oliveira Figueiredo

Introdução

A fibrilação atrial (FA) e a insuficiência cardíaca (IC) são condições clínicas que se interagem, sendo comumente consideradas *Vias de dois sentidos* ou *Um caminho de duas voltas*. A FA pode ocasionar graus variáveis de IC, desde os sintomas clínicos (aparecimento ou piora de dispneia, por exemplo) até o remodelamento adverso do ventrículo esquerdo, quase sempre secundários a uma frequência cardíaca média elevada (taquicardiomiopatia). Por outro lado, em pacientes portadores de IC, o aparecimento da FA quase sempre implica piora da qualidade de vida, muitas vezes denotando progressão clínica desfavorável, como uma fibrilação atrial no contexto de uma cardiomiopatia hipertrófica.

À medida que o envelhecimento da população mundial aumenta, especialmente nos países mais desenvolvidos e emergentes, o problema "fibrilação atrial" também aumenta, já que pode ser considerado o "preço pago" pela melhora da sobrevida dos pacientes hipertensos, coronariopatas, valvopatas ou portadores de outras cardiopatias. Serão discutidas neste capítulo as principais considerações e implicações da FA na IC, uma análise crítica do tratamento atual e os principais "avanços" na área que envolve IC e a FA.

Fibrilação atrial e insuficiência cardíaca: *Um caminho de duas voltas*

A IC crônica é uma crescente doença cardiovascular que afeta 15 a 20 milhões de pessoas em todo o mundo. Aproximadamente dois terços dos pacientes com essa enfermidade têm mais de 65 anos de idade e estão mais propensos ao desenvolvimento da FA e suas complicações associadas.

Segundo o estudo de Framingham, a IC aumenta o risco de FA em torno de 4,5 vezes nos homens e de 5,9 vezes nas mulheres.[1] Por outro lado, a IC com fração de ejeção preservada (ICFEP), muito comum em idosos, com o aumento secundário da pressão diastólica final do ventrículo esquerdo, pode ocasionar o remodelamento atrial com consequente implicação em um maior risco de até 5,26 vezes no desenvolvimento de FA, quando comparado com indivíduos com função diastólica normal.[2] Já os pacientes com ICFEP têm a mesma prevalência de FA que os com IC com fração de ejeção reduzida (ICFER).

O estudo EuroHeart Failure Survey,[3] conduzido em 24 países europeus, documentou que até 45% dos pacientes com IC podem apresentar FA de modo intermitente ou já estabelecida. A prevalência da FA também depende da severidade da cardiopatia de base, variando de 10%–20% na IC leve a moderada, e até 50% na IC avançada. Por exemplo, no estudo CHF-STAT, a prevalência de

FA na população com IC esteve em torno de 15%, ao passo que nos estudos com maior severidade de classe funcional da NYHA (III-IV), como os estudos GESICA e CONSENSUS, esteve em cerca de 30%–50%, respectivamente.[4]

O outro lado da moeda se refere aos pacientes que desenvolvem inicialmente a FA e, *a posteriori*, evoluem para IC (taquicardiomiopatia). Quase sempre, esses pacientes apresentam FA nas formas persistente e permanente, porém, encontram-se mal controlados quanto à frequência ventricular, seja por refratariedade aos fármacos bloqueadores da condução atrioventricular, seja por recorrências assintomáticas frequentes, apesar do uso de drogas antiarrítmicas. O diagnóstico é estabelecido principalmente com frequência cardíaca (FC) persistentemente elevada (> 150 bpm), sem evidência de outra miocardiopatia e quando o controle da FC ou do ritmo promovem remodelamento reverso.[5] O melhor controle da resposta ventricular ou do ritmo cardíaco, incluindo terapêuticas invasivas, como a ablação com radiofrequência e o implante de dispositivos cardíacos eletrônicos, podem levar ao remodelamento cardíaco reverso.

A FA ocorre em paciente com ICFEP e ICFER. As diretrizes mais recentes recomendam o uso dos peptídeos natriuréticos (BNP ou NT-proBNP) sérico para diagnósticos de IC No entanto, seu valor é limitado na presença de FA. Geralmente, a FA é secundária à sobrecarga atrial, mas, em alguma situação, pode causar ou agravar a disfunção ventricular (taquicardiomiopatia).

Os principais objetivos no tratamento da FA em pacientes com IC são o controle dos sintomas, da frequência cardíaca (com drogas cronotrópicas negativas ou reversão para ritmo sinusal) e a prevenção de tromboembolismo. A reversão para ritmo sinusal em pacientes sintomáticos com primeiro episódio de FA é geralmente acompanhada de melhora sintomática. Ainda não existem evidências robustas de que restaurar o ritmo sinusal por cardioversão elétrica ou farmacológica seja superior ao controle da frequência cardíaca em reduzir a morbimortalidade em pacientes com FA persistente e IC sistólica ou ICFEP.[6] Entretanto, vários estudos estão sendo conduzidos para definir um perfil de pacientes com IC e FA crônica que mais se beneficiem da restauração do ritmo sinusal.

Manejo na FA aguda

Em pacientes com IC, o início da FA indica pior prognóstico, por comprometer o desempenho cardíaco e por sinalizar a doença cardíaca em progressão.[7] A definição da FA aguda é semelhante para pacientes com ou sem IC. No entanto, o uso corriqueiro de betabloqueadores reduz a frequência cardíaca do paciente, podendo dificultar a determinação do início da sintomatologia.[8] O tratamento tem peculiaridades que exigem maior atenção ao se escolherem as estratégias clássicas de controle de ritmo ou de FC (Figura 5.1).[9]

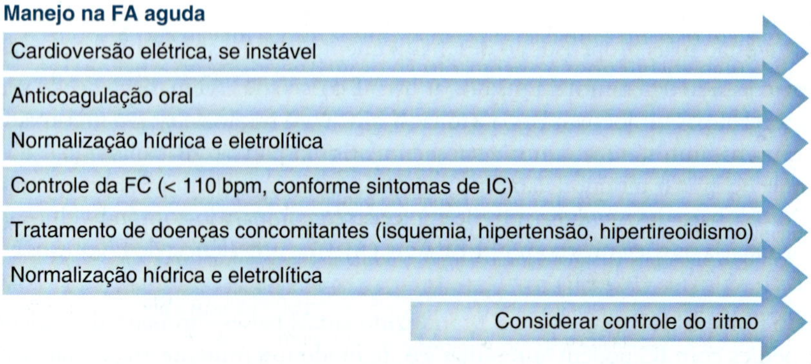

Manejo na FA aguda

- Cardioversão elétrica, se instável
- Anticoagulação oral
- Normalização hídrica e eletrolítica
- Controle da FC (< 110 bpm, conforme sintomas de IC)
- Tratamento de doenças concomitantes (isquemia, hipertensão, hipertireoidismo)
- Normalização hídrica e eletrolítica
- Considerar controle do ritmo

• **Figura 5.1** Considerar o controle dos fatores para obter sucesso no manejo da frequência cardíaca e planejar o controle do ritmo em condições ideais e se adequado.

A identificação de fatores causais para o aparecimento de FA é particularmente importante, pois o paciente com IC possui prescrição mais complexa e maior prevalência de comorbidades. As medicações utilizadas no tratamento da IC e suas complicações podem ocasionar distúrbios hidroeletrolíticos (diuréticos) e metabólicos (hipertireoidismo por amiodarona). As comorbidades como hipertensão, isquemia miocárdica e *diabetes mellitus*, podem dificultar o controle da FA quando não compensadas. A própria congestão deflagra FA e tem que estar otimizada para sucesso no tratamento da arritmia. Além disso, o paciente com IC fica mais vulnerável a procedimentos invasivos com maior ocorrência de FA (cirurgias cardíacas, passagem de cateter central).

A cardioversão elétrica, como primeira escolha, deve ser realizada em pacientes instáveis pela arritmia. Frequentemente, a FA de alta resposta é compensatória à congestão pulmonar ou à concomitância de quadros infecciosos. A presença de IC é um dos fatores relacionados à falha da cardioversão elétrica em um período de 30 dias, e a opção pelo controle do ritmo necessita de um planejamento estratégico que seja diferente dos pacientes sem cardiopatia estrutural subjacente.[10]

A opção pelo controle da FC é o caminho inicial adequado em pacientes com IC descompensada para atenuar os sintomas, identificar e tratar fatores concomitantes. Os fármacos de escolha em pacientes com FA de alta resposta ventricular e ICFER, bem como nos com ICFEP e com congestão pulmonar exacerbada, são a digoxina ou a amiodarona endovenosa. Entretanto, em pacientes com ICFEP ou disfunção ventricular discreta, os betabloqueadores e os bloqueadores de canais de cálcio não diidropiridinicos (com maior precaução) podem ser considerados por via endovenosa no manejo agudo.[9]

A IC por taquicardiomiopatia é uma situação específica por se tratar de uma cardiopatia reversível. Quando bem identificada, o controle de ritmo pode ser preferível ou, em caso de dúvida, o controle da frequência cardíaca seguido do controle de ritmo.[11]

As maioria das diretrizes de FA dispensa o ecocardiograma transesofágico para a programação da cardioversão elétrica em FA aguda (< 48 horas).[11,15] Entretanto, é interessante notar que os pacientes com IC podem ter dificuldade de precisar o início dos sintomas e, ademais, apresentam risco cardioembólico elevado e maior prevalência de trombo em apêndice atrial esquerdo. Desse modo, considera-se mais prudente, sempre que possível, uma cardioversão eletiva, programada após a realização de ecocardiograma transesofágico nesses pacientes com IC, exceto quando estiverem em instabilidade hemodinâmica.[12]

De um modo geral, o paciente tem indicação de iniciar o anticoagulante pela presença da IC, conforme CHA_2DS_2VASC, com exceção para algumas contraindicações de outra natureza (sangramento agudo, condições cognitivas que impeçam o tratamento).[13] Em outras condições clínicas, a miocardiopatia subjacente pode ter maior relação com eventos tromboembólicos (cardiopatia hipertrófica, miocárdio não compactado, aneurisma de ponta em miocardiopatia chagásica) e essas, por si, independentemente da pontuação no escore de CHA_2DS_2VASC, já seriam as condições para ACO crônica.

Manejo na FA crônica

A IC, como a FA, é uma doença multifatorial. Assim, ao nos depararmos como um paciente portador de IC e FA, algumas perguntas básicas (Figura 5.2) precisam ser feitas (não necessariamente respondidas):

1. Qual é a etiologia da IC? (Isquêmica, cardiomiopatia hipertrófica, valvar, etc.)
2. A FA faz parte do contexto da IC ou já apareceu? (Nem sempre é fácil estabelecer relação de causa e efeito entre FA e IC.)
3. O restabelecimento do ritmo sinusal (por drogas, cardioversão ou ablação com cateter) é mandatório ou pode ser apenas controlada a resposta ventricular?
4. O paciente vai precisar de algum dispositivo eletrônico? (Ex.: marca-passo para FA de baixa resposta evoluindo com piora da classe funcional de IC; ressincronizador na IC avançada?)

Capítulo 5

O aspecto etiológico da IC é importante para definir a estratégia de tratamento. Por exemplo, no caso de uma cardiopatia valvar com FA de alta resposta, durante o procedimento cirúrgico de troca valvar, pode ser feita a ablação cirúrgica da FA (Ex.: cirurgia de Maze e/ou ablação com cateter). Em nossa experiência, nos 70 pacientes com indicação de tratamento cirúrgico da valva mitral, a incorporação da ablação com cateter irrigado (SICTRA) para tratamento da FA resultou em melhora importante dos sintomas quando comparado ao grupo de controle (sem tratamento concomitante da FA); bem como a restauração do ritmo sinusal ocorreu em 79,4% dos pacientes (*versus* 26,9% no grupo de controle) no período médio de 14 meses.[14]

De um modo geral, quando se opta pela manutenção do ritmo sinusal em pacientes portadores de IC e FA, a única escolha atualmente no Brasil é a amiodarona, por ser o fármaco mais seguro e eficaz de todos, especialmente nas fases mais avançadas da IC. Em geral, pacientes com IC tendem a necessitar de doses maiores de amiodarona para manutenção do ritmo sinusal, porém, a própria IC é uma causa de refratariedade clínica aos antiarrítmicos, muitas vezes sendo necessária a opção pelo controle da frequência cardíaca. Também existe o oposto, ou seja, pacientes que desenvolvem taquicardiomiopatia pela FA de alta resposta, mas uma vez sendo revertidos (cardioversão química ou elétrica), podem ter evolução favorável após o uso contínuo com amiodarona, ocorrendo melhora importante da função ventricular esquerda e do "desaparecimento" da IC. As atuais Diretrizes Brasileiras para o Tratamento da Fibrilação Atrial[15] recomendam o uso de amiodarona como primeira opção, seguido da ablação com radiofrequência em casos selecionados e em centros experientes (Figura 5.3).

Quanto aos desfechos duros, como a redução de mortalidade, o uso de amiodarona não deve ser usado para esse propósito. O estudo AF-CHF,[16] que recrutou 1376 pacientes com IC, comparou a estratégia de controle de ritmo com o uso de amiodarona (682 pacientes) com a estratégia de controle da frequência (694 pacientes) por um seguimento médio de 37 meses. Ao final do estudo, a estratégia de controle de ritmo não ofereceu vantagens em relação à de frequência cardíaca para reduzir a mortalidade por causas cardiovasculares (27% no controle de ritmo × 25% no controle de frequência; p = NS). Um dos principais questionamentos desse estudo foi a baixa taxa de utilização de procedimentos de intervenção (ablação com radiofrequência e/ou dispositivos eletrônicos), sendo basicamente um estudo clínico, porém mais compatível como o *mundo real* do *universo* de pacientes com FA.

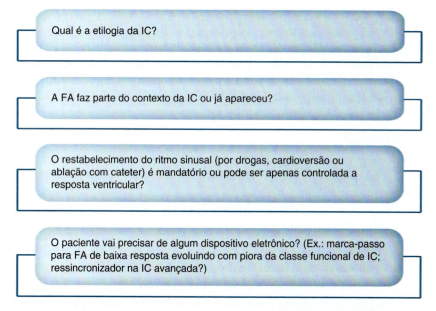

- **Figura 5.2** Perguntas básicas a serem feitas durante a abordagem de um paciente com FA e IC.

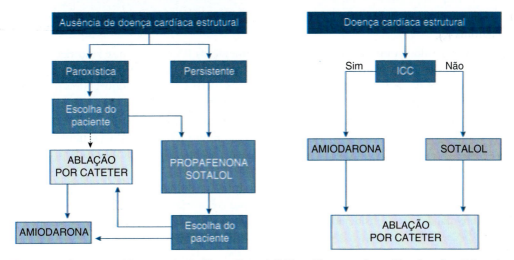

- **Figura 5.3** Opções na Manutenção do Ritmo Sinusal (RS) na FA, segundo as Diretrizes Brasileiras da FA. Quando for considerada a presença de IC na FA, apenas em nosso meio a amiodarona pode ser utilizada quando se pretende manter o ritmo sinusal.

Outra crítica seria o fato de que a estratégia de controle do ritmo não garante necessariamente ritmo sinusal estável. Entretanto, em publicação recente, Talajic e cols.[16] demonstraram que mesmo nos pacientes que de fato estavam em ritmo sinusal na estratégia de controle do ritmo no estudo AF-CHF não houve benefício associado ao melhor desfecho cardiovascular, quando comparado ao grupo que ficou em ritmo de FA com resposta ventricular adequada.

A administração crônica de amiodarona está associada a interações medicamentosas complexas envolvendo pulmões, fígado, tireoide e pele, que são menos frequentes com doses menores (100 a 200 mg/dia). Os efeitos colaterais incluem microdepósitos na córnea (> 90%), neurite/neuropatia ótica (1%–2%), descoloração acinzentada da pele (4%–9%), fotossensibilidade (25%–75%), hipotiroidismo (6%), hipertiroidismo (0,9%–2%), toxicidade pulmonar (1%–17%, mais frequente com doses > 400 mg/dia) e hepatotoxicidade (elevação enzimática [15%–30%], hepatite e cirrose [< 3%]). A toxicidade pulmonar determinando dispneia deve ser diferenciada da sintomatologia da IC. Como regra, quanto maiores o tempo de utilização e a dose, maior será a probabilidade de aparecimento de efeitos colaterais que podem exigir a suspensão desse medicamento, podendo interagir com muitos medicamentos, especialmente potencializando os efeitos da warfarina.[17]

É importante frisar que não há indicação para uso de rotina de antiarrítmicos do grupo I e IV na IC, e os fármacos do grupo IA e IC aumentam o risco de morte.

A dofetilida pode ser uma opção segura, porém não é comercializada em nosso país. Outra opção pode ser a dronedarona, que compartilha algumas propriedades eletrofisiológicas da amiodarona, porém, sem o radical iodo. Esse último fármaco, ainda não disponível no Brasil, tem menor eficácia do que a amiodarona, mas menor toxicidade em longo prazo. Todavia, não pode ser utilizado em pacientes em classe funcional III e IV ou em pacientes com hospitalização recente por IC, devido ao aumento de mortalidade observado no estudo ANDROMEDA.[18] Já o estudo ATHENA,[19] que recrutou 4.628 pacientes, comparou a dronedarona com o placebo em pacientes com FA e, pelo menos, um fator de risco, incluindo a IC, e cerca de 60% dos pacientes tinham cardiopatia estrutural e, em torno de 15%, com do ventrículo esquerdo (FEVE) abaixo de 45%. Ao final do estudo houve redução de mortalidade cardiovascular e internações hospitalares no grupo em uso de dronedarona. Uma das explicações pode ser devida ao fato de a dronedarona também poder reduzir a frequência cardíaca mesmo nos pacientes em ritmo de FA com menor chance de descompensação cardíaca. Outro fato curioso no estudo foi a menor taxa de AVC no grupo dronedarona,[20] talvez pela menor interação com os anticoagulantes orais tradicionais (antagonistas de vitamina K).

Por outro lado, é importante frisar que o tratamento da FA na IC não se restringe apenas ao tratamento da arritmia por si, mas do tratamento da IC, como o uso otimizado de betabloqueadores, de inibidores da enzima de conversão da angiotensina (IECA) e/ou bloqueadores do receptor AT-1 (BRA), da espironolactona e uso de estatinas (quando indicado).

A terapia antitrombótica, por meio dos anticoagulantes orais, está indicada em todos os pacientes com FA e IC, pois já possuem pontuação no escore de CHA_2DS_2VASC, sendo que a maioria deles já apresenta outros fatores de risco tradicionais (HAS, DM, idade avançada) e adicionais (apneia obstrutiva do sono, sobrecarga atrial esquerda, obesidade).

A ICFEP representa 50% dos casos de IC, sendo mais prevalente entre mulheres, idosos, portadores de HAS, HVE, diabetes, obesidade, doença coronária e FA. Novamente, a terapia anticoagulante oral deve ser considerada nessa população considerada de risco para AVC e tromboembolismo.

Quando o paciente se encontra em ritmo de FA permanente e, portanto, já se optou pela estratégia de controle de FC, é necessária uma média dessa frequência em torno de 80 a 85 batimentos por minuto (ex.: em exame de Holter) para que se evite uma progressão para a taquicardiomiopatia. Entretanto, esse controle da FC não precisa ser necessariamente *rígido* ou estrito. No estudo RACE II[21] foram avaliados 614 pacientes com FA permanente divididos em dois grupos: controle estrito da frequência cardíaca (< 80 bpm em repouso) *versus* controle *leniente* da frequência cardíaca (< 110 bpm em repouso). Ao final de no máximo 3 anos foi demonstrado que não houve diferenças entre os grupos quanto ao desfecho primário (mortalidade por causas cardiovasculares, hospitalização por IC, AVC, embolia sistêmica, sangramento e eventos arrítmicos de risco). Todavia, mesmo o grupo de controle dito *leniente* terminou o estudo com uma frequência cardíaca média em torno de 85 bpm.

Já a ablação da FA em pacientes com IC, embora do ponto de vista racional seja uma opção animadora, uma vez que pode estabelecer o ritmo sinusal sem os riscos das drogas antiarrítmicas, possui importantes riscos ligados ao procedimento, bem como ainda não existem dados robustos a partir de estudos randomizados que demonstrem de maneira inequívoca benefícios na sobrevida em longo prazo nos pacientes com FEVE preservada ou ligeiramente reduzida. Entretanto, nos pacientes com IC, cuja qualidade de vida passa a ser diretamente afetada pelo aparecimento da FA, a ablação com radiofrequência pode ser uma ótima alternativa de tratamento.

Tratamento da fibrilação atrial em pacientes com insuficiência cardíaca – situações especiais

Como comentado no início deste artigo, a IC é uma doença multifatorial. Quase sempre quando se aborda sua associação com a FA, a principal mensagem que fica é a da IC sistólica com dilatação do ventrículo esquerdo ou da IC diastólica, que acontece nos hipertensos e idosos. Entretanto, algumas situações são mais peculiares e também são de risco para o desenvolvimento da FA, como as cardiopatias valvar, restritiva e hipertrófica.

Na cardiopatia valvar, especialmente a reumática mitral, a ocorrência de FA é muito comum e, muitas vezes, é uma causa da piora da classe funcional e da qualidade de vida. Quando não há indicação de tratamento cirúrgico dessa valva, o tratamento antiarrítmico com amiodarona é uma solução, porém nem sempre é garantia de ausência de recorrências. O mesmo acontece quando se indica a ablação com radiofrequência, pois há maior chance de recorrências e repetição de procedimentos quando comparado ao grupo sem cardiopatia valvar.[22] Nos casos mais refratários, especialmente com instabilidade hemodinâmica, uma opção sensata é a ablação do nó atrioventricular e o implante de marca-passo. Uma consideração a ser feita seria a indicação de um marca-passo com estimulação biventricular para evitar possível efeito deletério da estimulação ventricular direita crônica. Já nos casos em que já existe indicação de tratamento cirúrgico da valva, recomenda-se, então, o tratamento concomitante da FA no ato cirúrgico.

Já a cardiomiopatia restritiva envolve uma série de condições que promovendo uma alteração importante no relaxamento ventricular esquerdo e/ou direito, com disfunção diastólica, quase sempre culminando com grandes dilatações atriais e, consequentemente, alto risco de FA. Incluem desde formas idiopáticas, endomiocardiofibrose, até as secundárias, como a amiloidose cardíaca e doenças de depósito. Muitas dessas formas têm prognóstico reservado, particularmente em homens idosos, com graus avançados de classe funcional de IC e dimensão atrial esquerda >60mm.[23] No caso da FA, quase sempre o tratamento é de suporte, seja por controle da resposta ventricular, ou pelo implante de marcapasso por doença do sistema de condução ou devido à indicação de ablação do nó atrioventricular. A anticoagulação oral está indicada nesses casos. No da cardiopatia em si, dependendo do quadro clínico e do prognóstico, pode estar indicado o transplante cardíaco.

Outras situações menos comuns incluem doenças de herança genética, como as distrofias miotônicas familiares, associadas com *flutter* atrial ou fibrilação atrial. Algumas delas podem evoluir para graus variáveis da IC e redução da FE do ventrículo esquerdo. O tratamento das arritmias atriais é de suporte, como o controle da resposta ventricular (muitas vezes não sendo necessário o uso de drogas bloqueadoras do nó AV) e a utilização de anticoagulação oral.

Finalmente, nas cardiomiopatias hipertróficas, formas assimétricas, a ocorrência de FA quase sempre é sinal de doença mais avançada, com risco de instabilidade hemodinâmica (ex.: edema agudo dos pulmões). O átrio esquerdo costuma estar dilatado, podendo ocorrer graus variáveis de insuficiência mitral. Já existem observações correlacionando o grau de fibrose miocárdica com a maior ocorrência de FA.[24] Nos casos refratários ao tratamento antiarrítmico (quase sempre amiodarona), a ablação com radiofrequência pode ser tentada, podendo haver importante melhora dos sintomas após a restauração do ritmo sinusal, apesar de os reprocedimentos (redo) serem frequentemente necessários.[25] Outra opção mais simples e também com bons resultados sintomáticos é o implante de marca-passo e ablação do nó atrioventricular, sempre mantendo a anticoagulação oral.

Tratamento não farmacológico para a FA em pacientes com IC

As técnicas para o tratamento não farmacológico para o manejo de pacientes com FA evoluíram rapidamente nas últimas décadas. A ablação por cateter é uma opção terapêutica efetiva para manter o ritmo sinusal em pacientes resistentes ao tratamento farmacológico e para a manutenção do ritmo sinusal ou controle da FC. Esse tipo de tratamento tem sido amplamente estudado em pacientes com IC tanto para controle da frequência, como para o controle do ritmo.

Tratamento não farmacológico para o controle da frequência cardíaca

Os fármacos para o controle da frequência cardíaca em pacientes com FA são eficazes, embora haja um número significativo dos que não respondem a esse tipo de abordagem.[26] No estudo AFFIRM,[27] entre os pacientes aleatorizados para controle da FC, a ablação do nó atrioventricular (AV) foi realizada em 5% em decorrência de falha da obtenção do controle adequado com o tratamento farmacológico. Necessitaram de implante de marca-passo para tratamento de bradicardia sintomática 147 pacientes.

A abordagem *"ablate and pace"* para controle de FC na FA envolve a ablação do nó AV com o implante de um único eletrodo no ventrículo direito para estimulação permanente. Em pacientes com IC e com FA, além de alta resposta ventricular, essa abordagem se mostrou mais eficaz na obtenção de controle da frequência do que o tratamento farmacológico.[26] A ablação do nó AV garante um controle adequado da frequência cardíaca sem medicação. No entanto, como a arritmia permanece, geralmente a anticoagulação é necessária nesses pacientes.

Capítulo 5

Em um estudo, em 46 pacientes com taquiarritmias atriais e resposta ventricular rápida refratárias à terapia medicamentosa[28], a ablação do nó AV com implante de marca-passo resultou em melhora significativa na classe funcional de 1,4 ± 0,8 (P < 0,001), com uma melhoria da FEVE que não atingiu significância estatística (de 42 ± 16% para 50 ± 14%, p = NS). No entanto, nesse estudo, no subgrupo de 30 pacientes com IC e FEVE <50%, houve aumento significativo de FEVE de 34 ± 9% para 46 ± 8% (P < 0,05). Em estudos que utilizaram a estratégia de *ablate and pace* para o controle da frequência, a ablação do nó AV mostrou melhora na função cardíaca, embora isso tenha sido parcialmente contrabalançado pelos efeitos hemodinâmicos adversos da estimulação ventricular direita isolada.[26,29,30] Observou-se também que, em pacientes com função ventricular esquerda comprometida, o preditor mais forte da piora da FEVE foi a presença de estimulação apical do ventrículo direito (OR 6,6, IC 95%, 2,1 a 22,0, p = 0,002), o que pode estar relacionado com o remodelamento do ventrículo esquerdo com dilatação, resultante da dissincronia imposta pela estimulação ventricular direita.

O uso da ressincronização com estimulação biventricular mostrou resultados favoráveis em pacientes com IC com FA.[31,32] No estudo Left Ventricular-Based Cardiac Stimulation Post AV Nodal Ablation Evaluation (PAVE),[32] 184 pacientes com FA e com resposta ventricular rápida foram submetidos à ablação do nó AV. Receberam estimulação ventricular direita e 103 receberam estimulação biventricular. Seis meses após o procedimento, os pacientes com estimulação biventricular mostraram melhora significativamente do teste de caminhada de 6 minutos em comparação com aqueles com estimulação ventricular direita isolada (82,9 ± 94,7 metros em comparação com 61,2 ± 90 metros, p = 0,04). A FEVE também foi significativamente maior nos pacientes que receberam implante de ressincronizador (0,46 ± 0,13 *versus* 0,41 ± 0,13, p = 0,03).

Em uma metanálise de 21 estudos,[30] a ablação do nó AV com implante de marca-passo melhorou significativamente os sintomas cardíacos, a qualidade de vida e o uso de cuidados de saúde em pacientes com FA sintomática refratária a tratamento clínico. Em resumo, a ablação do nó AV é uma opção terapêutica efetiva para pacientes com FA e com resposta ventricular rápida, resistente ao tratamento clínico. Quanto ao uso da estimulação biventricular *versus* convencional, um estudo randomizado[32] favorece a estimulação biventricular após a ablação do nó AV para controle da frequência.

A terapia de ressincronização cardíaca (TRC) melhorou os resultados em pacientes com IC grave com FEVE ≤ 35% e com dissincronismo intraventricular (duração do QRS ≥ 120 ms), porém esses dados ocorreram em pacientes em ritmo sinusal.[33,34] Já em pacientes com FA, nos estudos de metanálises,[35,36] a TRC nesses pacientes apresentou resultados variados para mortalidade e capacidade funcional, com taxas de ausência de resposta maiores em comparação com pacientes com ritmo sinusal. Em pacientes com FA, o sincronismo AV está ausente e, portanto, a captura biventricular é difícil de garantir. Em estudo que analisou o Holter em pacientes com IC em FA houve alta prevalência de fusão e pseudofusão, o que resultou em inadequação da estimulação biventricular. Em estudos prospectivos de pacientes com indicação convencional de TRC, os benefícios da estimulação biventricular em pacientes com FA foram melhores quando a estimulação biventricular foi induzida quase 100% do tempo por ablação do nó AV.[37]

Em uma revisão sistemática de pacientes com IC e FA submetidos à TRC, a ablação do nó AV esteve associada a uma redução significativa na mortalidade por todas as causas (OR 0,42, IC 95% 0,26 a 0,68, p < 0,001), mortalidade cardiovascular (OR 0,44, IC 95% 0,24 a 0,81, p < 0,01) e melhora na classe funcional.[38] Nesse estudo, os pacientes submetidos à ablação do nó AV apresentaram estimulação biventricular durante quase a totalidade do tempo, e os pacientes que não foram submetidos a essa ablação apresentaram estimulação biventricular de aproximadamente 82%–96,5% do tempo. Houve melhora significativa na FEVE em pacientes com ablação do nó AV em comparação com pacientes sem ablação do nó AV (10,3% *versus* 4,2%, p = 0,02). Em estudo que comparou a eficácia da TRC em pacientes com FA que foram submetidos à ablação do nó AV e pacientes em que o controle da frequência foi realizado por meio de fármacos,[37] foi observado que os pacientes no grupo ablação do nó AV com TRC experimentaram melhor alívio dos sintomas, com uma melhora na função ventricular, vantagem essa mantida por 4 anos. Em resumo, os pacientes com IC com TRC que apresentam FA apresentam melhor evolução quando submetidos à ablação do nó AV do que o tratamento farmacológico para a adequação da estimulação biventricular.

Tratamento não farmacológico para o controle do ritmo

Ao contrário da ablação do nó AV e implante de marca-passo, a ablação por cateter para a manutenção do ritmo sinusal mantém o sincronismo atrioventricular e interventricular (desde que não existam bloqueios intraventriculares). Com a identificação de gatilhos por atividade ectópica nas veias pulmonares,[39] o isolamento das veias pulmonares (IVP) ganhou grande importância no controle do ritmo.

A ablação por cateter para o tratamento da FA em pacientes com IC se mostrou eficaz na manutenção do ritmo sinusal. Em estudo envolvendo pacientes com FA sem resposta a pelo menos dois antiarrítmicos, a ablação por cateter também foi tão efetiva em pacientes com IC (FEVE < 45% com classe funcional ≥ II) quanto em pacientes sem IC.[40] O ritmo sinusal foi mantido em 78% dos pacientes após a ablação. Nesse estudo, no seguimento de 12 meses, os pacientes com IC apresentaram melhora significativa na FEVE, dimensões do VE e capacidade de exercício. Em outro estudo retrospectivo de 377 pacientes submetidos à ablação de FA para o controle do ritmo houve maior ocorrência de recorrência da arritmia em pacientes com IC (FEVE < 40%) em comparação com pacientes com função normal do VE (27% *versus* 13%, $p = 0,03$).[41] Dos 74 pacientes com disfunção ventricular esquerda, o procedimento de ablação conseguiu manter o ritmo sinusal em 73% aos 14 meses. Em contraste com esses resultados, um estudo randomizado de pacientes com IC avançada (FEVE < 35%) com FA persistente,[42] a ablação por radiofrequência resultou na manutenção do ritmo sinusal na metade dos pacientes aos 6 meses. A FEVE média foi de 16% para os 22 pacientes que foram aleatoriamente designados para a ablação e 20% para os 19 pacientes aleatorizados para tratamento clínico. Embora não houvesse diferença significativa nos níveis de NT-proBNP e o teste da caminhada de 6 minutos entre os dois grupos, os pacientes submetidos à ablação demonstraram maior aumento na FEVE medida por medicina nuclear (8,2% *versus* 1,4%, $p = 0,032$).

No estudo Pulmonary Vein Isolation Versus AV Nodal Ablation With Biventricular Pacing for Patients With Atrial Fibrillation With Congestive Heart Failure (PABA CHF),[43] 41 pacientes com FA com má resposta ao tratamento farmacológico foram aleatorizados para IVP e 40 pacientes para serem submetidos à ablação do nó AV e estimulação biventricular. Aos 6 meses, os pacientes com IVP apresentaram melhor função ventricular e maior fração de ejeção em relação aos pacientes de ablação do nó AV (35% *versus* 28%, $p < 0,001$). Os pacientes do grupo de controle do ritmo também tiveram melhor distância de caminhada no teste de 6 minutos (340 m *versus* 297 m, $p < 0,001$) do que os pacientes na estratégia *ablate and pace*. Dos pacientes submetidos ao IVP, 71% permaneceram no ritmo sinusal aos 6 meses.

O estudo multicêntrico aleatorizado CAMERA-MRI[44] avaliou a ablação da FA em 68 pacientes com FA persistente e miocardiopatia dilatada (FEVE < 45%) idiopática. Na análise de intenção de tratar, ao fim de 6 meses, o grupo submetido à ablação da FA mostrou melhora da FEVE (18 ± 13% *versus* 4,4 ± 13% no grupo tratado clinicamente, $p < 0,0001$), com normalização da função em 58% *versus* 9% ($p < 0,0002$). A conclusão dos autores é que a FA pode até ser causa da IC em pacientes com FA sem causa definida.

O estudo CASTLE-AF[45] se propôs a comparar a ablação da FA com o tratamento convencional em pacientes com FA e disfunção ventricular. O estudo, apresentado recentemente no Congresso da Sociedade Europeia de Cardiologia (dados ainda não publicados), incluiu 397 pacientes

Capítulo 5

com FA paroxística ou persistente sintomática e FEVE < 35%. Os pacientes foram aleatorizados para a ablação da FA ou para tratamento convencional. Os resultados demonstraram redução significativa no desfecho primário (composto de mortalidade e hospitalização por piora da IC), que ocorreu em 28,5% dos pacientes submetidos ao procedimento, *versus* 44,6% nos tratados clinicamente. Embora ainda sem a publicação, os dados indicam do que os benefícios da ablação podem ser maiores que os observados até os dias atuais.

Embora a ablação por cateter para controle de ritmo tenha maior taxa de sucesso do que os fármacos antiarrítmicos, podem ocorrer ainda várias complicações, incluindo acidente vascular cerebral, tamponamento cardíaco, fístula atrioesofágica e estenose de veias pulmonares.[46,47]

Em resumo, o controle do ritmo do cateter é eficaz em pacientes com IC, embora a taxa de sucesso seja menor do que em pacientes sem essa condição. Não há, estudos de longo prazo que demonstrem seu papel na melhoria da mortalidade.

Diretrizes para o uso da terapia de ablação para FA e perspectivas

Os avanços nas técnicas de ablação no manejo da FA resultaram em aumento nas indicações e mudanças nas diretrizes nacionais. Nas diretrizes de 2016 da Sociedade Brasileira de Arritmias Cardíacas (SOBRAC) da Sociedade Brasileira de Cardiologia (SBC),[15] a ablação do nó AV em casos de FA com terapias inapropriadas de desfibriladores implantáveis, desde que outros tratamentos não tenham sido eficazes ou não puderam ser utilizados, é classificada como Classe I, nível de evidência C. Já nas situações em que o paciente com FA é portador de TRC, para a otimização da ressincronização, é classificada como IIa, nível de evidência B. A ablação do nó AV com estimulação ventricular permanente é considerada razoável como estratégia de controle da FC, quando o tratamento farmacológico é inadequado e o controle do ritmo tido como não possível (Classe IIa, nível de evidência C). Já a ablação do nó AV com implante de marca-passo é considerado Classe III, com nível de evidência C, em pacientes bem controlados clinicamente. Não existem recomendações específicas para pacientes com IC, nem para o controle da frequência ou para o controle do ritmo. Dados o aprimoramento crescente das técnicas de ablação e a compreensão dos efeitos adversos dos fármacos para o controle do ritmo, a ablação pode aparecer como estratégia de escolha nesses pacientes.

Considerações finais

Quando nos deparamos com um paciente com FA e IC, devemos saber que se trata de uma associação dinâmica, um caminho de duas voltas, muitas vezes sendo difícil definir a relação causa e efeito. São doenças multifatoriais, e, portanto, o tratamento precisa ser individualizado. As vias finais na conduta desses casos incluem o tratamento da doença de base, a cardioversão elétrica e/ou química, o uso de fármacos antiarrítmicos com melhor perfil de eficácia e segurança, o controle da frequência cardíaca (quando não se opta pelo controle do ritmo), a indicação liberal de anticoagulação oral e, finalmente, a incorporação de técnicas de ablação com cateter para tratamento da FA ou do simples bloqueio nodal AV, da ablação cirúrgica e/ou do implante de dispositivos eletrônicos, como os marca-passos convencionais ou biventriculares. Em casos selecionados, como em algumas cardiomiopatias restritivas graves, pode estar indicado o transplante cardíaco.

• Referências bibliográficas

1. Benjamin EJ, Levy D, Vasiri SM, D'Agostino RB, Belanger AJ, Wolf PA. Independent risk factors for atrial fibrillation in a population-based cohort: the Framingham Heart Study. JAMA 1994; 271:840-4.
2. Tsang TS, Gersh BJ, Appleton CP, Tajik AJ, Barnes ME, Bailey KR et at. Left ventricular diastolic dysfunction as a predictor of the first diagnosed nonvalvular atrial fibrillation in 840 elderly men and women. J Am Coll Cardiol 2002; 40:1636-44.

3. Cleland JG, Swedberg K, Follath F, Komajda M, Cohen-Solal A, Aguilar JC, et al. The EuroHeart Failure survey programme - a survey on the quality of care among patients with heart failure in Europe. Part 1: patient characteristics and diagnosis. Eur Heart J 2003; 24:442-63.

4. Camm AJ, Savelieva I. Atrial fibrillation: advances and perspectives. Dialog Cardiovasc Med 2003; 8:183-202.

5. Calvo N, Bisbal F, Guiu E, Ramos P, Nadal M, Tolosana JM et al. Impact of atrial fibrillation-induced tachycardiomyopathy in patients undergoing pulmonary vein isolation. International Journal of Cardiology 2013;168(4):4093-7.

6. Roy D, Talajic M, Nattel S, Wyse DG, Dorian P, Lee KL et al. Rhythm Control versus Rate Control for Atrial Fibrillation and Heart Failure. New England Journal of Medicine 2008; 358(25):2667-77.

7. Swedberg K. Prognostic relevance of atrial fibrillation in patients with chronic heart failure on long-term treatment with beta-blockers: results from COMET. European Heart Journal 2005;26(13):1303-8.

8. Davis RC, Hobbs FDR, Kenkre JE, Roalfe AK, Iles R, Lip GYH, et al. Prevalence of atrial fibrillation in the general population and in high-risk groups: the ECHOES study. Europace 2012 May; 14(11):1553-9.

9. Kirchhof P, Benussi S, Kotecha D, Ahlsson A, Atar D, Casadei B et al. 2016 ESC Guidelines for the management of atrial fibrillation developed in collaboration with EACTS. European Heart Journal 2016; 37(38):2893-962.

10. Jaakkola S, Lip GY, Biancari F, Nuotio I, Hartikainen JE, Ylitalo A et al. Predicting Unsuccessful Electrical Cardioversion for Acute Atrial Fibrillation (from the AF-CVS Score). The American Journal of Cardiology 2017; 119(5):749-52.

11. January CT, Wann LS, Alpert JS, Calkins H, Cigarroa JE, Cleveland JC et al. AHA/ACC/HRS Guideline for the Management of Patients With Atrial Fibrillation: A Report of the American College of Cardiology/American Heart Association Task Force on Practice Guidelines and the Heart Rhythm Society. Circulation 2014; 130(23).

12. Minno MNDD, Ambrosino P, Russo AD, Casella M, Tremoli E, Tondo C. Prevalence of left atrial thrombus in patients with non-valvular atrial fibrillation. Thrombosis and Haemostasis 2015; 115(3):663-77.

13. Olesen JB, Torp-Pedersen C, Hansen ML, Lip GYH. The value of the CHA_2DS_2-VASC score for refining stroke risk stratification in patients with atrial fibrillation with a CHADS2 score 0–1: A nationwide cohort study. Thrombosis and Haemostasis. Thromb Haemost. 2012; 107:1172-9.

14. Abreu Filho CA, Lisboa LA, Dallan LA, Spina GS, Grinberg M, Scanavacca M et. al. Effectiveness of the maze procedure using cooled-tip radiofrequency ablation in patients with permanent atrial fibrillation and rheumatic mitral valve disease. Circulation 2005; 112(9 Suppl): 120-5.

15. Magalhães LP, Figueiredo MJO, Cintra FD, Saad EB, Kuniyishi RR, Teixeira RA et al. II Diretrizes Brasileiras de Fibrilação Atrial. Arq Bras Cardiol 2016; 106(4 Suppl.2):1-22.

16. Talajic M, Khairy P, Levesque S, Connolly SJ, Dorian P, Dubuc M et al.; AF-CHF Investigators. Maintenance of sinus rhythm and survival in patients with heart failure and atrial fibrillation. J Am Coll Cardiol 2010; 55(17):1796-802.

17. Vassallo P, Trohman RG. Prescribing Amiodarone. Jama 2007; 298(11):1312.

18. Køber L, Torp-Pedersen C, McMurray JJ, Gøtzsche O, Lévy S, Crijns H, Amlie J, Carlsen J; Dronedarone Study Group. Increased mortality after dronedarone therapy for severe heart failure. N Engl J Med 2008; 358:2678-87.

19. Hohnloser SH, Crijns HJGM, van Eickels M, Gaudin C, Page RL, Torp-Pedersen C, Connolly SJ, the ATHENA Investigators. Effect of dronedarone on cardiovascular events in atrial fibrillation. N Eng J Med 2009; 360:668-78.

20. Connolly SJ, Crijns HJ, Torp-Pedersen C, van Eickels M, Gaudin C, Page RL, Hohnloser SH; ATHENA Investigators. Analysis of stroke in ATHENA: a placebo-controlled, double-blind, parallel-arm trial to assess the efficacy of dronedarone 400 mg BID for the prevention of cardiovascular hospitalization or death from any cause in patients with atrial fibrillation/atrial flutter. Circulation 2009; 120:1174-80.

21. Van Gelder IC, Groenveld HF, Crijns HJGM, Tuininga YS, Tijssen JGP, Alings AM, et.al. the RACE II Investigators. Lenient versus strict rate control in patients with atrial fibrillation. N Eng J Med 2010; 362:1363-73.

22. Miyazaki S, Kuwahara T, Kobori A, Takahashi Y, Takei A, Sato A et al. Ablation of Atrial Fibrillation in Patients With Valvular Heart Disease: Long-Term Follow-Up Results. J Cardiovasc Electrophysiol 2010; 21:1193-98.

23. Ammash NM, Seward JB, Bailey KR, Edwards WD, Tajik AJ. Clinical profile and outcome of idiopathic restrictive cardiomyopathy. Circulation 2000; 101:2490-6.

24. Pujadas S, Vidal-Perez R, Hidalgo A, Leta R, Carreras F, Barros A et al. Correlation between myocardial fibrosis and the occurrence of atrial fibrillation in hypertrophic cardiomyopathy: A cardiac magnetic resonance imaging study. Eur J Radiol 2010 Jan 14.

25. Di Donna P, Olivotto I, Delcrè SD, Caponi D, Scaglione M, Nault I et al. Efficacy of catheter ablation for atrial fibrillation in hypertrophic cardiomyopathy: impact of age, atrial remodelling, and disease progression. Europace 2010; 12:347-55

26. Brignole M, Menozzi C, Gianfranchi L, Musso G, Mureddu R, Bottoni N, Lolli G. Assessment of atrioventricular junction ablation and VVIR pacemaker versus pharmacological treatment in patients with heart failure and chronic atrial fibrillation: a randomized, controlled study. Circulation 1998 Sep 8;98(10):953-60.

27. Wyse DG, Waldo AL, DiMarco JP, Domanski MJ, Rosenberg Y, Schron EB et al. A comparison of rate control and rhythm control in patients with atrial fibrillation. N Engl J Med [Internet]. 2002 Dec 5.

28. Manolis AG, Katsivas AG, Lazaris EE, Vassilopoulos C V, Louvros NE. Ventricular performance and quality of life in patients who underwent radiofrequency AV junction ablation and permanent pacemaker implantation due to medically refractory atrial tachyarrhythmias. J Interv Card Electrophysiol 1998 Mar; 2(1):71-6.

Capítulo 5

29. Ozcan C, Jahangir A, Friedman PA, Patel PJ, Munger TM, Rea RF et al. Long-Term Survival after Ablation of the Atrioventricular Node and Implantation of a Permanent Pacemaker in Patients with Atrial Fibrillation. N Engl J Med 2001 Apr 5; 344(14):1043-51.

30. Wood MA, Brown-Mahoney C, Kay GN, Ellenbogen KA. Clinical outcomes after ablation and pacing therapy for atrial fibrillation: a meta-analysis. Circulation 2000 Mar 14;101(10):1138-44.

31. Leon AR, Greenberg JM, Kanuru N, Baker CM, Mera F V, Smith AL et al. Cardiac resynchronization in patients with congestive heart failure and chronic atrial fibrillation: effect of upgrading to biventricular pacing after chronic right ventricular pacing. J Am Coll Cardiol [Internet] 2002 Apr 17; 39(8):1258-63.

32. Doshi RN, Daoud EG, Fellows C, Turk K, Duran A, Hamdan MH et al. Left Ventricular-Based Cardiac Stimulation Post AV Nodal Ablation Evaluation (The PAVE Study). J Cardiovasc Electrophysiol [Internet] 2005 Nov; 16(11): 1160-5.

33. Epstein AE, DiMarco JP, Ellenbogen KA, Estes NAM, Freedman RA, Gettes LS et al. ACC/AHA/HRS 2008 Guidelines for Device-Based Therapy of Cardiac Rhythm Abnormalities: A Report of the American College of Cardiology/ American Heart Association Task Force on Practice Guidelines (Writing Committee to Revise the ACC/AHA/NASPE 2002 Guideline). Circulation 2008 May 27;117(21):e350-408.

34. McAlister FA, Ezekowitz J, Hooton N, Vandermeer B, Spooner C, Dryden DM et al. Cardiac resynchronization therapy for patients with left ventricular systolic dysfunction: a systematic review. JAMA 2007 Jun 13; 297(22):2502-14.

35. Upadhyay GA, Choudhry NK, Auricchio A, Ruskin J, Singh JP. Cardiac resynchronization in patients with atrial fibrillation: a meta-analysis of prospective cohort studies. J Am Coll Cardiol 2008 Oct 7; 52(15):1239-46.

36. Wilton SB, Leung AA, Ghali WA, Faris P, Exner DV. Outcomes of cardiac resynchronization therapy in patients with versus those without atrial fibrillation: a systematic review and meta-analysis. Heart Rhythm 2011 Jul; 8(7):1088-94.

37. Gasparini M, Auricchio A, Regoli F, Fantoni C, Kawabata M, Galimberti P et al. Four-year efficacy of cardiac resynchronization therapy on exercise tolerance and disease progression: the importance of performing atrioventricular junction ablation in patients with atrial fibrillation. J Am Coll Cardiol 2006 Aug 15; 48(4):734-43.

38. Ganesan AN, Brooks AG, Roberts-Thomson KC, Lau DH, Kalman JM, Sanders P. Role of AV nodal ablation in cardiac resynchronization in patients with coexistent atrial fibrillation and heart failure a systematic review. J Am Coll Cardiol 2012 Feb 21; 59(8):719-26.

39. Haïssaguerre M, Jaïs P, Shah DC, Takahashi A, Hocini M, Quiniou G et al. Spontaneous initiation of atrial fibrillation by ectopic beats originating in the pulmonary veins. N Engl J Med 1998 Sep 3.

40. Hsu L-F, Jaïs P, Sanders P, Garrigue S, Hocini M, Sacher F et al. Catheter Ablation for Atrial Fibrillation in Congestive Heart Failure. N Engl J Med 2004 Dec 2; 351(23):2373-83.

41. Chen MS, Marrouche NF, Khaykin Y, Gillinov AM, Wazni O, Martin DO et al. Pulmonary vein isolation for the treatment of atrial fibrillation in patients with impaired systolic function. J Am Coll Cardiol 2004 Mar 17; 43(6):1004-9.

42. MacDonald MR, Connelly DT, Hawkins NM, Steedman T, Payne J, Shaw M et al. Radiofrequency ablation for persistent atrial fibrillation in patients with advanced heart failure and severe left ventricular systolic dysfunction: a randomised controlled trial. Heart 2011 May; 97(9):740-7.

43. Khan MN, Jaïs P, Cummings J, Di Biase L, Sanders P, Martin DO et al. Pulmonary-Vein Isolation for Atrial Fibrillation in Patients with Heart Failure. N Engl J Med 2008 Oct 23; 359(17):1778-85.

44. Prabhu S, Taylor AJ, Costello BT, Kaye DM, McLellan AA, Voskoboinik A et al. Catheter Ablation Versus Medical Rate Control in Atrial Fibrillation and Systolic Dysfunction (CAMERA-MRI). J Am Coll Cardiol 2017 Aug.

45. Marrouche NF, Brachmann J, CASTLE-AF Steering Committee. Catheter ablation versus standard conventional treatment in patients with left ventricular dysfunction and atrial fibrillation (CASTLE-AF) - study design. Pacing Clin Electrophysiol 2009 Aug; 32(8):987-94.

46. Sprag DD, Dalal D, Geema A, Scherr D, Chuilukuri K, Cheng A et al. Complications of Catheter Ablation for Atrial Fibrillation: Incidence and Predictors. J Cardiovasc Electrophysiol 2008 Jun; 19(6):627-31.

47. Medeiros De Vasconcelos JT, Filho S dos SG, Atié J, Maciel W, De Souza OF, Saad EB et al. Atrial-oesophageal fistula following percutaneous radiofrequency catheter ablation of atrial fibrillation: the risk still persists. Europace 2016 Oct 6.

Capítulo 6

Insuficiência Cardíaca e Diabetes

Nathália dos Reis de Moraes
José Francisco Kerr Saraiva

Introdução

O número de pacientes diabéticos tem aumentado nas últimas décadas. Na atualidade acredita-se que o *diabetes mellitus* (DM) acometa 350 milhões de pessoas ao longo do mundo, e a Organização Mundial de Saúde (OMS) projetou um aumento em dobro das mortes relacionadas ao DM entre 2005 e 2030.[1] As doenças cardiovasculares são responsáveis por cerca de 80% das mortes em pacientes diabéticos, em sua maioria atribuídas à doença arterial coronariana.

Nos últimos anos tem-se reconhecido a relação entre DM e insuficiência cardíaca (IC). Os mecanismos que contribuem para esse aumento de risco são multifatoriais, incluindo a associação com outras patologias, como obesidade, hipertensão arterial sistêmica e doença arterial coronariana (DAC). O DM também pode contribuir com disfunção miocárdica não relacionada à DAC ou à hipertensão arterial sistêmica, entidade denominada miocardiopatia diabética. A coexistência entre DM e IC está associada ao aumento da morbidade e mortalidade.

Prevalência

A prevalência de IC é de aproximadamente 2% em adultos maiores de 20 anos na população em geral e aumenta com a progressão da idade, chegando a 4,5% em mulheres e 7,8% em homens entre 60–79 anos.[2] A estimativa da prevalência de IC em diabéticos tipo 2 é maior do que na população em geral com aumento de cerca de 12% para 20%–28%, respectivamente, acima de 60 anos ou mais.[3–5]

A disfunção ventricular esquerda assintomática e as anormalidades na estrutura e função miocárdicas também estão mais presentes em pacientes diabéticos em comparação com os não diabéticos. Na população geral adulta, a prevalência de disfunção ventricular esquerda assintomática é de aproximadamente de 3%–6%.[6] Em pacientes diabéticos, a prevalência de disfunção ventricular esquerda assintomática (definida como fração de ejeção do ventrículo esquerdo [FEVE] < 50%) foi de 7% no Framingham Heart Study.[7]

Associação entre diabetes e insuficiência cardíaca

O estudo Framingham publicado na década de 1970 já apontava a relação entre DM e IC. Nos primeiros 20 anos de seguimento, o DM foi associado ao aumento de cerca de duas vezes do risco de IC em homens e quatro vezes em mulheres, independentemente de outros fatores de risco, como idade, pressão arterial sistólica, tabagismo, níveis de colesterol e hipertrofia ventricular.[8] No estudo Multi-Ethnic Study of Atherosclerosis (MESA), realizado com 6.814 indivíduos livres de sintomas cardiovasculares, o DM esteve associado a um risco quase duas vezes maior de desenvolvimento de IC, afora outros fatores de risco preestabelecidos, incluindo função ventricular de base (HR 1,99, 95% IC, 1,08-3,68).[9,10] Diversos outros estudos corroboraram essa hipótese demonstrando que o DM está associado ao aumento de 2–3,5 vezes o risco de desenvolvimento de IC comparado ao risco em populações sem DM.[11–13]

Estudos epidemiológicos demonstraram que pequenas anormalidades na regulação da glicose estão associadas ao aumento da incidência de IC. Em uma coorte observacional de 1187 homens idosos sem IC ou doença valvar prévia, parâmetros como resistência a insulina foram preditores de aumento na taxa de IC independentemente de outros fatores de risco preestabelecidos, incluindo o DM.[14]

Múltiplos estudos também comprovaram que o controle glicêmico inadequado está associado ao grande aumento do risco de desenvolvimento de IC em indivíduos portadores de DM. Foi demonstrado em diversas publicações que o risco de incidência de IC aumente de 8%–36%. para cada 1% de aumento na HbA1c diabéticos.[15–17]

Hospitalizações por insuficiência cardíaca

A presença de diabetes em pacientes com IC estabelecida está associada ao aumento na taxa de hospitalização futura comparada com portadores de IC sem diabetes.[18–22] No Candesartan Heart Failure Assesment of Reduction (CHARM), a taxa de hospitalização por IC em pacientes diabéticos foi duas vezes maior do que nos pacientes sem diabetes (139,3 × 68,2 hospitalizações por IC/1.000 pacientes/ano).[23]

Em sobreviventes de infarto agudo do miocárdio (IAM) complicado com disfunção ventricular esquerda ou sintomas de IC, o DM esteve associado a aumento de cerca de duas vezes o risco de hospitalização subsequente por IC.[24–26] O aumento na taxa de hospitalização após o IAM ocorre independentemente do tamanho da área infartada da FEVE de base nos pacientes com e sem diabetes.[27,28]

Em pacientes hospitalizados com descompensação aguda da IC, o diabetes é fator de risco independente em associação à internação prolongada.[29]

Mortalidade

O desenvolvimento de IC em portadores de DM está associado ao aumento do risco de morte em comparação com indivíduos diabéticos que permanecem livres de IC.[3] Em uma análise de mais de 8.000 pacientes portadores de DM, a prevalência de IC esteve associada ao aumento de 69% no risco de morte comparado a indivíduos diabéticos sem IC.[30] Outros estudos epidemiológicos[31–34] e análises de ensaios clínicos corroboraram essa hipótese.[23–25,35–37]

O uso de insulina também esteve relacionado ao aumento da mortalidade em pacientes diabéticos portadores de IC estabelecida.[25,36,38] No entanto, tais resultados podem ser mais um reflexo da severidade do DM do que um marcador de risco direto.

Em pacientes com DM e IC estabelecida, a relação entre controle glicêmico e mortalidade ainda está pouco entendida. Alguns estudos demonstraram uma relação paradoxal (curva em U ou relação inversa) entre níveis de HbA1c e mortalidade em pacientes com DM e IC.[39–41] Em estudo com 5.815 portadores de IC em acompanhamento ambulatorial recebendo medicação para o DM, aqueles com controle glicêmico modesto (HbA1c entre 7,1%-7,8%) tiveram menor mortalidade comparados com aqueles com níveis de HbA1c menor ou maior.[39] Em pequenas coortes de indivíduos diabéticos com IC avançada, os níveis maiores de HbA1c estiveram paradoxalmente associados com aumento da sobrevida.[40,41] A explicação para tais resultados em estudos observacionais não foi profundamente entendida, mas é possível que menores níveis de HbA1c em pacientes com IC e DM possam ser um indicativo de doença mais severa ou caquexia cardíaca.

Miocardiopatia diabética

São descritos três tipos de lesões histopatológicas no sistema cardiovascular associadas à DM: doença dos grandes vasos (macroangiopatia), causando aterosclerose e trombose de grandes artérias coronárias e cerebrais; doença dos pequenos vasos (microangiopatia) com alterações ao nível dos capilares intramiocárdicos, também responsável pela retinopatia, nefropatia e neuropatia; e miocardiopatia diabética cursando com modificações das fibras miocárdicas. Estão relacionados à etiologia dessas alterações a obesidade, a hipertensão arterial sistêmica, a dislipidemia, a resistência à insulina, a glicosilação de proteínas, o aumento da agregação plaquetária e a coagulopatia da DM.

O conceito de miocardiopatia diabética foi descrito na década de 1970 por Rubler e cols. quando tipos pacientes diabéticos portadores de nefropatia revelaram a presença de um processo miopático na ausência de doença cardiovascular preexistente.[42]

Ao longo dos anos, as evidências fundamentaram a hipótese da existência de uma miocardiopatia associada ao diabetes diferentemente da causada por injúria isquêmica, doença valvar ou congênita, essencialmente motivada por alterações estruturais e metabólicas do miocárdio, com aumento da oxidação dos ácidos graxos livres e diminuição da utilização da glicose. O termo se refere a manifestações multifatoriais de disfunção ventricular esquerda, tanto sistólica quanto diastólica, causada pelo DM.[43]

Alterações estruturais

O aumento da massa ventricular esquerda é fator de risco independente para IC, podendo ocorrer a despeito da pressão arterial elevada em indivíduos portadores de DM2 e também contribuir para a redução da complacência miocárdica.[44]

O estudo Framingham reportou aumento significativo da espessura ventricular esquerda em mulheres portadoras de DM, fato não observado em homens.[45] Em contraste, o Strong Heart Study mostrou que tanto homens quanto mulheres com diabetes apresentaram aumento da massa ventricular esquerda e da espessura da parede.[46]

Em um estudo populacional, o aumento da massa ventricular esquerda foi observado apenas em pacientes com diabetes e não nos que apresentaram tolerância à glicose aumentada, sugerindo que as alterações na geometria miocárdica nos diabéticos podem não constituir efeito precoce, mas tardio, associado a mudanças, como hiperglicemia e/ou obesidade.[47]

Outros autores descreveram interação significativa entre diabetes e obesidade central para o aumento do risco de desenvolvimento de hipertrofia ventricular esquerda (HVE).[48]

Há evidências de que as citocinas produzidas pelo tecido adiposo em obesos poderiam estar associadas ao desenvolvimento de HVE. A leptina estaria associada à hipertrofia miocárdica em obesos em humanos e *in vitro*,[49] mecanismo que ainda não foi explicado amplamente, mas que poderia envolver a endotelina-1, mediada pela geração de espécies reativas de oxigênio (ROS).[50] Ainda, a resistina, uma adiponectina liberada pelos macrófagos, se mostrou induzir hipertrofia em cardiomiócitos *in vitro*.[51]

Estudos epidemiológicos também sugeriram a correlação entre níveis circulantes de interleucina-6 e risco de obesidade associada à IC[10], além da associação entre resistência a insulina e hiperinsulinemia com o aumento da massa ventricular esquerda.[52]

Alterações funcionais

Disfunção diastólica

Anormalidades subclínicas na estrutura cardíaca e na função diastólica também são comuns em diabéticos. Essas alterações incluem aumento da massa ventricular, da espessura relativa da parede e do tamanho do átrio esquerdo.[46,53-55]

A alteração ecocardiográfica mais frequentemente encontrada em pacientes diabéticos tipos I e II assintomáticos é a disfunção ventricular esquerda com fração de ejeção (FE) normal. A disfunção diastólica pode ser detectada em corações diabéticos na ausência de hipertrofia, indicando que a hipertrofia não é necessariamente pré-requisito para a disfunção ventricular induzida pelo DM.[56-58]

Em grande estudo com mais de 12 mil diabéticos sem IC clínica prévia, a disfunção diastólica pré-clínica esteve presente em aproximadamente 23% dos indivíduos, o que demonstra a presença de disfunção diastólica pré-clínica ser fator preditivo de subsequente IC independente (HR 1,67, 95%, IC 1,2-2,33, $p = 0,003$) e morte (HR 2,14, 95%, IC 1,36-3,36).[59]

O uso de técnicas de avaliação de fluxo e de doppler tecidual sugeriram uma prevalência de disfunção diastólica entre 40%–75% em indivíduos portadores de DM tipos I e II na ausência de DAC.[60,61]

Alguns mecanismos foram propostos para explicar a associação entre DM tipo II e disfunção diastólica, como o aumento do acúmulo lipídico cardíaco e alteração na homeostase do cálcio. Estudos com ratos sugeriram que a disfunção diastólica, mas não a sistólica, poderia estar associada ao aumento do triglicerídio no músculo cardíaco[62], além do comprometimento da reutilização do cálcio.[63,64]

Disfunção sistólica

A disfunção sistólica é uma manifestação tardia que geralmente se desenvolve em pacientes que manifestaram disfunção diastólica inicial.

A disfunção sistólica incipiente não é detectada frequentemente em métodos ecocardiográficos 2D tradicionais. Entretanto, o uso do doppler tecidual com *strain* e a avaliação da velocidade de pico sistólico foram capazes de descrever anormalidades iniciais na função sistólica em cerca de 24% de diabéticos após terem sido excluídas a DAC e a hipertrofia ventricular esquerda em um estudo randomizado.[64,65]

Fisiopatologia

Alguns mecanismos moleculares foram propostos para que pudessem contribuir para o desenvolvimento da miocardiopatia diabética (Figura 6.1).[44,66-69] No entanto, não foi estabelecida evidência direta entre a resistência insulínica, o DM tipo 2 e a disfunção miocárdica.

De uma maneira geral, a história natural da miocardiopatia diabética pode ser geral dividida em duas fases:[69] enquanto a primeira representa adaptações fisiológicas a alterações metabólicas do diabetes a curto prazo, a segunda envolve alterações degenerativas em que o miocárdio não está apto a reparar e que, em último caso, pode culminar com remodelamento patológico irreversível (Tabela 6.1).

O DM pode desencadear as três principais alterações metabólicas: hiperlipidemia (geralmente com aumento de triglicérides e de ácidos graxos livres); hiperinsulinemia, nas fases mais precoces; e hiperglicemia, nas fases mais tardias. Essas alterações podem ocasionar a ativação de fatores de transcrição celular dos miócitos cardíacos que resultam em modificações na expressão gênica e na utilização miocárdica de substratos, crescimento miocárdico, disfunção endotelial e aumento da rigidez miocárdica (Figura 6.2).[44]

44   Capítulo 6

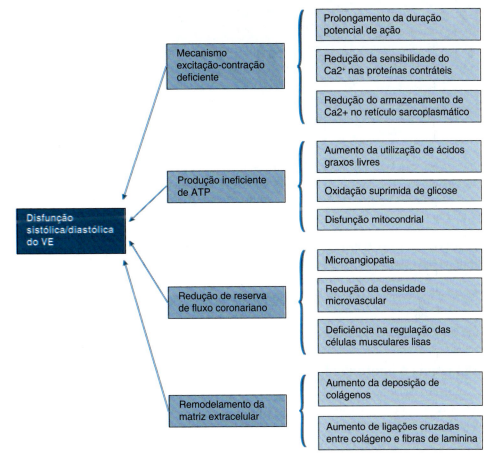

- **Figura 6.1** Mecanismos propostos da disfunção contrátil por diabetes. Adaptada de Miki T, Yuda S et al: Diabetic cardiomyopathy: pathophysiology and clinical features, Heart Fail Rev 2013; 18:149-66.

- **Tabela 6.1** História natural da miocardiopatia diabética

Fase	Eventos celulares e moleculares	Alterações na estrutura e morfologia	*Performance* miocárdica
I Inicial	Distúrbios metabólicos, hiperglicemia, aumento de ácidos graxos livres circulantes, resistência insulínica Homeostase alterada Ca^{2+} Disfunção endotelial	Tamanho do VE, espessura da parede e massa cardíaca normais	Conformidade diastólica prejudicada com função sistólica normal ou alterações funcionais não aparentes
Intermediária	Lesão de cardiomiócito, apoptose, necrose Ativação de fibroblastos cardíacos ocasionando a fibrose miocárdica	Pequenas variações na estrutura: massa cardíaca, espessura da parede e/ou tamanho do VE levemente aumentados Hipertrofia dos cardiomiócitos Mudanças vasculares miocárdicas não significativas	Alterações significativas nas funções diastólica e sistólica
II Tardia	Hipertensão Doença arterial coronariana	Alterações significativas na estrutura: tamanho do coração, espessura da parede e massa aumentados Doença microvascular miocárdica	Funções diastólica e sistólica anormais

Adaptada de McGuire DK, Marx N. Diabetes in Cardiovascular Disease: A companion do Baunswald's Heart Disease 2015; 24:291.

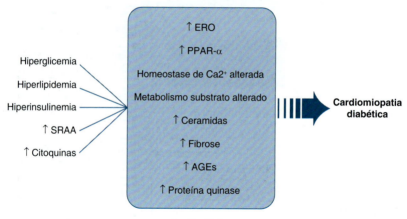

- **Figura 6.2** Fisiopatologia da miocardiopatia diabética. ERO: espécies reativas de oxigênio; PPAR-α: receptor ativado por proliferadores de peroxissomo alfa; SRAA: sistema renina-angiotensina-aldosterona; AGEs: produtos finais da glicação avançada. Adaptada de McGuire DK, Marx N. Diabetes in Cardiovascular Disease: A companion do Baunswald's Heart Disease 2015; 24:291.

A seguir, descreveremos com mais detalhes as alterações.

Hiperlipidemia e lipotoxicidade

O aumento da síntese lipídica nos hepatócitos e da lipólise nos adipócitos resulta no crescimento dos ácidos graxos e triglicerídios em pacientes portadores de diabetes. Associado a isso, a insulina estimula o transporte de ácidos graxos até os cardiomiócitos.[70] Assim, a combinação entre elevações de lipídios circulantes e hiperinsulinemia aumenta a oferta de ácidos graxos às células cardíacas que rapidamente se adaptam para promover o uso deles.

A supressão da utilização de glicose e a utilização excessiva de ácidos graxos se tornam a principal alteração no metabolismo do cardíaco de indivíduos diabéticos. Se a oferta de ácidos graxos superar a capacidade oxidativa das células, eles podem acumular-se no intracelular e promover lipotoxicidade.[71]

Ainda não estão completamente claros os mecanismos responsáveis pela lipotoxicidade. Tem sido aventado que a maior oxidação de ácidos graxos causaria aumento das espécies reativas de oxigênio, podendo resultar em dano celular e induzir apoptose.

O aumento dos ácidos graxos livres altera a transdução do sinal mediado pela insulina tanto por ação na membrana celular, ativando a proteína quinase δ, como por efeitos intracelulares decorrentes do aumento de sua concentração no interior do miócito.[72] Assim, essa condição no DM leva ao aumento da oxidação de ácidos graxos e acúmulo mitocondrial de acil carnitina, ocasionando a piora da fosforilação oxidativa.[73] A contratilidade miocárdica também pode ser afetada pelo aumento intracelular dos ácidos graxos livres por meio do encurtamento do potencial de ação e alteração no trânsito intracelular de cálcio. A inibição da glicólise cardíaca decorrente do aumento da oxidação de ácidos graxos no diabetes pode alterar o funcionamento das enzimas transportadoras de íons, que utilizam o ATP gerado pela glicólise, como a SERCA-2a (enzima responsável pela captação de cálcio pelo retículo sarcoplasmático) e a Na^+–K^+–ATPase, alterando, consequentemente, o trânsito intracelular de cálcio.[73] Há, ainda, outros mecanismos que podem proporcionar alterações no trânsito intracelular de cálcio, como a diminuição na expressão gênica das enzimas SERCA-2a e trocador Na^+/Ca^{2+} (responsável pela troca Na^+/Ca^{2+} no sarcolema).[74,75]

O aumento de ácidos graxos circulantes contribui para o desenvolvimento de resistência à insulina e à hiperinsulinemia compensatória, afetando também diretamente a função miocárdica.

Hiperinsulinemia e resistência insulínica

Alguns estudos demonstraram relação entre hiperinsulinemia e desenvolvimento de hipertrofia miocárdica.[76,77]

A insulina estimula o crescimento do miócito e síntese proteica por meio da via PI3Kα (fosfatidilinositol quinase-3 α), a mesma que media a captação de glicose e, em sequência, a Akt-1. Esta fosforila e inativa a GSK-3β (glicogênio sintase quinase-3 β), que é inibidora da transcrição nuclear e comanda o processo hipertrófico via NFAT-3 (*nuclear factor in activated lymphocytes*). A Akt-1 também ativa a mTOR (*mammalian target of rapamycin*) com subsequente ativação da p70-ribossomal S6 quinase-1 (p70rsk), levando ao aumento da síntese proteica.

Durante situações de hiperinsulinemia crônica, em que a sinalização da insulina pela via PI3Kα/Akt-1 fica comprometida, essas ações mediadas pelo receptor da insulina podem ser atenuadas.[78] Entretanto, a hiperinsulinemia crônica pode aumentar a ativação miocárdica da via Akt-1 também de forma indireta, por meio de aumento da ativação do sistema nervoso simpático mediada pelos receptores β_2-adrenérgicos via proteína quinase A e Ca^{2+}-calmodulina quinase.[79] Esses mecanismos podem predominar quando a sinalização da insulina é atenuada pela via PI3Kα. Ainda outras vias mediadas por insulina e relacionadas ao desenvolvimento de hipertrofia podem estar em operação, principalmente as vias ERK/MAP (*extracelular signal-regulated kinase/mitogen-activated protein*).[80]

No coração normal, cerca de dois terços da energia necessária para a contratilidade do músculo cardíaco são derivados da oxidação de ácidos graxos, sendo o restante derivado do metabolismo da glicose e lactato. Em condições em que há resistência insulínica ou diabetes, o uso da glicose pelo miocárdico é extremamente reduzidos e a betaoxidação dos ácidos graxos passa a ser o principal substrato usado.[81] Assim, o coração do diabético se apoia na oxidação de ácidos graxos. Como consequência, a capacidade de trabalho cardíaco e a taxa de consumo de oxigênio para o trabalho miocárdico caem, acarretando, portanto, queda na eficiência do músculo cardíaco.[44,66–68]

Hiperglicemia

A hiperglicemia, resultado da combinação entre o decréscimo do *clearance* de glicose associada ao aumento da gliconeogênese hepática, funciona como papel principal na patogênese da miocardiopatia diabética. Em pacientes com DM tipo II, a produção endógena de glicose se encontra acelerada.[82]

A hiperglicemia crônica provoca glicotoxicidade, a qual contribui para injúria cardíaca por meio de muitos mecanismos, incluindo o efeito direto e indireto da glicose nos cardiomiócitos, fibroblastos cardíacos e células endoteliais.

Uma das principais anormalidades causadas pela hiperglicemia é o aumento na formação de produtos finais de glicação avançada (AGEs) que inativam o óxido nítrico (NO) e prejudicam a vasodilatação. A hiperglicemia sustentada causa excesso de formação de espécimes reativas de oxigênio (ROS) mitocondriais[83] que alteram a transcrição, contribuindo para a disfunção contrátil.[84] O aumento dos ROS decresce os níveis de NO, causando inflamação miocárdica e disfunção endotelial via (ADP-ribose) polimerase-1 (PARP), que atua como enzima reparativa[78], regulando reações celulares, como o reparo de DNA, expressão gênica e sobrevida celular.

Ao ser ativada excessivamente, a PARP pode causar dano celular e também exerce inibição da enzima desidrogenase gliceraldeído fosfato (GAPDH), derivando a glicose de sua via glicolítica para vias bioquímicas alternativas as quais Estas vias incluem aumento na formação de produtos finais de glicação avançada (AGEs), aumento de hexosamina e ativação da proteína quinase C, que são mediadoras da lesão celular induzida por hiperglicemia[78]. O aumento de AGEs promove a formação de ligações com o colágeno induzindo fibrose intersticial, e a ligação às enzimas SERCA-2a e RyR (canais sensíveis à rianodina, responsáveis pela liberação de cálcio pelo retículo sarcoplasmático) ocasiona a inativação ou redução de suas funções.[73,85,86]

Assim, ficou comprovada a associação entre hiperglicemia e alteração da expressão e função das enzimas SERCA-2 e RyR, acarretando piora da contratilidade, rigidez e relaxamento miocárdicos.[78] Os valores de hemoglobina glicada se correlacionam linearmente com a severidade da disfunção diastólica em diabéticos.[16]

Disfunção endotelial

A disfunção endotelial pode ser tanto a precursora quanto o resultado do efeito da aterosclerose. Anormalidades anatômicas e funcionais do endotélio vascular estão comumente associadas ao DM,[87] como resultado da hiperglicemia crônica e dislipidemia. A hiperglicemia prejudica a produção de óxido nítrico (NO) pelas células endoteliais,[88] aumenta a produção de prostaglandinas vasoconstritoras, proteínas glicadas, moléculas de adesão endotelial e plaquetárias e fatores de crescimento vascular que, consequentemente, aumentam o tônus vasomotor e a permeabilidade, crescimento e remodelamento vascular. As implicações clínicas da disfunção endotelial não se limitam apenas ao aumento da aterosclerose, mas contribuem para a redução de circulação colateral, podendo explicar o aumento da extensão de área infartada e de chance de evolução para IC após infarto do miocárdio em pacientes diabéticos.

Disfunção autonômica

A neuropatia autonômica diabética é complicação comum no DM e há evidências de que a disfunção autonômica seja preditiva de mortalidade de até 60% em 5 anos.[89] A neuropatia autonômica pode contribuir para a piora da função diastólica e está associada ao aumento do risco cardiovascular em pacientes diabéticos.

As alterações relacionadas à neuropatia autonômica diabética consistem em piora da resposta vasodilatadora em vasos coronarianos em resposta ao aumento da estimulação simpática.[90] Anormalidades no enchimento ventricular são mais proeminentes em pacientes portadores de neuropatia autonômica.[91]

Sistema renina-angiotensina-aldosterona

O envolvimento do sistema renina-angiotensina-aldosterona (SRAA) na patogênese da IC associada ao DM já foi bem reconhecido. A ativação do SRAA foi descrita em pacientes diabéticos e está associada ao desenvolvimento de hipertrofia miocárdica e da fibrose.[74,92] A disfunção cardíaca em diabéticos pode ser atenuada com a inibição farmacológica do SRAA.[93]

Prevenção de insuficiência cardíaca em diabéticos

Apesar de os estudos mostrarem progresso no tratamento da IC com disfunção sistólica nos últimos anos, ela ainda se apresenta como patologia com alto risco de mortalidade.[2] Na maioria das vezes, o tratamento é instituído tardiamente, quando os pacientes se mostram sintomáticos ou com significativa disfunção ventricular esquerda. Assim, o impacto em melhora na sobrevida acaba sendo modesto. Além disso, nos últimos anos não houve grandes descobertas terapêuticas para pacientes com IC com fração de ejeção preservada (ICFEP), condição que na maioria das vezes coexiste com o diagnóstico de DM, especialmente em mulheres idosas.

Dada a natureza irreversível da fase final da IC, a prevenção e a detecção precoce deveriam ser prioritárias. A prevenção de IC deve convergir para a identificação dos fatores de risco para seu desenvolvimento e a intervenção precoce, especialmente quando há combinação de múltiplos fatores de risco, elevando a probabilidade de IC e de sequelas subsequentes.

Controle pressórico

O United Kingdom Prospective Diabetes Study (UKPDS) comparou o controle intensivo da pressão arterial (< 150 × 85 mmHg) com controle menos intenso da pressão arterial (< 180 × 105 mmHg) em 1148 pacientes com diagnóstico recente de DM tipo 2 e hipertensão.[94] Durante o período de seguimento de aproximadamente 10 anos, o controle intenso da pressão arterial reduziu o risco de desenvolvimento de IC (HR 0,44; 95%, IC 02-094, p = 0,043). O estudo ainda demonstrou que o uso de captopril e atenolol evidenciou eficácia semelhante na redução do risco de IC e outras complicações relacionadas ao DM.

Outros estudos também demonstraram que o uso da losartana reduziu significativamente a incidência de hospitalização por IC em comparação ao placebo.[95]

Controle glicêmico

Existe o consenso de que todo clínico deve esforçar-se ao máximo para controlar a hiperglicemia, mas ainda há pouca evidência com relação aos efeitos do controle glicêmico no risco de IC.[96,97] Vários estudos examinaram o impacto do controle glicêmico intensivo em complicações vasculares em pacientes diabéticos, mas, infelizmente, a incidência de eventos por IC não foi reduzida de maneira satisfatória. Os melhores dados com relação ao papel do controle glicêmico intensivo na redução do risco de IC vieram de algumas metanálises que mostraram que o controle glicêmico intensivo esteve associado a uma modesta redução do risco de maiores eventos cardiovasculares. No entanto, não houve diferença em hospitalizações ou eventos fatais em IC.[98-102]

Terapia hipoglicemiante

Da classe das biguanidas, a metformina atua na redução da gliconeogênese além da diminuição da absorção de glicose no trato gastrointestinal e aumento na sensibilidade à insulina, em razão do maior uso da glicose pelos músculos. É considerada medicação de primeira linha no tratamento do diabetes, especialmente em obesos em virtude do seu efeito na redução de peso.

Algumas coortes retrospectivas que avaliaram o uso da metformina em pacientes com DM e IC demonstraram que sua utilização como monoterapia ou associada a sulfanilreias se relacionou à redução de mortalidade em 1 ano, quando comparada à monoterapia com sulfonilureia.[103,104] Essa briguanida também esteve associada à redução de mortalidade pelas causas e hospitalizações por IC.

As sulfanilreias atuam aumentando a liberação da insulina pelas células betapancreáticas e são uma das medicações mais prescritas em portadores de IC. Uma grande coorte observacional não encontrou relação entre o uso de sulfanilreia e mortalidade.[104]

Com base na evidência de algumas coortes observacionais [103,104] pode-se considerar que as sulfanilreias devem ser prescritas se houver contraindicação ou intolerância à Metformina ou, ainda, em associação a ela.

As tiazolidinedionas (TZDs), conhecidas como rosiglitazona e pioglitazona, aumentam a sensibilidade à insulina através da ativação dos receptores gama ativados pelo proliferador de peroxissomo (PPARγ), que, em troca, reduzem os níveis de glicose sanguínea.

O principal efeito colateral das TZDs é a retenção de líquido, motivo pelo qual essa classe de medicamento deve ser usada com cautela em função do risco de IC associada ao uso de TZDs.[105-110] Edema periférico ocorre em 4%–6% dos pacientes tratados com TZDs em comparação com 1%–2% com placebo e em maior porcentagem de pacientes com história de IC.[111] Em estudos randomizados e controlados, a TZD esteve associada com à piora clínica da IC e congestão pulmonar.[112-115] O ganho de peso e a retenção de líquidos foram maiores com o uso concomitante de metformina, sulfanilreia e insulina.[116,117]

Capítulo 6

O American Heart Association (AHA) e o American Diabetes Association (ADA) recomendam que o clínico avalie os riscos de cada paciente antes de iniciar a terapia com TZD e que descontinuem medicação em pacientes com IC sintomática.[108]

Ainda não está clara a relação entre o uso de insulina e o risco de IC. A administração de insulina parece estar associada à retenção de líquidos mediados pela retenção de sódio, podendo contribuir para a progressão de IC em pacientes de risco.[118] Além disso, seu uso crônico está relacionado a ganho de peso e obesidade, sabidamente fatores de risco para desenvolvimento de IC. A terapia com insulina glargina foi comparada ao tratamento usual em um estudo que não mostrou diferença estatística no risco de hospitalização por IC nos dois grupos.[119]

Ao aumentarem os níveis de GLP-1 endógeno pela inibição da degradação enzimática do GLP-1, os inibidores da dipeptidil peptidase-4 (DPP-4) (sitagliptina, vildagliptina, saxagliptina, alogliptina e linagliptina) reduzem as glicemias de jejum e pós-prandial, suprimem a liberação elevada do glucagon e podem acarretar redução de peso. Dois grandes estudos que avaliaram a segurança no uso dos inibidores da DPP-4 demonstraram aumento de hospitalizações por IC.[120,121]

Os análogos do GLP-1 (exenatida e liraglutida) podem oferecer benefícios para pacientes com IC com base em dados de estudos recentes que demonstraram efeitos favoráveis na função miocárdica e no tempo de hospitalização.[122] Em outro pequeno estudo randomizado em pacientes com FEVE < 35%, o New York Heart Association (NYHA), classe III ou IV de sintomas, o exenatida aumentou o índice cardíaco e diminuiu a pressão de capilar pulmonar comparada ao placebo.[123] Outros estudos também mostraram efeitos favoráveis no risco cardiovascular com o uso desses agentes com a redução de pressão arterial, perda de peso e possível melhora no perfil lipídico, podendo ocasionar o aumento da prevenção de risco de desenvolvimento de IC na população diabética.[124]

Tratamento da insuficiência cardíaca

O tratamento da IC na população diabética segue as linhas gerais preconizadas para a população em geral. Os antagonistas da enzima de conversão da angiotensina (IECA), que foram uma das primeiras drogas que demonstraram grande impacto na redução de mortalidade em IC, conferem, ainda, vantagens adicionais na DM pelo efeito protetor sobre o rim e na redução da resistência a insulina.

Nos grandes ensaios clínicos que analisaram o impacto dos IECA na IC, a proporção de pacientes com DM foi considerável, em torno de 20%–25%, tendo sido demonstrado benefícios sobre a morbidade e mortalidade mesmo nessa população.[20,125–127] Estudos com bloqueadores do receptor de angiotensina também demonstraram benefício em diabéticos.[23]

Diversas análises de subgrupos em grandes metanálises demonstraram segurança e eficácia no uso de betabloqueadores especialmente em pacientes portadores de ICFER e DM, acarretando melhora de morbidade e sobrevida.[128–130] Tais benefícios superam a teoria do risco de hipoglicemia e pequenas modificações na hemoglobibina glicosilada e lipídios em relação ao uso dos betabloqueadores.

O estudo EMPA-REG avaliou os efeitos da empagliflozina nas doses de 10 e 25 mg comparados a placebo sobre a mortalidade cardiovascular e global em 7020 pacientes com diabetes tipo 2 com alto risco de eventos cardiovasculares e taxa de filtração glomerular de pelo menos 30 mL por minuto estimadas por MDRD e que vinham recebendo tratamento anti-hiperglicemiante padrão. O desfecho composto primário foi a morte de cardiovascular, infarto do miocárdio não fatal e AVC não fatal. O tempo mediano de observação foi de 3,1 anos.

Os resultados do EMPA REG mostraram uma redução de 14% dos desfechos primários no grupo de pacientes que receberam empagliflozina comparados a placebo (IC 0,74-0,99; $p = 0,04$ para a superioridade). Não houve diferenças significativas entre os grupos nas taxas de infarto do miocárdio ou acidente vascular cerebral, além do que no grupo de pacientes que recebeu empagliflozina ocorreu uma taxa significativamente menor de mortalidade cardiovascular (3,7%, contra 5,9% no grupo de placebo; 38% na redução do risco relativo) e mortalidade por todas as causas em 32% (Figura 6.1).

Com relação à IC, na empagliflozina quando comparada a placebo foi observada uma redução na hospitalização por IC (2,7%–4,1%, respectivamente, 35% na redução do risco relativo) hospitalização ou morte por IC em 39%, além de redução de 34% na taxa de hospitalização ou morte cardiovascular. Houve aumento da taxa de infecção genital, mas nenhum em outros eventos adversos.

Ressalte-se que esses benefícios foram observados em uma população com doença cardiovascular estabelecida, recebendo em sua maioria tratamento adequado para o controle de fatores de risco e para a doença cardiovascular, onde o controle da pressão arterial e dislipidemia se encontravam próximos às metas estabelecidas pelas diretrizes [131].

O programa Canagliflozin and Cardiovascular and Renal Events in Type 2 Diabetes (CANVAS) avaliou 10.142 pacientes com diabetes tipo 2, incluindo aqueles com doença cardiovascular estabelecida (prevenção secundária) e os com alto risco de eventos cardiovasculares (CV) (prevenção primária). Os pacientes foram randomizados para receber canagliflozina (100 mg e 300 mg) ou placebo e foram seguidos para uma média de 188 semanas. A terapia com canagliflozina se associou a uma redução de 14% no desfecho primário composto da mortalidade CV, IAM não fatal e AVC não fatal (ocorrendo em 26,9 *versus* 31,5 participantes por 1.000 pacientes/ano). Observaram-se redução de 33% na incidência de hospitalização por IC e redução de 22% nas taxas de mortalidade e hospitalização por IC.[132]

Já o CVD REAL WORLD STUDY foi quem avaliou dados de vida real e procurou verificar os possíveis benefícios de diabéticos do tipo 2 com idade acima de 18 anos que usaram inibidores de SGLT-2 em comparação a outros anti-hiperglicemiantes. Para tanto comparou 154.523 novos usuários de ISGLT-2 contra 154.523 usuários de outros anti-hiperglicemiantes oriundos de banco de dados da Alemanha, Reino Unido, Estados Unidos, Dinamarca, Suécia e Noruega. Foram considerados para fins de avaliação desfechos até um ano de exposição a partir de início do uso. A idade média dos pacientes foi de 57 anos para ambos os grupos, quando 13% possuíam doença cardiovascular estabelecida e 27,3%, doença microvascular. Observou-se que nos usuários de ISGLT-2 redução de 39% em hospitalização por IC (IC 0,61, 0,53-0,69 $p < 0,001$) quando comparados à usuários de outros anti-hiperglicemiantes.

Do mesmo modo, observou-se nos usuários de ISGLT-2 redução da mortalidade por todas as causas de 51% (IC 0,49, 0,41-0,57 $p < 0,001$). Quando se analisaram os desfechos combinados (hospitalização por IC e mortalidade), observou-se redução de 66% (IC 0,54 0,48-0,60 $p < 0,001$) em favor dos usários de ISGLT-2. Ressalte-se que esses resultados foram consistentes para todos os países envolvidos, não havendo diferenças significativas entre eles, relevando-se observar que 87% dos pacientes não tinham história pregressa de doença cardiovascular. Embora observacionais, trazem importante informação a respeito do comportamento dos inibidores da SGLT-2 na prática clínica.[133]

Diante do impacto clínico obtido pelos resultados do estudo EMPA-REG, diretrizes de vários países, incluindo o Brasil, passaram a recomendar esses fármacos tendo em vista a proteção cardiovascular e a redução da mortalidade em diabéticos com doença cardiovascular associada. As diretrizes da Sociedade Europeia de Cardiologia para o tratamento da IC recomendam o uso da empagliflozina para a prevenção da progressão, hospitalização e morte por IC.[134]

Considerações finais

O aumento da mortalidade cardiovascular e a elevada prevalência da IC associadas ao DM não podem ser atribuíveis exclusivamente à doença aterosclerótica, sendo relevante a importância da miocardiopatia diabética. Essa entidade que assume caráter particularmente agressivo na presença concomitante de hipertensão arterial e isquemia se caracteriza por hipertrofia e fibrose miocárdica intersticial e cursa com disfunção diastólica e/ou sistólica em fases mais avançadas.

No seu tratamento são recomendados o controle metabólico, o tratamento agressivo da hipertensão arterial, bem como a detecção e a resolução da isquemia miocárdica.

Com relação à terapêutica medicamentosa, seguem-se as linhas recomendadas para a IC em geral, tendo sido documentados a eficácia no uso de inibidores da enzima conversora de angiotensina, os bloqueadores do receptor de aldosterona, os betabloqueadores, além das novas drogas para o tratamento do diabetes que demonstraram redução significativa de hospitalizações e mortalidade por IC. Os resultados de estudos recentes com inibidores da SGLT-2 mostraram reduções significativas em desfechos de hospitalização por IC e morte em diabéticos de alto risco, trazendo nova perspectiva terapêutica em diabéticos com IC.

• Referências bibliográficas

1. Wild S, Roglic G, Green A, Sicree R, King H. Global prevalence of diabetics: estimates for the year 2000 and projections for 2030. Diabetes Care 2004; 27:1047-53.
2. Go AS, Mozaffarian D, Roger VL et al. Heart disease and stroke statistics-2013 update: a report from the American Heart Association. Circulation 2013; 127:e6-e245.
3. Bertoni AG, Hundley WG, Massing MW et al. Heart failure prevalence, incidence, and mortality in the elderly with diabetes, Diabetes Care 2004; 27:699-703.
4. Thrainsdottir IS, Aspelund T, Thorgeirsson G et al. The association between glucose abnormalities and heart failure in the population-based Reykjavik study, Diabetes Care 2005; 28:612-6.
5. Boonmande Winter LJ, Rutten FH, Cramer MJ. et al. High prevalence of previously unknown heart failure and left ventricular dysfunction in patients with type 2 diabetes, Diabetologia 2012.
6. Wang TJ, Levy D, Benjamin EJ. et al. The epidemiology of 'asymptomatic' left ventricular systolic dysfunction: implications for screening, Ann Intern Med 2003; 138:907-16.
7. Wang TJ, Evans JC, Benjamin EJ et al. Natural history of asymptomatic left ventricular systolic dysfunction in the community, Circulation 2003; 108:977-82.
8. Kannel WB, McGee Dl. Diabetes and cardiovascular disease. The Framingham study, JAMA 1979; 241:2035-8.
9. Levy D, Larson MG, Vasan RS et al. The progression from hypertension to congestive heart failure, JAMA 199;6 275:1557-62.
10. Bahrami H Bluemke DA. Kronmal R et al. Novel metabolic risk factors for incident herat failure and their relationship with obesity: the MESA (Multi-Ethnic Study of Atherosclerosis) study, J Am Coll Cardiol 2008; 51:1775-83.
11. Agarwal SK, Chambless LE, Ballantyne CM et al. Prediction of incident heart failure in general practice: the Atherosclerosis Risk in Communities (ARIC) Study, Circ Heart Fail 2012; 5:422-9.
12. Goyal A, Norton CR. Thomas TN et al. Predictors of incident heart failure in a large insured population: a one million person-year follow-up study. Circ Heart Fail 2010; 3:698-705.
13. Nichols GA, Gullion CM, Koro CE et al The incidence of congestive heart failure in type 2 diabetes: an update, Diabetes Care 2004; 27:1879-84.
14. Ingelsson E, Sundstrom J, Amlov J et al. Insulin resistance and risk of congestive heart failure. JAMA 2005; 294:334-41.
15. van Melle JP, Bot M, de Jonge P et al. Diabetes, glycemic control, and new-onset heart failure in patients with stable coronary artery disease: data from the heart and soul study, Diabetes Care 2010; 33:2084-9.
16. Iribarren C, Karter AJ, Go AS et al. Glycemic control and heart failure among adult patients with diabetes, Circulation 2001; 103:2668-73.
17. Stratton IM, Adler Al, Neil HA et al. Association of glycaemia with macrovascular and microvascular complications of type 2 diabetes (UKPDS 35): prospective observational study. BMJ 2000; 321:405-12.
18. Domanski M. Krause-Steinrauf H, Deedwania P et al. The effect of diabetes on outcomes of patients with advanced heart failure in the BEST trial. J Am Coll Cardiol 2003; 42:914-22.
19. Martin DT, McNitt S, Nesto RW et al. Cardiac resynchronization therapy reduces the risk of cardiac events in patients with diabetes enrolled in the multicenter automatic defibrillator implantation trial with cardiac resynchronization therapy (MADIT-CRT), Circ Heart Fail 2011; 4:332-8.
20. Shindler DM, Kostis JB, Yusuf S et al. Diabetes mellitus, a predictor of morbidity and mortality in the Studies of Left Ventricular Dysfunction (SOLVD) Trials and Registry, Am J Cardiol 1996; 77:1017-20.
21. Nasir S, Aguilar D: Congestive heart failure and diabetes mellitus: balancing glycemic control with heart failure improvement. Am J Cardiol 2012; 110:50B-7B.
22. Sarma S, Mentz RJ, Kwasny MJ et al. Association between diabetes mellitus and post-discharge outcomes in patients hospitalized with heart failure: findings from the EVEREST trial, Eur J Heart Fail 2013; 15:194-202.

23. MacDonald MR, Petrie MC, Varyani F et al. Impact of diabetes on outcomes in patients with low and preserved ejection fraction heart failure: an analysis of the Candesartan in Heart failure: Assessment of Reduction in Mortality and morbidity (CHARM) programme. Eur Hart J 2008; 29:1377-85.

24. Aguilar D, Solomon SD, Kober L et al. Newly diagnosed and previously known diabetes mellitus and 1-year outcomes of acute myocardial infarction: the VALsartan In Acute myocardial iNfarcTion (VALIANT) trial. Circulation 2004; 110:1572-8.

25. Murcia AM, Hennekens CH, Lamas GA et al. Impact of diabetes on mortality in patients with myocardial infarction and left ventricular dysfunction. Arch Intem Med 2004; 164:2273-9.

26. Shah AM, Uno H, Kober L et al The inter-relationship of diabetes and left ventricular systolic function on outcome after high-risk myocardial infarction. Eur J Heart Fail 2010; 12:1229-37.

27. Shah AM, Shin SH, Takeuchi M et al. Left ventricular systolic and diastolic function, remodelling and clinical outcomes among patients with diabetes following myocardial infarction and the influence of direct renin inhibition with aliskiren. Eur J Heart Fail 2012; 14:185-92.

28. Solomon SD, St John Sutton M, Lamas GA et al. Ventricular remodeling does not accompany the development of heart failure in diabetic patients after myocardial infarction. Circulation 2002; 106:1251-5.

29. Kapoor JR, Fonarow GC, Zhao X et al. Diabetes, quality of care, and in-hospital outcomes in patients hospitalized with heart failure. Am Heart J 2011; 162:480-6 e3.

30. McEwen LN, Karter AJ, Waitzfelder BE et al. Predictors of mortality over 8 years in type 2 diabetic patients: Translating Research Into Action for Diabetes (TRIAD), Diabetes Care 2012; 35:1301-9.

31. From AM, Leibson CL, Bursi F et al. Diabetes in heart failure prevalence and impact on outcome in the population. Am J Med 2006; 119:591-9.

32. Cubbon RM, Adams B, Rajwani A et al. Diabetes mellitus is associated with adverse prognosis in chronic heart failure of ischaemic and non-ischaemic aetiology. Diab Vasc Dis Res 2013 Jul; 10(4):330-6.

33. Mosterd A, Cost B, Hoes AW et al. The prognosis of heart failure in the general population: The Rotterdam Study. Eur Heart J 2001; 22:1318-27.

34. Ho KK, Anderson KM, Kannel WB et al. Survival after the onset of congestive heart failure in Framingham Heart Study subjects. Circulation 1993; 88:107-15.

35. MacDonald MR, Petrie MC, Hawkins NM et al. Diabetes, left ventricularsystolic dysfunction, and chronic heart failure. Eur Heart J 2008; 29:1224-40.

36. Pocock SJ, Wang D, Pleffer MA et al. Predictors of mortality and morbidity in patients with chronic heart failure. Eur Heart 2006; J 27:65-75.

37. Komajda M, Carson PE, Hetzel S et al. Factors associated with outcome in heart failure with preserved ejection fraction: findings from the Irbesartan in Heart Failure with Preserved Ejection Fraction Study (I-PRESERVE), Circ Heat Fail 2011; 4:27-35.

38. Smooke S, Horwich TB, Fonarow GC. Insulin-treated diabetes is associated with a marked increase in mortality in patients with advanced heart failure, Am Heart J 2005; 149:168-74.

39. Aguilar D, Bozkurt B, Ramasubbu K et al. Relationship of hemoglobin AIC and mortality in heart failure patients with diabetes. J Am Coll Cardiol 2009; 54:422-8.

40. Eshaghian S, Horwich TB, Fonarow GC. An unexpected inverse relationship between HbA1c levels and mortality in patients with diabetes and advanced systolic heart failure. Am Heart J 2006; 151:91.

41. Tomova GS, Nimbal V. Horwich TB. Relation between hemoglobin A(1c) and outcomes in heart failure patients with and without diabetes mellitus. Am J Cardiol 2012.

42. Rubler S, Dlugash J, Yuceoglu YZ. et al. New type of cardiomyopathy associated with diabetic glomerulosclerosis. Am J Cardiol 1972; 30:595-602.

43. Boudina S, Abel ED. Diabetic cardiomyopathy revisited. Circulation 2007; 115:3213-23.

44. Hayat SA, Patel B, Khattar RS, Malik RA. Diabetic cardiomyopathy: mechanisms, diagnosis and treatment. Clin Sci (Lond) 2004; 107(6):539-57.

45. Galderisi M, Anderson KM, Wilson PW, Levy D. Echocardiographic evidence for the existence of a distinct diabetic cardiomyopathy (the Framingham Heart Study). Am J Cardiol 1991; 68(1):85-9.

46. Devereux RB, Roman MJ, Paranicas M et al. Impact of diabetes on cardiac structure and function: the strong heart study. Circulation 2000. 101:2271-6.

47. Rerkpattanapipat P, D'Agostino RB Jr, Link KM, Shahar E, Lima JA, Bluemke DA et al. Location of arterial stiffening differs in those with impaired fasting glucose versus diabetes: implications for left ventricular hypertrophy from the Multi-Ethnic Study of Atherosclerosis. Diabetes 2009; 58(4):946-53.

48. Eguchi K, Boden-Albala B, Jin Z, Rundek T, Sacco RL, Homma S et al. Association between diabetes mellitus and left ventricular hypertrophy in a multiethnic population. Am J Cardiol 2008; 101(12):1787-91.

49. Barouch LA, Berkowitz DE, Harrison RW, O'Donnell CP, Hare JM. Disruption of leptin signaling contributes to cardiac hypertrophy independently of body weight in mice. Circulation 2003; 108(6):754-9.

50. Xu FP, Chen MS, Wang YZ, Yi Q, Lin SB, Chen AF et al. Leptin induces hypertrophy via endothelin-1-reactive oxygen species pathway in cultured neonatal rat cardiomyocytes. Circulation 2004; 110(10):1269-75.

Capítulo 6

51. Kim M, Oh JK, Sakata S, Liang I, Park W, Hajjar RJ et al. Role of resistin in cardiac contractility and hypertrophy. J Mol Cell Cardiol 2008; 45(2):270-80.
52. Karason K, Sjostrom L, Wallentin I, Peltonen M. Impact of blood pressure and insulin on the relationship between body fat and left ventricular structure. Eur Heart J 2003; 24(16):1500-5.
53. Galderisi M: Diastolic dysfunction and diabetic cardiomyopathy: evaluation by Doppler echocardiography. J Am Coll Cardiol 2006; 48:1548-51.
54. Palmieri V, Bella JN, Arnett DK et al. Effect of type 2 diabetes mellitus on left ventricular geometry and systolic function in hypertensive subjects: Hypertension Genetic Epidemiology Network (HyperGEN) study. Circulation 2001; 103:102-7.
55. Rutter MK, Parise H, Benjamin EJ et al. Impact of glucose intolerance and insulin resistance on cardiac structure and function: sex-related differences in the Framingham Heart Study. Circulation 2003; 107:448-54.
56. Schannwell CM, Schneppenheim M, Perings S, Plehn G, Stauer BE: Left ventricular diastolic dysfunction as an early manifestation of diabetic cardiomyopathy. Cardiology 2002; 98:33-39.
57. Ha JW, Lee HC, Kang ES, Ahn CM, Kim JM, Ahn JA, Lee SW, Choi EY, Rim SJ, Oh JK, Chung N: Abnormal left ventricular longitudinal functional reserve in patients with diabetes mellitus: implication for detecting subclinical myocardial dysfunction using exercise tissue Doppler echocardiograpjhy. Heart 2007; 93:1571-6.
58. Acar G, Akcay A, Sokmen A, Ozkaya M, Guler E, Sokmen G, Kaya H, Nacar B, Tuncer C: Assessment of atrial electromechanical delay, diastolic functions, and left atrial mechanical functions in patients with type 1 diabetes mellitus. J Am Soc Echocardiogr 2009; 22:732-8.
59. From AM, Scott CG, Chen HH: The development of heart failure in patients with diabetes mellitus and pre-clinical diastolic dysfunction a population-based study. J Am Coll Cardiol 2010; 55:300-5.
60. Brooks BA, Franjic B, Ban CR, Swaraj K, Yue DK, Celermajer DS et al. Diastolic dysfunction and abnormalities of the microcirculation in type 2 diabetes. Diabetes Obes Metab 2008; 10(9):739-46.
61. Shivalkar B, Dhondt D, Goovaerts I, Van Gaal L, Bartunek J, Van Crombrugge P et al. Flow mediated dilatation and cardiac function in type 1 diabetes mellitus. Am J Cardiol 2006; 97(1):77-82.
62. Christoffersen C, Bollano E, Lindegaard ML, Bartels ED, Goetze JP, Andersen CB et al. Cardiac lipid accumulation associated with diastolic dysfunction in obese mice. Endocrinology 2003; 144(8):3483-90.
63. Van den Bergh A, Vanderper A, Vangheluwe P, Desjardins F, Nevelsteen I, Verreth W et al. Dyslipidaemia in type II diabetic mice does not aggravate contractile impairment but increases ventricular stiffness. Cardiovasc Res 2008; 77(2):371-9.
64. Yu CM, Chau E, Sanderson JE, Fan K, Tang MO, Fung WH et al. Tissue Doppler echocardiographic evidence of reverse remodeling and improved synchronicity by simultaneously delaying regional contraction after biventricular pacing therapy in heart failure. Circulation 2002; 105(4):438-45.
65. Fang ZY, Schull-Meade R, Leano R, Mottram PM, Prins JB, Marwick TH. Screening for heart disease in diabetic subjects. Am Heart J 2005; 149(2):349-54.
66. An D, Rodrigues B. Role of changes in cardiac metabolism in development of diabetic cardiomyopathy. Am J Physiol Heart Cire Physiol 2006; 291:H1489-H1506.
67. Boudina S, Abel ED. Diabetic cardiomyopathy, causes and effects, Rev Endocr Metab Disord 2010; 11:31-9.
68. Dobrin JS, Lebeche D. Diabetic cardiomyopathy: signaling defects and therapeutic approaches. Expert Rev Cardiovasc Ther 2010; 8:373-91.
69. Fang ZY, Prins JB, Marwick TH. Diabetic cardiomyopathy: evidence, mechanisms, and therapeutic implications. Endocr Rev 2004; 25:543-67.
70. Luiken JJ, Koonen DP. Willems J et al. Insulin stimulates long-chain fatty acid utilization by rat cardiac myocytes through cellular redistribution of FAT/CD36. Diabetes 2002; 51:3113-9.
71. Wende AR, Abel ED: Lipotoxity in the heart. Biochim Biophys Acta 2010; 1801:311-9.
72. Kim JK, Kim YJ, Fillmore JJ, Chen Y, Moore I, Lee J et al. Prevention of fat-induced insulin resistance by salicylate. J Clin Invest 2001; 108:437-46.
73. Ding A, Rodrigues B. Role of changes in cardiac metabolism in development of diabetic cardiomyopathy. Am J Physiol Heart Circ Physiol 2006; 291:H1489-1506.
74. Hattori Y, Matsuda N, Kimura J, Ishitani T, Tamada A, Gando S et al. Diminished function and expression of the cardiac Na^+-Ca^{2+} exchanger in diabetic rats: implication in Ca^{2+} overload. J Physiol 2000; 527:85-94.
75. Belke DD, Swanson EA, Dillmann WH. Decreased sarcoplasmic reticulum activity and contractility in diabetic db/db mouse heart. Diabetes 2004; 53:3201-8.
76. Iacobellis G, Ribaudo MC, Zappaterreno A. et al. Relationship of insulin sensitivity and left ventricular mass in uncomplicated obesity. Obes Res 2003; 11:518-24.
77. Iercil A, Devereux RB, Roman MJ et al. Associations of insulin levels with left ventricular structure and function in American Indians – The Strong Heart Study. Diabetes 2002; 51:1543-7.
78. Poornima IG, Parikh P, Shannon RP. Diabetic cardiomyopathy: the search for a unifying hypothesis. Circ Res 2006; 98:596-605.
79. Kern W, Peters A, Born J, Fehm HL, Schultes B. Changes in blood pressure and plasma catecholamine levels during prolonged hyperinsulinemia. Metabolism 2005; 54:391-6.

80. Wang CC, Goalstone ML, Draznin B. Molecular mechanisms of insulin resistance that impact cardiovascular biology. Diabetes 2004; 53:2735-40.
81. Rodrigues B, Cam MC, McNeill JH. Metabolic disturbances in diabetic cardiomyopathy. Mol Cel Biochem 1998; 180:53-7.
82. Meyer C, Stumvoll M, Nadkarni V et al. Abnormal renal and hepatic glucose metabolism in type 2 diabetes mellitus. J Clin Invest 1998; 102:619-24.
83. Singh R, Barden A, Mori T and Beilin L. Advanced glycation end products: a review, Diabetologia 2001; 44:129-46.
84. Rosen P, Du X and Tschope D. Role of oxygen derived free radicals for vascular dysfunction in the diabetic heart: prevention by □-tocopherol? Mol. Cell Biochem 1998; 188:103-11.
85. Bidasee KR, Nallani K, Yu Y, Cocklin RR, Zhang Y, Wang M et al. Chronic diabetes increases advanced glycation end products on cardiac ryanodine receptors/calcium-release channels Diabetes 2003; 52:1825-36.
86. Bidasee KR, Zhang Y, Shao CH, Wang M, Patel KP, Dincer UD et al. Diabetes increases formation of advanced glycation end products on Sarco(endo)plasmic reticulum Ca^{2+}-ATPase. Diabetes 2004; 53:463-73.
87. Paston, L and Taylor, PD. Endothelium-mediated vascular function in insulin-dependent diabetes mellitus. Circ Res 1995; 88:245-55.
88. Tesfamariam B, Brown ML and Cohen RA. Elevated glucose impaired endothelium-dependent relaxation by activating protein kinase C. J Clin Invest 1991; 87:1643-8.
89. Ewing D, Campbell I, Clarke B. The Natural history of diabetic autonomic neuropathy, Q J Med 1980; 49:95-108.
90. Vinereanu D, Nicolaides E, Boden L, Payne N, Jones CJH and Fraser AG. Conduit arterial stiffness is associated with impaired left ventricular subendocardial function. Heart 2003; 89:449-51.
91. Airaksinen K, Kostinen J, Akaheimo M and Huikuri H. Augmentation of atrial contraction to LV filling in IDDM subjects as assessed by Doppler echocardiograph. Diabetes Care 1989; 12:159-61.
92. Modesti A, Bertolozzi I, Gamberi T et al. Hyperglycemia activates JAK2 signaling pathway in human failing myocytes via angiotensin II-mediated oxidative stress. Diabetes 2005; 54:394-401.
93. Privratsky JR, Wold LE, Sowers JR et al. AT1 blockade prevents glucose-induced cardiac dysfunction in ventricular myocytes: role of the AT1 receptor and NADPH oxidase. Hypertension 2003; 42:206-12.
94. Tight blood pressure control and risk of macrovascular and microvascular complications in type 2 diabetes: UKPDS 38. UK Prospective Diabetes Study Group, BMJ 1998; 317(7160):703-13.
95. Carr AA, Kowey PR, Devereux RB et al. Hospitalizations for new heart failure among subjects with diabetes mellitus in the RENAAL and LIFE studies. Am J Cardiol 2005; 96(11):1530-6.
96. Yancy CW, Jessup M, Bozkurt B et al. ACCF/AHA guideline for the management of heart failure: executive summary: a report of the American College of Cardiology Foundation/American Heart Association Task Force on practice guidelines. Circulation 2013; 128(16):1810-52.
97. Rydén L, Grant PJ, Anker SD, et al: ESC guidelines on diabetes, pre-diabetes, and diseases developed in collaboration with the EASD: the Task Force on diabetes, pre-diabetes, and cardiovascular diseases of the European Society of Cardiology (ESC) and developed in collaboration with the European Association for the Study of Diabetes (EASD). Eur Heart J 2013; 34(39):3035-87.
98. Intensive blood-glucose control with sulphonylureas or insulin compared with conventional treatment and risk of complications in patients with type 2 diabetes (UKPDS 33). UK Prospective Diabetes Study (UKPDS) Group. Lancet 1998; 352(9131):837-53.
99. Action to Control Cardiovascular Risk in Diabetes Study Group, Gerstein HC, Miller ME et al. Effects of intensive glucose lowering in type 2 diabetes. N Engl J Med 2008; 358(24):2545-59.
100. ADVANCE Collaborative Group, Patel A, MacMahon S et al. Intensive blood glucose control and vascular outcomes in patients with type 2 diabetes. N Engl J Med 2008; 358(24):2560-72.
101. Duckworth W, Abraira C, Moritz T et al. Glucose control and vascular complications in veterans with type 2 diabetes. N Engl J Med 2009; 360(2):129-39.
102. Control Group, Turnbull FM, Abraira C et al. Intensive glucose control and macrovascular outcomes in type 2 diabetes. Diabetologia 2009; 52(11):2288-98.
103. Eurich DT, Majumdar SR, McAlister FA et al. Improved clinical outcomes associated with metformin in patients with diabetes and heart failure. Diabetes Care 2005; 28:2345-51.
104. Massoud FA, Inzucchi SE, Wang Y et al. Thiazolidinediones, metformin, and outcomes in older patients with diabetes and heart failure: an observational study. Circulation 2005; 111:583-90.
105. Andersson C, Olesen JB, Hansen PR et al. Metformin treatment is associated with a low risk of mortality in diabetic patients with heart failure: a retrospective nationwide cohort study. Diabetologia 2010; 53:2546-53.
106. Eurich DT, Majumdar SR, McAlister FA et al. Changes in labelling for metformin use in patients with type 2 diabetes and heart failure: documented safety outweighs theoretical risks, Open Med 2011; 5:e22-e24.
107. Inzucchi SE, Masoudi FA, McGuire DK et al. Metformin in heart failure. Diabetes Care 2007; 30:e129.
108. Home PD, Pocock SJ, Beck Nielsen H et al. RECORD Study Team: Rosiglitazone evaluated for cardiovascular outcomes in oral agent combination therapy for type 2 diabetes (RECORD): a multicentre, randomised, open-label trial. Lancet 2009; 373:2125-35.

109. Komajda M, McMurray JJ, Beck Nielsen H et al. Heart failure events with rosiglitazone in type 2 diabetes: data from the RECORD clinical trial. Eur Heart J 2010; 31:824-31.

110. Erdman E, Charbonnel B, Wilcox RG et al. PROactive investigators: Pioglitazone use and heart failure in patients with type 2 diabetes and preexisting cardiovascular disease: data from the PROactive study (PROactive 08), Diabetes Care 2007; 30:2773-8.

111. Yki-Järvinen H. Thiazolidinediones. N Engl J Med 2004; 351:1106.

112. Dormandy JA, Charbonnel B, Eckland DJ et al. Secondary prevention of macrovascular events in patients with type 2 diabetes in the PROactive Study (PROspective pioglitAzone Clinical Trial In macroVascular Events): a randomised controlled trial. Lancet 2005; 366:1279.

113. Wang CH, Weisel RD, Liu PP et al. Glitazones and heart failure: critical appraisal for the clinician. Circulation 2003; 107:1350.

114. Thomas ML, Lloyd SJ. Pulmonary edema associated with rosiglitazone and troglitazone. Ann Pharmacother 2001; 35:123.

115. Hirsch IB, Kelly J, Cooper S. Pulmonary edema associated with troglitazone therapy, Arch Intern Med 1999; 159:1811.

116. Nesto RW, Bell D, Bonow RO et al. Thiazolidinedione use, fluid retention, and congestive heart failure: a consensus statement from the American Heart Association and American Diabetes Association. Circulation 2003; 108(23):2941-8.

117. Raskin P, Rendell M, Riddle MC et al. A randomized trial of rosiglitazone therapy in patients with inadequately controlled insulin treated type 2 diabetes. Diabetes Care 2001; 24(7):1226-32.

118. DeFronzo RA, Cooke CR, Andres R et al. The effect of insulin on renal handling of sodium, potassium, calcium, and phosphate in man. J Clin Invest 1975; 55(4):845-55.

119. ORIGIN Trial Investigators, Gerstein HC, Bosch J et al. Basal insulin and cardiovascular and other outcomes in dysglycemia. N Engl J Med 2012; 367(4):319-28.

120. Lourenço P, Friões F, Silva N et al. Dipeptidyl peptidase ☐ and mortality after an acute heart failure episode. J Cardiovasc Fhamacol 2013; 62(2):138-42.

121. Scheen AJ: Cardiovascular effects of gliptins. Nat Rev Cardiol 2013; 10(2):73-84.

122. Nikolaidis LA, Mankad S, Sokos GG et al. Effects of glucagon-like peptide-1 in patients with acute myocardial infarction and left ventricular dysfunction after successful reperfusion. Circulation 2004; 109(8):962-5.

123. Nathanson D, Ullman B, Löfström U et al. Effects of intravenous exenatide in type 2 diabetic patients with congestive heart failure: a double-blind, randomised controlled clinical trial of efficacy and safety. Diabetologia 2012; 55(4):926-35.

124. Mundil D, Cameron-Vendrig A, Husain M: GLP-1 receptor agonists: a clinical perspective on cardiovascular effects. Diab Vasc Dis Res Apr 2012; 9(2):95-108.

125. Pfeffer MA, Lamas GA, Vaughan DE et al. Effect of captopril on progressive ventricular dilatation after anterior myocardial infarction. N Engl J Med 1988; 319(2):80-6.

126. Zuanetti G, Latini R, Maggioni AP et al. Effect of the ACE inhibitor lisinopril on mortality on diabetic patients with acute myocardial infarction: data from the GISSI-3 study. Circulation 1997; 96(12):4239-45.

127. Rydén L, Armstrong PW, Cleland JG, Horowitz JD, Massie BM, Packer M, Poole-Wilson PA. Efficacy and safety of highdose lisinopril in chronic heart failure patients at high cardiovascular risk, including those with diabetes mellitus: Results from the ATLAS trial. Eur Heart J 2000; 21:1967-78.

128. Haas SJ, Vos T, Gilbert RE, Krum H: Are ☐blockers as efficacious in patients with diabetes mellitus as in patients without diabetes mellitus who have chronic heart failure: a meta-analysis of large-scale clinical trials. Am Heart J 2003; 146:848-53.

129. Bell DS, Lukas MA, Holdbrok FK et al. The effect of carvedilol on mortality risk in heart failure patients with diabetes: results of a meta-analysis. Curr Med Res Opin 2006; 22:287-96.

130. Deedwania PC, Giles TD, Klibaner M et al. on behalf of the MERIT-HF Study Group: Efficacy, safety and tolerability of metoprolol CR/XL in patients with diabetes and chronic heart failure experiences from MERIT-HF. Am Heart J 2005; 149:159-67.

131. Zinman B1, Wanner C, Lachin JM et al. Empagliflozin, Cardiovascular Outcomes, and Mortality in Type 2 Diabetes. N Engl J Med 2015 Sep 17

132. Neal B, Perkovic V, Mahaffey KW, de Zeeuw D, Fulcher G, Erondu N, Shaw W, Law G, Desai M, Matthews DR. Canagliflozin and cardiovascular and renal events in type 2 diabetes. N Engl J Med 2017.

133. Mikhail Kosiborod, MD, Matthew A, Cavender, MD, MPH, Alex Z. Fu, PhD et al. Lower Risk of Heart Failure and Death in Patients Initiated on SGLT-2 Inhibitors Versus Other Glucose-Lowering Drugs: The CVD-REAL Study Circulation 2017.

134. Bertoluci M, Faludi A, Izar MC, Moreira R, Schaan B, Valerio C, Chacra A, Bertolami M, Betti R, Vencio S,Turatti L, Fonseca F, Saraiva J, Malachias M, Bianco H, Salles J, Hohl A, Lima E, Miname M, Zanella M, Lamounier R, Sá J, Amodeo C, Pires A, Santos R. A Consensus Statement from Brazilian Diabetes Society, Brazilian Cardiology Society and Brazilian Endocrinology and Metabolism Society 2017.

Capítulo 7

Disfunção Ventricular e Insuficiência Renal Crônica Terminal

José Alexandre da Silveira
Dirceu Rodrigues Almeida

Introdução

A insuficiência cardíaca (IC) com disfunção sistólica de ventrículo esquerdo ou com fração de ejeção reduzida (ICFER) é caracterizada do ponto de vista epidemiológico por altas taxas de prevalência, incidência, morbidade e mortalidade. Fato esse justificado principalmente por ser a via final comum de várias doenças cardiovasculares, como hipertensão arterial sistêmica, *diabetes mellitus*, dislipidemia, valvopatias, insuficiência coronariana e, frequentemente, apresentar-se associada a outras doenças crônicas, como as pneumopatias e a doença renal crônica.[1]

A insuficiência renal (IR) compartilha de vários fatores de risco em comum para a ICFER, além de manifestar sintomas semelhantes, como a dispneia, a fadiga e os sinais relacionados com a hipervolemia. A principal classificação é estabelecida a partir da taxa de filtração glomerular (TFG), a qual é composta por cinco estágios, sendo o último considerado terminal, caracterizado por TFG inferior a 15 mL/min/1,73 m² e que demanda, na maioria dos casos, terapia de substituição renal (TSR), ou seja, diálise ou transplante (Tabela 7.1). Serão abordados nesse capítulo tanto a fase terminal propriamente dita, quanto a fase vulnerável que precede a TSR.[2]

Epidemiologia

A associação das morbidades, com a disfunção ventricular e IR é frequente e impacta negativamente no prognóstico. O registro ADHERE avaliou mais de 100 mil hospitalizações por insuficiência cardíaca aguda (ICA) nos Estados Unidos e apenas 9% apresentavam a função renal preservada; 27,4%, a disfunção renal leve (TFG 60–89 mL/min/1,73 m²); 43,5%, a disfunção renal moderada (TFG 30–59 mL/min/1,73 m²); 13,1%, a severa disfunção (TFG 15–29 mL/min/1,73 m²) e 7%; a insuficiência renal terminal ou estavam em terapia dialítica (TFG < 15 mL/min/1,73 m²).

A mortalidade hospitalar aumentou de 1,9% para os pacientes com função renal normal para 7,6% para os pacientes com insuficiência renal crônica (IRC) estágio IV. A TFG se apresentou um preditor independente de mortalidade em análise multivariada, e a ureia foi o melhor preditor de mortalidade intra-hospitalar nessa casuística[3] (Figura 7.1).

Quanto aos pacientes ambulatoriais, Heywood e cols.[4] analisaram os resultados do registro IMPROVE HF, distribuindo a amostra de pacientes com disfunção ventricular significativa em quatro grupos quanto à TFG, e observaram que os idosos, as mulheres e a etiologia isquêmica foram os grupos mais propensos a apresentar disfunção renal mais avançada, assim como ter doenças associadas como fibrilação atrial (FA), doença pulmonar obstrutiva crônica (DPOC), vasculopatia periférica, hipertensão arterial sistêmica e revascularização miocárdica cirúrgica.

- **Tabela 7.1** Estágios da doença renal crônica

Estágio	Descrição	GFR (mL/min/1,73 m²)
1	Lesão renal com GFR normal ou ↑	≥ 90
2	Lesão renal com redução leve de GFR	60–89
3	Moderada ↓ GRF	30–59
4	Severa ↓ GRF	15–29
5	Falência renal	< 15 (ou diálise)

DRC: doença renal crônica; GRF: taxa de filtração glomerular; ↑ aumento; ↓ redução.

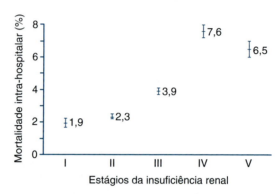

- **Figura 7.1** Mortalidade hospitalar e insuficiência renal.

A classe funcional pela New York Heart Association (NYHA) foi mais alta quando a TFG era pior, os valores séricos de ureia eram maiores e os níveis de peptídeo natriurético tipo B (BNP) eram também maiores. Os pacientes com os mais severos graus de comprometimento da função renal foram os menos propensos a receber as medidas terapêuticas de eficácia comprovada para disfunção ventricular, em especial os inibidores do sistema renina-angiotensina-aldosterona.[4]

Fisiopatologia

Mecanismos de lesão renal na disfunção ventricular

Várias doenças crônicas, como hipertensão arterial sistêmica e diabetes *mellitus*, dislipidemia, exposição ao tabaco e envelhecimento, são fatores de risco comuns tanto para a disfunção ventricular, quanto para a IR. Dessa maneira, é de afirmar que os portadores de disfunção ventricular são portadores de doença renal em potencial.[5]

O baixo débito cardíaco crônico e principalmente nas apresentações agudas de ICFER grave promove redução da perfusão renal e, consequentemente, proporciona piora da sua função, pois a pressão arterial sistólica em valores inferiores a 80mmHg prejudica a autorregulação hemodinâmica renal.[6] O cenário de baixa perfusão renal desencadeia ativação autonômica e neuro-hormonal, proporciona liberação simpática e estímulo ao sistema renina-angiotensina-aldosterona. Catecolaminas e angiotensina II em concentrações elevadas promovem vasoconstrição das arteríolas glomerulares e, consequentemente, reduzem o fluxo plasmático renal e pioram a função renal. Esse fenômeno é conhecido como nefropatia vasomotora.[7]

A congestão venosa renal se apresenta atualmente como a principal via fisiopatológica implicada na piora da função renal nos portadores de IC descompensada. Mullenz e cols.[8] demonstraram em uma coorte prospectiva envolvendo 140 pacientes com síndrome cardiorrenal,

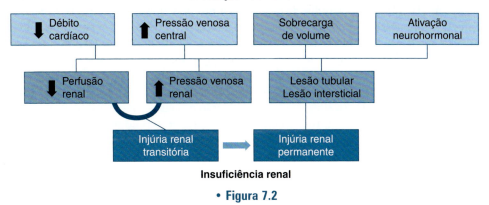

• **Figura 7.2**

que a pressão venosa central, um marcador de congestão venosa, uma vez elevada apresenta melhor acurácia para estratificação do risco para disfunção renal aguda do que a pressão arterial sistêmica, pressão capilar pulmonar, índice cardíaco e TFG prévia.[8] Além de ser marcador de piora de função renal na IC aguda, a congestão está relacionada a maior mortalidade em várias cardiopatias.[9] Portanto, a piora da função renal nos pacientes com disfunção ventricular apresenta elevada complexidade e envolve simultaneamente múltiplas vias fisiopatológicas (Figura 7.2).

Mecanismos de lesão cardiovascular relacionada com a doença renal terminal

O coração sofre modificações estruturais e funcionais quando a disfunção renal evolui e a terapia de substituição renal é indicada. Hipertrofia ventricular é um dos fenômenos mais precoces e frequentes nesse contexto, desencadeado a partir da não adaptação vascular, redução da perfusão capilar, microarteriopatia e fibrose miocárdica. Essas alterações estruturais promovem o desbalanço entre miócitos e capilaridade, comprometendo a função do coração como bomba.[10] A hipertrofia ventricular esquerda é significativamente menos prevalente em pacientes submetidos a diálise peritoneal quando em comparação aos pacientes em hemodiálise.[11]

O processo de aterosclerose acelerada está bem estabelecido nessa combinação mórbida de disfunção ventricular e IR. A falência endócrina, demonstrada com deficiência de eritropoetina, a vitamina D e o hiperparatireoidismo estão bem pronunciados nessa fase dialítica. A uremia, com todos seus efeitos deletérios, permanece não resolvida, pois apenas uma fração das toxinas urêmicas é removida efetivamente na diálise.[12]

O processo dialítico está relacionado, portanto com hipertrofia ventricular, ativação simpática, desregulação hormonal, disfunção endotelial, uremia, variações volêmicas, dentre outros fatores que agridem todo o sistema cardiovascular.

Tratamento

Manejo da insuficiência cardíaca na presença de insuficiência renal não dialítica

A disfunção ventricular sistólica e a IR crônica são uma associação de morbidades que favorecem a reabsorção de sódio e de água, promovendo congestão e, consequentemente, expondo o paciente a maior risco de hospitalizações por ICA e morte. Nesse contexto, torna-se necessário o entendimento de estratégias para a prevenção e o alívio da congestão, além do manejo dos medicamentos de base visando tanto a fase aguda quanto a fase crônica dessa síndrome.

Para alívio da congestão, a ferramenta mais útil e valiosa são os diuréticos de alça, em especial a furosemida, que pode ser utilizada pela via oral nos pacientes estáveis e pela via venosa nos pacientes descompensados, podendo ser infundida em *bolus* intermitente ou em infusão contínua em situações de congestão grave e de resistência aos diuréticos, que são frequentes nos pacientes em estágios avançados de doença cardíaca e pela alta prevalência de disfunção renal associada. A resistência aos diuréticos é devida à baixa taxa de filtração glomerular e à retenção de ácidos orgânicos que competem com a furosemida na secreção tubular renal e pela ativação neuro-hormonal, levando à vasoconstrição de arteríolas renais e reabsorção de sódio e água. A diurese pode ser potencializada em associação aos outros diuréticos que atuam em túbulo proximal (acetazolamida) ou no túbulo distal (hidroclorotiazida) e sensibilizada pela infusão de solução salina hipertônica, promovendo um aumento da taxa de enchimento plasmático em pacientes com excesso de volume extravascular ou intersticial, como congestão alveolar pulmonar, derrame pleural e ascite.

Não existem estudos clínicos randomizados nem placebos controlados que demonstrem benefícios clinicamente significativos com furosemida na ICA; entretanto, esse hiato de evidência cientifica se dá pela dificuldade técnica e ética de se testar outra terapia ou mesmo placebo na vigência de hipervolemia sintomática na sala de emergência frente a alta eficácia desse diurético nessa situação. Uma das melhores evidências que corroboram essa tese é o REALITY AHF, um estudo de coorte, prospectivo, observacional, o qual demonstrou que o tratamento da ICA com diurético de alça endovenoso iniciado rapidamente foi correlacionado com menor mortalidade hospitalar em relação ao início dessa terapia após 6 horas da admissão.[13] Da mesma forma, os pacientes que efetivamente se apresentam sem congestão durante a hospitalização apresentam melhor evolução após a alta hospitalar.

A resposta não adequada com a furosemida endovenosa pode ser resolvida pela associação com diurético tiazídico, infusão contínua de furosemida, sensibilização renal ao diurético com solução salina hipertônica e, por fim, ultrafiltração.

Um ensaio clínico randomizado de pequeno porte comparando infusão contínua *versus* fracionada de furosemida nas hospitalizações por Ic aguda revelou superioridade da infusão contínua quanto ao volume de diurese.[14] Por outro lado, o estudo DOSE, um ensaio clínico de grande porte não demonstrou vantagens na infusão contínua de furosemida. No entanto, a casuística selecionada não foi composta por pacientes com má resposta inicial ao diurético e nem pacientes com grau moderado de disfunção renal[15]. Na opinião dos autores deste capítulo, a infusão contínua de furosemida é uma opção efetiva e deve ser preferida em um grupo selecionado de pacientes mais graves caracterizados por grave disfunção sistólica e comprometimento mais significativo da função renal de base e com resistência ao diurético.

A solução salina hipertônica, alta concentração de sódio em pequeno volume, testada em pacientes com ICA refratária em ensaio clínico randomizado, reduziu significativamente o BNP, promoveu a normalização volêmica com mais rapidez, reduziu o período de internação e reduziu readmissões hospitalares em 30 dias.[16] Mais recentemente Issa e cols. [17] demonstraram que a solução de NaCl 7,5%, 100 mL, infundido em 1 hora, 2×/dia por 3 dias consecutivos, atenuou a disfunção renal induzida pela IC aguda, indicando ação tubular e glomerular favorável.[17] A solução hipertônica só deve ser usada em associação com diurético endovenoso e em pacientes hipervolêmicos não áuricos e com sódio plasmático baixo ou normal. Cabe ressaltar a necessidade absoluta da monitoração da função renal e eletrólitos e estimativas da volemia com exame clinico, balanço hídrico, peso do paciente e, em casos específicos, a avaliação da dilatação da variabilidade do diâmetro da veia cava inferir para evitar a desidratação do paciente e a consequente piora da função renal.

As propostas terapêuticas com base em infusão de dopamina em baixas doses com a intenção da melhora da perfusão renal a partir do estímulo dos receptores dopaminérgicos, assim como o uso do niseritide, um peptídeo natriurético tipo B recombinante, falharam tanto para o alívio da congestão quanto para a prevenção da injúria renal na ICA.[18]

A ultrafiltração venovenosa para alívio da congestão na IC aguda se mostrou terapia eficaz e segura em comparação com diurético endovenoso no clássico estudo UNLOAD.[19] Entretanto, no contexto da síndrome cardiorrenal, a ultrafiltração foi testada recentemente em comparação com furosemida titulada convencionalmente, e os resultados foram desfavoráveis à ultrafiltração, pois nesse grupo houve piora da função renal e altas taxas de eventos adversos.[20] À luz dessas evidências, recomendamos a ultrafiltração nos casos em que a estratégia diurética com infusão contínua em doses de 40–80 mg/h foi esgotada.

Quanto ao manejo dos medicamentos que participaram do suporte básico para tratamento da ICFER destacam-se os bloqueadores do SRAA, antagonistas da aldosterona e os bloqueadores β-adrenérgicos, que se mostram benéficos em reduzir a morbidade e mortalidade da IC. Nos estudos multicêntricos randomizados com essas drogas não foram incluídos pacientes com estágios avançados de IR (Estágios 4 e 5), porém, nas subanálises de todos esses estudos, metanálise e alguns estudos de coorte, não se demonstrou interação entre os efeitos benéficos dessas drogas e as diferentes categorias de disfunção renal, alguns até sugerindo maiores benefícios nos pacientes mais graves e em estágios mais avançados de doença renal e, portanto, devem ser prescritos e mantidos nos pacientes com disfunção ventricular e IR mesmo durante o período de descompensação.

Por atuar na hemodinâmica renal, regulando o fluxo nas arteríolas aferente e eferente, pressão glomerular e regulando a reabsorção tubular de sódio, o SRAA está ativado na IC e o bloqueio desse sistema com os inibidores da enzima de conversão (IECAs) ou com os bloqueadores dos receptores da angiotensina II (BRAs) tem-se mostrado benéfico e com impacto positivo na evolução da doença cardíaca e, também, na evolução da doença renal (reduzindo a proteinúria, e a progressão da doença renal, e retardando a indicação de diálise).

Cabe ressaltar que os IECAs ou BRAs e os antagonistas da aldosterona podem estar associados a maior risco de hiperpotassemia e piora transitória da função renal e, portanto, sendo mandatória a monitoração da função renal e do potássio sérico no início do tratamento e durante os episódios de descompensação.

Essas drogas devem ser evitados ou suspensos na presença de hiperpotassemia importante, hipovolemia e em portadores de estenose bilateral de artérias renais. A combinação de hidralazina/nitrato, muitas vezes utilizadas como alternativa aos IECA ou BRAs, nunca foi avaliada em pacientes em estágios avançados de doença renal, devendo ser utilizadas com cuidado pelo potencial de reduzir o fluxo renal e estimular a reabsorção de sódio e de água, contribuindo para a resistência aos diuréticos.

Existem robustas evidências de que os betabloqueadores são medicamentos seguros e benéficos mesmo nas fases avançadas da disfunção renal, com benefício clínico comprovado mesmo em pacientes com estágios mais avançados de doença renal.[21]

Manejo da disfunção ventricular na presença de doença renal terminal

As doenças cardiovasculares são as principais causas de morte no grupo de pacientes com doença renal terminal e em pacientes dialíticos, correspondendo a 40% de todas as causas.[22] Por outro lado, entre os portadores de IC, aqueles inscritos em programa de terapia de substituição renal, a hemodiálise é um indicador independente de mortalidade.[23]

Os IECAs, os BRAs e a espironolactona nessa fase são medicamentos seguros, visto que o potássio em excesso é facilmente removido pela hemodiálise, e os pacientes são mais tolerantes com a hiperpotassemia. Uma metanálise que envolveu seis estudos prospectivos demonstrou que a incidência de hiperpotassemia em pacientes dialíticos foi a mesma entre o grupo espironolactona e o grupo de controle.[24]

Os betabloqueadores são fármacos seguros e eficazes nesse contexto. Gennaro Cice e cols.[25] avaliaram 114 portadores de miocardiopatia dilatada em programa de hemodiálise, randomizados

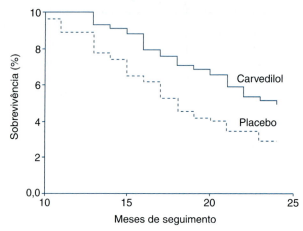

• **Figura 7.3** Insuficiência cardíaca e hemodiálise.

para receber carvedilol ou placebo. O grupo betabloqueador foi contemplado com menor mortalidade, tanto para morte súbita quanto por falência de bomba, menor número de hospitalizações e remodelamento favorável com melhora da FEVE e redução dos diâmetros cavitários[25] (Figura 7.3).

Os digitálicos não são medicamentos seguros em qualquer fase da disfunção renal, principalmente na fase dialítica, e só devem ser usados em doses menores e ajustadas para a IR evitando-se nível sérico acima de 0,9 ng/dL. Em estudo de coorte retrospectivo que avaliou mais de 120 mil pacientes em hemodiálise, o uso de digoxina acrescentou em 28% o risco de morte, a digoxinemia apresentou relação linear direta com risco de mortalidade, e o subgrupo mais vulnerável foram aqueles que apresentaram hipocalemia na fase pré-dialítica.[26]

Medidas terapêuticas mais modernas como, Ivabradina,[27] Sacubitril-Valsartan,[28] terapia de ressincronização cardíaca e cardiodesfibriladores implantáveis,[29] nos seus respectivos estudos de validação, os pacientes em estágios avançados de insuficiência renal foram excluídos. Portanto, a eficácia, a segurança e o custo-efetividade dessas intervenções nesse cenário são incertos.

Considerações finais

A disfunção ventricular e a IR terminal são doenças crônicas que promovem grande impacto em mortalidade e morbidade e tornam a assistência tornando a assistência a esses pacientes um grande desafio, uma vez que as estratégias terapêuticas são limitadas e pouco suportadas por evidências científicas robustas. Mesmo com os riscos de alguma piora transitória da função renal no início do tratamento e o aumento na incidência de hiperpotassemia, os antagonistas do SRAA e os antagonistas da aldosterona devem ser prescritos para esses pacientes que são mais graves e podem ser beneficiados com essas drogas pela redução da morbidade e mortalidade da IC.

• **Referências bibliográficas**

1. Bocchi EA, Marcondes-Braga FG, Bacal F et al. Sociedade Brasileira de Cardiologia. Atualização da Diretriz Brasileira de Insuficiência Cardíaca Crônica. Arq Bras Cardiol 2012: 98(1 suppl.1):1-33.
2. Improving Global Outcomes (KDIGO) CKD-MBD Work Group. KDIGO clinical practice guideline for the diagnosis, evaluation, prevention, and treatment of chronic kidney disease–mineral and bone disorder (CKD–MBD). Kidney International 2009; 76 (Suppl 113): S1–S130.
3. Heywood JT, Fonarow GC, Costanzo MR et al. High prevalence of renal dysfunction and its impact on outcome in 118,465 patients hospitalized with acute decompensated heart failure: a report from the ADHERE database. J Card Fail 2007; 13(6):422-30.
4. Heywood JT, Fonarow GC, Yancy CW et al. Influence of Renal Function on the Use of Guideline-Recommended Therapies for Patients With Heart Failure. Am J Cardiol 2010; 105:1140-6.

5. Giamouzis G, Butler J, Triposkiadis F. Renal function in advanced heart failure. Congest Heart Fail 2011; 17:180-8.
6. Ljungman S, Laragh JH, Cody RJ. Role of the kidney in congestive heart failure. Relationship of cardiac index to kidney function. Drugs 1990; 39 (Suppl 4):10-21; discussion 22–24.
7. Blankstein R, Bakris GL. Renal hemodynamic changes in heart failure. Heart Fail Clin 2008; 4:411-23.
8. Mullenz W, Abrahams Z, Francis GS et al. Importance of Venous Congestion for Worsening of Renal Function in Advanced Decompensated Heart Failure. J Am Coll Cardiol 2009; 53:589-96.
9. Damman K, Deursen VM, Navis J et al. Increased Central Venous Pressure Is Associated With Impaired Renal Function and Mortality in a Broad Spectrum of Patients With Cardiovascular Disease. J Am Coll Cardiol 2009; 53:582-8.
10. Amann K, Breitbach M, Ritz E et al. Myocyte/capillary mismatch in the heart of uremic patients. J Am Soc Nephrol 1998; 9:1018-22.
11. Issa N, Krowka MJ, Griffi n MD et al. Pulmonary hypertension is associated with reduced patient survival after kidney transplantation. Transplantation 2008; 86:1384-88.
12. Wanner C, Amann K, Shoji T. The heart and vascular system in dialysis. Lancet 2016; 388:276-84.
13. MatsueY, Damman K, Voors AA et al. Time-to-Furosemide Treatment and Mortality in Patients Hospitalized With Acute Heart Failure. J Am Coll Cardiol 2017; 69:3042-51.
14. Thomson MR, Nappi JM, Dunn SP et al. Continuous Versus Intermittent Infusion of Furosemide in Acute Decompensated Heart Failure. J Cardiac Fail 2010; 16:188-93.
15. Felker GM, Lee KL, Bull DA et al. NHLBI Heart Failure Clinical Research Network. Diuretic strategies in patients with acute decompensated heart failure. N Engl J Med 2011; 364:797-805.
16. Paterna S, Di Pasquale P, Parrinello G et al. Changes in brain natriuretic peptide levels and bioelectrical impedance measurements after treatment with highdose furosemide and hypertonic saline solution versus high-dose furosemide alone in refractory congestive heart failure. a double-blind study. J Am Coll Cardiol 2005; 45:1997-2003.
17. Issa VS, Andrade L, Ayub-Ferreira SM et al. Hypertonic saline solution for prevention of renal dysfunction in patients with decompensated heart failure, Int J Cardiol 2012; 167(1):34.
18. Chen HH, Anstrom KJ, Givertz MM et al. Low-Dose Dopamine or Low-Dose Nesiritide in Acute Heart Failure With Renal Dysfunction. JAMA 2013; 310(23):2533-43.
19. Costanzo MR, Guglin ME, Saltzberg MT et al. Ultrafiltration versus intravenous diuretics for patients hospitalized for acute decompensated heart failure. J Am Coll Cardiol 2007; 49:675-83.
20. Bradley AB, Goldsmith SR, Lee KL et al. Ultrafiltration in Decompensated Heart Failure with Cardiorenal Syndrome. N Engl J Med 2012; 367:2296-304.
21. Damman K, Tang W, Felker GM et al. Current Evidence on Treatment of Patients With Chronic Systolic Heart Failure and Renal Insufficiency - Practical Considerations From Published Data. J Am Coll Cardiol 2014; 63:853-71.
22. Thomas B, Matsushita K, Abate KH et al. Global cardiovascular and renal outcomes of reduced GFR. J Am Soc Nephrol 2017; 28(7):2167-79.
23. Parfrey PS, Griffiths SM, Harnett JD et al. Outcome of congestive heart failure, dilated cardiomyopathy, hypertrophic hyperkinetic disease, and ischemic heart disease in dialysis patients. Am J Nephrol. 1990; 10(3):213-21.
24. Chua D, Lo A, Lo C. Spironolactone use in heart failure patients with end-stage renal disease on hemodialysis: is it safe? Clin Cardiol 2010; 33(10):604-8.
25. Cice G, Ferrara L, D'Andrea A et al. Carvedilol increases two-year survival in dialysis patients with dilated cardiomyopathy: a prospective, placebo-controlled trial. J Am Coll Cardiol 2003; 41(9):1438-44.
26. Chan KE, Lazarus JM, Hakim RM. Digoxin associates with mortality in ESRD. J Am Soc Nephrol 2010; 21(9):1550-9.
27. Swedberg K, Komajda M, Böhm M et al. Ivabradine and outcomes in chronic heart failure (SHIFT): a randomised placebo-controlled study. Lancet 2010; 376:875-85.
28. McMurray JJV, Packer M, Desai AS et al. Angiotensin-Neprilysin Inhibition versus Enalapril in Heart Failure. N Engl J Med 2014; 371:993-1004.
29. Amin MS, Fox AD, Kalahasty G et al. Benefit of primary prevention implantable cardioverter-defibrillators in the setting of chronic kidney disease:a decision model analysis. J Cardiovasc Electrophysiol 2008; 19:1275-80.

Capítulo 7

Capítulo 8

Doença Pulmonar Obstrutiva Crônica

Bruno Biselli
Múcio Tavares de Oliveira Júnior

Introdução

Assim como a insuficiência cardíaca (IC), a doença pulmonar obstrutiva crônica (DPOC) é um grande problema de saúde pública, com uma prevalência estimada em 5%–10% da população adulta, e de elevada morbidade e mortalidade com alto consumo de recursos em saúde.[1]

A coexistência entre IC e DPOC apresenta prevalência de 11%–34% sendo ligeiramente maior em pacientes com IC com fração de ejeção preservada (FEP).[2]

Além de ser considerado fator de risco para o desenvolvimento de IC, a presença de DPOC afeta de maneira negativa o prognóstico e a qualidade de vida nos pacientes cardiopatas. Em indivíduos internados com IC recentemente diagnosticada, a mortalidade em 5 anos foi significativamente maior em pacientes com DPOC.[3]

A presença de doenças cardiovasculares também impacta o prognóstico de pacientes com doença pulmonar. Estima-se que um terço das mortes nos indivíduos acometidos por DPOC seja atribuído a causas cardiovasculares.[4]

Em termos fisiopatológicos, sugere-se que a presença de fatores de risco em comum (ex.: tabagismo e idade) provoca processo inflamatório sistêmico e aumento de atividade adrenérgica responsável por uma cascata de eventos relacionados a alterações estruturais e funcionais cardíacas.[1,3]

O enfisema pulmonar e a DPOC grave estão associados ao aumento da resistência vascular pulmonar e à diminuição de volume diastólico final e de débito cardíaco. Além disso, a DPOC, especialmente associada à hipertensão pulmonar (HP), está relacionada com diminuição de função ventricular direita e esquerda.[3]

Além da relevância no prognóstico, a coexistência entre IC e DPOC gera impacto significativo no diagnóstico e manejo dessas condições.

Impacto no diagnóstico

A presença de sintomas em comum e a dificuldade de interpretação de exames complementares podem dificultar o diagnóstico de DPOC em pacientes com IC.

Prova de função pulmonar

A realização de prova de função pulmonar (PFP) para o diagnóstico de DPOC em pacientes com IC deve ser realizada durante a fase de estabilidade clínica e euvolemia, preferencialmente após 3 meses da internação por IC.[5,6]

A hipervolemia e a congestão pulmonar em pacientes com IC descompensada podem provocar a obstrução externa de alvéolos e bronquíolos e, consequentemente, uma diminuição de volume expiratório no primeiro segundo (VEF1), da capacidade vital forçada (CVF), comprometendo a valor da relação VEF1/CVF utilizada no diagnóstico de DPOC (VEF1/CVF após broncodilatador < 0,70).[5]

Assim, durante um episódio de descompensação de IC sem DPOC associada a relação VEF1/CVF pode estar diminuída e tende a normalizar-se após a compensação e diminuição de hipervolemia. Por outro lado, indivíduos com DPOC associado à IC ou DPOC isolada mantêm a relação VEF1/CVF < 0,7 mesmo após a compensação da IC (Tabela 8.1).[5,7]

A realização de plestimografia ou PFP completa pode auxiliar no diagnóstico mais acurado de DPOC em pacientes hipervolêmicos. A evidência de parâmetros de hiperinsuflação pulmonar presentes na DPOC, porém ausentes na IC, com elevado volume residual, volume de gás intratorácico e capacidade total pulmonar, é útil no diagnóstico de DPOC.

Ecocardiograma

O ecocardiograma é essencial no diagnóstico de pacientes com IC. Entretanto, aqueles com DPOC podem apresentar alterações ecocardiográficas sugestivas de IC na ausência de doenças cardíacas prévias, e o encontro de função ventricular normal não afasta o diagnóstico de IC, podendo tratar-se de IC com FEP, havendo necessidade de investigação adicional.

O aumento de ventrículo esquerdo (VE), a disfunção sistólica e diastólica de VE e os sinais de aumento de pressões de enchimento de VE podem ser eventualmente encontrados em pacientes sem cardiopatia conhecida previamente após internação por exacerbação grave de DPOC.[5]

Peptídeos natriuréticos

A utilização do peptídeo natriurético tipo B (BNP) e a fração amino terminal do ProBNP (NT-proBNP) nas unidades de emergência com o objetivo de diferenciar a etiologia de dispneia como sendo de etiologia cardíaca ou nãocardíaca é bem definida e recomendada. Com uma sensibilidade alta, valores de BNP < 100 pg/mL ou NT-proBNP< 300 pg/mL apresentam elevado valor preditivo negativo para afastar causas cardíacas de dispneia aguda.[6]

Entretanto, doenças pulmonares, HP e distensão de ventrículo direito (VD) estão associados à elevação de níveis de BNP e NT-ProBNP. Assim, os pacientes com DPOC estáveis e/ou exacerbados podem apresentar níveis elevados de BNP e NT-ProBNP, diminuindo a especificidade e acurácia diagnóstica desses biomarcadores para IC.[8] No entanto, o encontro de BNP > 400 pg/dL e de NT-proBNP > 900 pg/mL indica com alta especificidade o diagnóstico de IC e ajuda sobremaneira na diferenciação da causa da dispneia.[9,10]

• **Tabela 8.1** Alterações de prova de função pulmonar antes e após descompensação de IC em pacientes com IC, DPOC + IC e DPOC

	Durante descompensação por IC		Meses após descompensação por IC	
	VEF1/CVF	VEF1	VEF1/CVF	VEF1
IC isolada	< ou > 0,7	↓	> 0,7	Normal
IC + DPOC	< 0,7	↓↓↓	< 0,7	↓↓
DPOC isolada	< 0,7	↓↓	< 0,7	↓↓(↓)

IC: insuficiência cardíaca; DPOC: doença pulmonar obstrutiva crônica; VEF1: volume expiratório no primeiro segundo; CVF: capacidade vital forçada. Adaptada de Caravita S *et al*.[5]

Impacto no tratamento

A coexistência de IC e DPOC impacta diretamente o tratamento das duas condições. Tanto cardiologistas quanto pneumologistas, na tentativa de buscar doses otimizadas para cada uma das patologias tratadas, que comprovadamente melhoram morbidade e mortalidade (ex.: betabloqueadores, beta2-agonistas e corticoide sistêmico), a tentativa de buscar doses otimizadas pode levar à deflagração de descompensação da outra patologia.

No coração, a maior parte dos receptores Beta são Beta-1 com uma quantidade menor de receptores Beta-2. Já nos pulmões, os receptores Beta presentes são os Beta-2 e quando estimulados provocam broncodilatação. A Tabela 8.2 resume os principais efeitos nos receptores beta nos pulmões, coração e vasos periféricos.

Tratamento da DPOC na IC

Poucos estudos abordam os efeitos de medicações para a DPOC em pacientes especificamente com IC. A grande maioria dos estudos que endossam as atuais recomendações é pequenas e/ou observacional e, portanto, sujeita a vieses.

Os beta-agonistas são medicações importantes no manejo de sintomas de pacientes com DPOC, porém seu uso está relacionado com o aumento de eventos adversos em pacientes com IC. O indacaterol, beta-agonista de rápida ação, se mostrou efetivo e com bom perfil de segurança em pacientes com doença cardiovascular, podendo ser uma boa opção em pacientes com IC.[11,12]

Com relação aos broncodilatadores de longa ação, o anticolinérgico tiotrópio é mais seguro em pacientes com doenças cardiovasculares em comparação com beta-agonistas de longa ação.[13]

Os corticoides orais apresentam efeitos negativos na IC com retenção de sódio e de água. Entretanto, períodos curtos de utilização após exacerbação de DPOC ou a utilização de corticoide inalatório parecem não estar relacionados com piora de sintomas de IC.[13] A teofilina deve ser evitada em pacientes portadores de disfunção ventricular.

Uso de betabloqueadores na DPOC

Os betabloqueadores são essenciais no tratamento de IC e das doenças cardiovasculares. Além disso, são parte do arsenal terapêutico de pacientes com insuficiência coronariana as arritmias, a hipertensão arterial sistêmica, a tireotoxicose, entre outras patologias e condições.

Diversas teorias são relacionadas com efeitos adversos dos betabloqueadores em pacientes com DPOC, como:

- A diminuição da função basal pulmonar (VEF1) por indução de broncoespasmo.
- A diminuição da resposta a beta2-agonistas de resgate durante exacerbação.

• **Tabela 8.2** Efeitos beta-agonistas e betabloqueadores

	Efeito beta-agonista	Efeito betabloqueador
Pulmões (Beta-2-receptor)	Broncodilatação	Risco de broncoespasmo em indivíduos susceptíveis (p. ex.: asma e DPOC)
Coração (Beta-1-receptor)	Aumento de FC e DC Aumento de contratilidade Aumento do consumo miocárdico de O_2	Diminuição de FC Diminuição de contratilidade Diminuição de consumo de O_2 Benefício em doenças cardíacas (IC, DAC, arritmias).
Vasos periféricos (Beta-2-receptor)	Vasodilatação	Risco de vasoconstrição e piora de isquemia de membros em pacientes susceptíveis (ex.: doença vascular periférica)

FC: frequência cardíaca; DC: débito cardíaco; O_2: Oxigênio; DPOC: Doença pulmonar obstrutiva crônica; IC: Insuficiência cardíaca; DAC: Doença arterial coronariana.

Capítulo 8

- A diminuição dos efeitos e benefícios de beta2-agonistas de longa ação no tratamento de manutenção de pacientes com DPOC.

A redução do VEF1 em pacientes com DPOC e uso de betabloqueadores é bem estabelecida, assim como a interrupção do uso de betabloqueadores está relacionada ao aumento de VEF1.[14,15]

Com relação ao impacto da seletividade dos betabloqueadores na DPOC, a diminuição de função pulmonar é vista mesmo em betabloqueadores beta1-seletivos (metoprolol, bisoprolol). Entretanto, a utilização de betabloqueadores não seletivos na IC crônica (carvedilol) está associada a um maior comprometimento da função pulmonar.[16,17]

Apesar dessa piora de função pulmonar relacionada ao uso de betabloqueadores em pacientes com IC e DPOC concomitantes, a utilização de bisoprolol não esteve associada à piora de sintomas ou qualidade de vida.[18] Quando se comparou bisoprolol com carvedilol em indivíduos com mais de 65 anos, portadores ou não de DPOC concomitante à disfunção ventricular, notou-se tolerabilidade semelhante, o bisoprolol promoveu mais bradicardia limitante, e o carvedilol reduziu o volume expiratório forçado em 50 mL, induzindo mais eventos pulmonares, e sugerindo melhor perfil de segurança nos casos de DPOC concomitante.[19]Além disso, diversas teorias suportam o uso de betabloqueadores em pacientes com DPOC, como:

- A diminuição do risco de exacerbação de DPOC e descompensação de IC por diminuição do efeitos adrenérgicos e inflamatórios sistêmicos das patologias crônicas.
- A atenuação dos efeitos adrenérgicos e inflamatórios que são intensificados em uma exacerbação de DPOC.
- A prevenção de taquicardia e efeitos cardiovasculares dos beta1-agonistas utilizados durante exacerbação de DPOC.

Vários estudos mostram boa tolerabilidade do uso de betabloqueadores em pacientes com doença cardiovascular e DPOC com taxas acima de 80%. Adicionalmente, estudos observacionais correlacionam a utilização de betabloqueadores com melhora de sobrevida em pacientes com doenças cardíacas e DPOC[17]. Em pacientes com IC especificamente, além da boa tolerância, a utilização de betabloqueadores em pacientes com DPOC diminuiu as taxas de exacerbações e atendimentos em unidades de emergência.[20]

As principais diretrizes de IC e DPOC recomendam a utilização de betabloqueadores em pacientes com IC e DPOC.[6,21] Deve-se dar preferência aos betabloqueadores mais cardiosseletivos (ex.: bisoprolol ou nebivolol) inicialmente em doses baixas com titulação progressiva de acordo com a tolerabilidade. É importante a observação de piora de sintomas e provas de função pulmonar no seguimento desses pacientes.

Uso de ivabradina na DPOC

A ivabradina é um bloqueador dos canais If do nó sinoatrial capaz de diminuir a frequência cardíaca sem reduzir a contratilidade miocárdica. Em pacientes com DPOC, a utilização desse bloqueador diminuiu a frequência cardíaca e a taquicardia após inalação com salbutamol sem reduzir a função pulmonar,[17] podendo ser uma boa opção em pacientes que não toleram o uso de betabloqueadores. Entretanto, a falta de evidências não permite recomendações consistentes seu uso nesse contexto.

Considerações finais

- A coexistência entre IC e DPOC não é rara, e as duas patologias apresentam mecanismos fisiopatológicos em comum com o aumento da atividade adrenérgica e da atividade inflamatória sistêmica.

- Tanto o diagnóstico da DPOC como o de IC podem ser dificultados pela presença concomitante das duas doenças.

- Além da piora no prognóstico, a presença da DPOC em pacientes com IC traz impacto importante no tratamento dessas condições.

- De modo geral, a utilização de anticolinérgicos de longa ação e de corticoide inalatório é segura no tratamento crônico da DPOC em pacientes com IC.

- Os betabloqueadores são recomendados em pacientes com disfunção ventricular e DPOC associadas. Preferencialmente, devem ser utilizados betabloqueadores cardiosseletivos.

- Apesar da evidência de boa tolerabilidade e dos benefícios suplantando os riscos, as recomendações de utilização de betabloqueadores em pacientes com IC e DPOC são tomadas por base em estudos observacionais e sujeitos a vieses.

• Referências bibliográficas

1. Griffo R, Spanevello A, Temporelli PL, Faggiano P, Carones M, Magni G, Ambrosino N, Tavazzi L. SUSPIRIUM Investigators. Italian Survey on Prevalence and Disease Management of Chronic Heart Failure and Chronic Obstructive Pulmonary Disease comorbidity in ambulatory patients. SUSPIRIUM study rationale and design. Monaldi Arch Chest Dis 2014 Mar; 82(1):29-34. PubMed PMID: 25481938.

2. Triposkiadis F, Giamouzis G, Parissis J, Starling RC, Boudoulas H, Skoularigis J, Butler J, Filippatos G. Reframing the association and significance of co-morbidities in heart failure. Eur J Heart Fail 2016 Jul; 18(7):744-58. doi: 10.1002/ejhf.600. Epub 2016 Jun 30. Review. PubMed PMID: 27358242.

3. Rusinaru D, Saaidi I, Godard S, Mahjoub H, Battle C, Tribouilloy C. Impact of chronic obstructive pulmonary disease on long-term outcome of patients hospitalized for heart failure. Am J Cardiol 2008; 101:353-8.

4. Hawkins NM, Khosla A, Virani SA, McMurray JJ, FitzGerald JM. B-type natriuretic peptides in chronic obstructive pulmonary disease: a systematic review. BMC Pulm Med 2017 Jan 10; 17(1):11. doi: 10.1186/s12890-016-0345-7. Review. PubMed PMID: 28073350; PubMed Central PMCID: PMC5223538.

5. Caravita S, Vachiéry JL. Obstructive Ventilatory Disorder in Heart Failure-Caused by the Heart or the Lung? Curr Heart Fail Rep 2016. Dec; 13(6):310-318. Review. PubMed PMID: 27817003.

6. Ponikowski P, Voors AA, Anker SD, Bueno H, Cleland JGF, Coats AJS, Falk V, González-Juanatey JR, Harjola VP, Jankowska EA, Jessup M, Linde C, Nihoyannopoulos P, Parissis JT, Pieske B, Riley JP, Rosano GMC, Ruilope LM, Ruschitzka F, Rutten FH, van der Meer P; ESC Scientific Document Group . 2016 ESC Guidelines for the diagnosis and treatment of acute and chronic heart failure: The Task Force for the diagnosis and treatment of acute and chronic heart failure of the European Society of Cardiology (ESC) Developed with the special contribution of the Heart Failure Association (HFA) of the ESC. Eur Heart J. 2016 Jul 14;37(27):2129-2200. doi:10.1093/eurheartj/ehw128. Epub 2016 May 20. Erratum in: Eur Heart J. 2016 Dec 30; PubMed PMID: 27206819.

7. Güder G, Brenner S, Störk S, Hoes A, Rutten FH. Chronic obstructive pulmonary disease in heart failure: accurate diagnosis and treatment. Eur J Heart Fail 2014 Dec; 16(12):1273-82. doi: 10.1002/ejhf.183. Epub 2014 Oct 27. Review. PubMed PMID: 25345927.

8. Hawkins NM, Khosla A, Virani SA, McMurray JJ, FitzGerald JM. B-type natriuretic peptides in chronic obstructive pulmonary disease: a systematic review. BMC Pulm Med 2017 Jan 10; 17(1):11. doi: 10.1186/s12890-016-0345-7. Review. PubMed PMID: 28073350; PubMed Central PMCID: PMC5223538.

9. Morrison LK, Harrison A, Krishnaswamy P, Kazanegra R, Clopton P, Maisel A. Utility of a rapid B-natriuretic peptide assay in differentiating congestive heart failure from lung disease in patients presenting with dyspnea. J Am Coll Cardiol 2002 Jan 16; 39(2):202-9. PubMed PMID: 11788208).

10. Januzzi JL Jr, Camargo CA, Anwaruddin S, Baggish AL, Chen AA, Krauser DG, Tung R, Cameron R, Nagurney JT, Chae CU, Lloyd-Jones DM, Brown DF, Foran-Melanson S, Sluss PM, Lee-Lewandrowski E, Lewandrowski KB. The N-terminal Pro-BNP investigation of dyspnea in the emergency department (PRIDE) study. Am J Cardiol 2005 Apr 15; 95(8):948-54. PubMed PMID: 15820160).

11. Geake JB, Dabscheck EJ, Wood-Baker R, Cates CJ. Indacaterol, a once-daily beta2-agonists, versus twice-daily beta-2-agonists or placebo for chronic obstructive pulmonary disease. Cochrane Database Syst Rev 2015;1:CD010139.

12. Triposkiadis F, Giamouzis G, Parissis J, Starling RC, Boudoulas H, Skoularigis J, Butler J, Filippatos G. Reframing the association and significance of co-morbidities in heart failure. Eur J Heart Fail. 2016 Jul;18(7):744-58. doi: 10.1002/ejhf.600. Epub 2016 Jun 30. Review. PubMed PMID: 27358242.

13. Michele TM, Pinheiro S, Iyasu S. The safety of tiotropium--the FDA's conclusions. N Engl J Med. 2010 Sep 16;363(12):1097-9. doi: 10.1056/NEJMp1008502. Epub 2010 Sep 8. PubMed PMID: 20843240.

14. van der Woude HJ, Zaagsma J, Postma DS, Winter TH, van Hulst M, Aalbers R. Detrimental effects of beta-blockers in COPD: a concern for nonselective beta-blockers. Chest. 2005 Mar;127(3):818-24. PubMed PMID: 15764762.

Capítulo 8

15. Loth DW, Brusselle GG, Lahousse L, Hofman A, Leufkens HG, Stricker BH. □-Adrenoceptor blockers and pulmonary function in the general population: the Rotterdam Study. Br J Clin Pharmacol. 2014 Jan; 77(1):190-200. doi: 10.1111/bcp.12181. PubMed PMID: 23772842; PubMed Central PMCID: PMC3895360.

16. Jabbour A, Macdonald PS, Keogh AM, Kotlyar E, Mellemkjaer S, Coleman CF, Elsik M, Krum H, Hayward CS. Differences between beta-blockers in patients with chronic heart failure and chronic obstructive pulmonary disease: a randomized crossover trial. J Am Coll Cardiol 2010 Apr 27;55(17):1780-7. doi: 10.1016/j.jacc.2010.01.024. PubMed PMID: 20413026.

17. Baker JG, Wilcox RG. β-Blockers, heart disease and COPD: current controversies and uncertainties. Thorax 2017 Mar;72(3):271-276. doi: 10.1136/thoraxjnl-2016-208412. Epub 2016 Dec 7. Review. PubMed PMID: 27927840.

18. Hawkins NM, MacDonald MR, Petrie MC, Chalmers GW, Carter R, Dunn FG, McMurray JJ. Bisoprolol in patients with heart failure and moderate to severe chronic obstructive pulmonary disease: a randomized controlled trial. Eur J Heart Fail 2009 Jul;11(7):684-90. doi: 10.1093/eurjhf/hfp066. Epub 2009 May 21. PubMed PMID: 19460848.

19. Düngen HD, Apostolovic S, Inkrot S, Tahirovic E, Töpper A, Mehrhof F, Prettin C, Putnikovic B, Neskovic AN, Krotin M, Sakac D, Lainscak M, Edelmann F, Wachter R, Rau T, Eschenhagen T, Doehner W, Anker SD, Waagstein F, Herrmann-Lingen C, Gelbrich G, Dietz R; CIBIS-ELD investigators and Project Multicentre Trials in the Competence Network Heart Failure. Titration to target dose of bisoprolol vs. carvedilol in elderly patients with heart failure: the CIBIS-ELD trial. Eur J Heart Fail 2011 Jun;13(6):670-80. doi: 10.1093/eurjhf/hfr020. Epub 2011 Mar 23. PubMed PMID: 21429992; PubMed Central PMCID: PMC3101867).

20. Puente-Maestu L, Calle M, Ortega-González A, Fuster A, González C, Márquez-Martín E, Marcos-Rodriguez PJ, Calero C, Rodríguez-Hermosa JL, Malo de Molina R, Aburto M, Sobradillo P, Alcázar B, Tirado-Conde G; GEMEPOC Group. Multicentric study on the beta-blocker use and relation with exacerbations in COPD. Respir Med 2014 May;108(5):737-44. doi: 10.1016/j.rmed.2014.02.009. Epub 2014 Feb 20. PubMed PMID: 24635914.

21. Vestbo J, Hurd SS, Agustí AG, Jones PW, Vogelmeier C, Anzueto A, Barnes PJ, Fabbri LM, Martinez FJ, Nishimura M, Stockley RA, Sin DD, Rodriguez-Roisin R. Global strategy for the diagnosis, management, and prevention of chronic obstructive pulmonary disease: GOLD executive summary. Am J Respir Crit Care Med 2013 Feb 15;187(4):347-65. doi: 10.1164/rccm.201204-0596PP. Epub 2012 Aug 9. Review PubMed PMID: 22878278.

Capítulo 9

Perioperatório de Cirurgias Não Cardíacas no Paciente com Insuficiência Cardíaca Sintomática

Danielle Menosi Gualandro
Fabiana Goulart Marcondes-Braga

Introdução

Atualmente são realizadas no momento cerca de 300 milhões de cirurgias não cardíacas por ano,[1] das quais 3 milhões são realizadas no Brasil.[2] A insuficiência cardíaca (IC) é uma síndrome clínica de grande importância para a saúde pública, uma vez que afeta cerca de 1%–2% da população em geral nos países desenvolvidos e atinge > 10% da população com masi de 70 anos de idade.[3] Dados recentemente publicados revelam prevalência nos Estados Unidos de cerca de 5,1 milhões de indivíduos, entre 2007–2012, com previsão de aumento de até 46% até 2030.[4] No Brasil, as doenças cardiovasculares são as principais causas de morte, sendo responsáveis por aproximadamente 29% das ocorridas. A IC, isoladamente, é também a principal causa de hospitalização no País. Cerca de 21% das internações por doenças cardiovasculares são por insuficiência cardíaca e dados do maior registro brasileiro de IC descompensada revelam alta taxa de mortalidade intra-hospitalar (12,6%).[5]

Com o envelhecimento da população mundial e o aumento da sobrevida de pacientes com doenças cardiovasculares, tem sido operado um número cada vez maior de idosos. Essa insuficiência é um fator de risco bem conhecido para eventos cardíacos perioperatórios. Dados de um grande registro de cirurgias não cardíacas que incluiu mais de 150.000 procedimentos em pacientes com mais de 65 anos revelaram que a presença de IC esteve associada com aumento de 63% no risco de mortalidade perioperatória e de 51% no risco de hospitalização em 30 dias em comparação com os pacientes sem cardiopatia, enquanto a presença de DAC sem IC, embora também preditora, conferiu menor risco: 8% para mortalidade e 16% para hospitalização em 30 dias.[6]

O objetivo da avaliação perioperatória não é "liberar" o paciente para cirurgia, mas determinar o risco cardiovascular para fazer uma avaliação com base em evidências do real risco-benefício do procedimento proposto. Para essa avaliação, é fundamental o papel da equipe multidisciplinar, na qual o cardiologista estima o risco cardiovascular, o cirurgião informa o prognóstico da doença de base, e o anestesiologista, o risco anestésico. Essas informações devem também ser passadas ao paciente para que todos definam qual o melhor tratamento para o paciente.

Estratificação de risco em pacientes com IC

Geralmente o objetivo da estratificação do risco cardiovascular é estabelecer um perfil de risco, isto é, estimar a chance de o paciente apresentar complicação perioperatória. Em primeiro lugar, a adequada anamnese e o exame físico completo são obrigatórios para todos os doentes.[7] Em pacientes com IC é importante a determinação da classe funcional da New York Heart Association (NYHA) e também da capacidade funcional do paciente. Pacientes com capacidade funcional > 4 METS (equivalentes metabólicos) e sem sintomas cardiovasculares apresentam baixa chance de complicações perioperatórias. Já ao exame físico devemos procurar por sinais clínicos de hipervolemia ou IC descompensada. A presença de terceira bulha, por exemplo, é preditor de complicação perioperatória.[7]

Assim, o primeiro passo na avaliação de pacientes com IC é determinar se ele se encontra com sintomas e/ou sinais de IC descompensada ou em classe funcional (CF) III ou IV da NYHA. Se o paciente reunir essas condições (consideradas condições cardiovasculares graves no perioperatório [Tabela 9.1], segundo a III Diretriz de Avaliação Cardiovascular Perioperatória da Sociedade Brasileira de Cardiologia), o risco de complicações será muito alto, devendo a cirurgia eletiva ser postergada e a terapia para IC otimizada, até que o paciente esteja em CF II da NYHA.[7] Em casos de cirurgia de emergência, o paciente deve ser encaminhado diretamente para a operação, mas também deve ser recomendado pós-operatório em UTI. Em casos de cirurgia de urgência e de pacientes com IC descompensada, ela deve ser adiada (se possível) até que haja melhora dos sinais clínicos de hipervolemia. Nesses casos cabe lembrar que muitas vezes a própria doença que motivou a cirurgia de urgência pode ser a causa da descompensação da IC, como, por exemplo, quadros infecciosos, como colecistite aguda ou pacientes com doença vascular periférica e lesões tróficas infectadas. Nessa situação, a cirurgia deve ser realizada rapidamente, porque só controlando a infecção é que a IC pode melhorar.

Outro caso a considerar são os pacientes com IC, CF III ou IV, cronicamente apesar da terapia otimizada em programação de cirurgias eletivas. Nessas ocasiões, devemos considerar a doença de base que motivou a cirurgia: ela apresenta prognóstico muito limitado sem cirurgia (paciente com neoplasia de pâncreas, por exemplo, que só ficaria curado com a cirurgia), esse paciente deve ser submetido a operação apesar do alto risco cardiovascular, com as orientações dos cuidados pós-operatórios em unidade de terapia intensiva. Já se ele for considerado de alto risco e estiver em programação de procedimento cuja doença de base não tem prognóstico ruim (por exemplo, colecistectomia para doença crônica calculosa), a manutenção do tratamento clínico seria a conduta mais adequada. Portanto, a individualização do tratamento e a discussão multidisciplinar são essenciais nesses pacientes de alto risco.

A estimativa de risco em pacientes com IC em CF I ou II da NYHA deve seguir as mesmas recomendações da estratificação de risco de pacientes sem IC. Existem diversas ferramentas/algoritmos para determinar o risco cardíaco em pacientes em programação de operações não cardíacas, que apesar de não apresentarem elevada acurácia são melhores do que o acaso para predizer complicações cardiovasculares no perioperatório e, assim, devem ser utilizados.[8]

• Quadro 9.1 Condições cardiovasculares graves no perioperatório

Insuficiência cardíaca classe funcional III/IV da NYHA
Edema agudo dos pulmões
Choque cardiogênico
Síndrome coronariana aguda
Doenças instáveis da aorta torácica
Angina classe funcional CCS III/IV
Bradiarritmias ou taquiarritmias graves (BAVT, TV)
Hipertensão arterial sistêmica não controlada (PA > 180 × 110 mmHg)
Fibrilação atrial de alta resposta ventricular (FC > 120 bpm)
Hipertensão arterial pulmonar sintomática

NYHA: New York Heart Association; CCS: Canadian Cardiovascular Society; PA: pressão arterial; FC: frequência cardíaca; BAVT: bloqueio atrioventricular total; TV: taquicardia ventricular. Adaptada da 3ª Diretriz de Avaliação Cardiovascular Perioperatória da Sociedade Brasileira de Cardiologia.[7]

A III Diretriz de Avaliação Cardiovascular Perioperatória da Sociedade Brasileira de Cardiologia recomenda a utilização de três algoritmos para determinação do risco de complicações cardiovasculares: o Índice de Risco Cardíaco Revisado de Lee (RCRI) (Tabela 9.1),[9] o índice desenvolvido pelo American College of Physicians (ACP) (Figura 9.1)[10] e o Estudo Multicêntrico de Avaliação Perioperatória (EMAPO), disponível em www.consultoriodigital.com.br.[11]

Na população específica de pacientes em programação de operações vasculares arteriais, o RCRI pode subestimar o risco de complicações,[12] sendo recomendada a utilização do algoritmo do Vascular Study Group of New England Cardiac Risk Index (VSG),[13] o qual corresponde a uma adaptação com variáveis adicionais àquelas contempladas no RCRI (Tabela 9.2). Todos os algoritmos têm vantagens e desvantagens que devem ser consideradas durante a sua utilização. Além disso, quando estimamos o risco, devemos estar cientes de qual desfecho estamos predizendo: o algoritmo do ACP prediz a ocorrência de infarto agudo do miocárdio (IAM) e o óbito cardiovascular, e o RCRI e o VSG estimam o risco da ocorrência de IAM, edema agudo dos pulmões, bloqueio atrioventricular total e parada cardiorrespiratória. A presença de IC pontua em todos os algoritmos, mas cabe ressaltar que nenhum considera a classe funcional. Apenas 6%–7% (282 pacientes) da população utilizada nas coortes de derivação e validação do RCRI apresentavam IC, e a maioria dos pacientes do EMAPO era de baixo risco.[9,11]

- **Tabela 9.1** Índice de risco cardíaco revisado de Lee

Variáveis
Operação intra-peritoneal, intratorácica ou vascular supra-inguinal
Doença arterial coronária
Insuficiência cardíaca
Doença cerebrovascular
Creatinina > 2,0 mg/dL
Diabetes em uso de insulina

Classe	Variáveis	Risco CV
I	0	0,4% – baixo
II	1	0,9% – baixo
III	2	7% – intermediário
IV	≥ 3	11% – alto

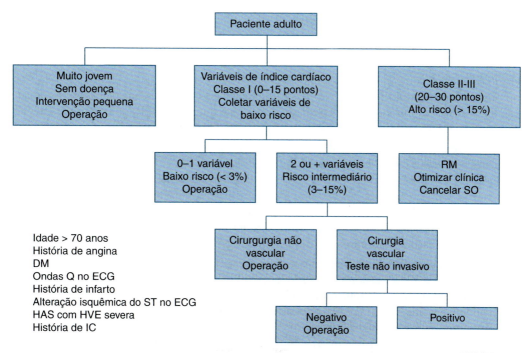

- **Figura 9.1** *American College of Physicians* (ACP)

• Tabela 9.2 *Vascular Study Group of New England Cardiac Risk Index* (VSG)

Idade ≥ 80 anos	4 pts	Creatinina > 1,8 mg/dL	2 pts
Idade 70–79 anos	3 pts	Tabagismo atual ou prévio	1 pt
Idade 60–69 anos	2 pts	Diabetes com insulinoterapia	1 pt
Doença coronariana	2 pts	Uso crônico de β-bloqueador	1 pt
Insuficiência cardíaca	2 pts	Revascularização miocárdica prévia	−1 pt
DPOC	2 pts		

Pontos	Complicações CV	Pontos	Complicações CV
0–3	2,6%	6	6,6%
4	3,5%	7	8,9%
5	6%	≥ 8	14,9%

Entretanto, como não existem estudos avaliando qual algoritmo seria o mais indicado para pacientes com IC, nem um algoritmo de risco desenvolvido exclusivo para pacientes com IC, os algoritmos recomendados na Diretriz de Avaliação Cardiovascular Perioperatória devem ser usados, mas a opinião pessoal e o bom senso do cardiologista podem ser manifestados na avaliação final.[7]

Quando o objetivo for a análise da estimativa de risco global, não relacionado apenas a desfechos de morbimortalidade cardiovascular, pode-se utilizar a ferramenta recentemente desenvolvida pelo Colégio Americano de Cirurgiões com dados de mais de 1 milhão de operações, o *ACS NSQIP Surgical Risk Calculator*. O índice contempla, além do tipo específico de procedimento cirúrgico a ser adotado, 21 variáveis clínicas, fornecendo estimativa de risco de oito desfechos diferentes.[14] Essa ferramenta só pode ser utilizada online, no site: www.riskcalculator.facs.org

Resumindo, os algoritmos de avaliação perioperatória, os quais apresentam vantagens e limitações, nenhum ficando isento de erros, devem complementar e nunca substituir a avaliação do médico. Nem sempre existem dados ou evidências disponíveis na literatura para todas as situações. Portanto, a avaliação deve ser individualizada, sempre considerando a avaliação multidisciplinar do risco-benefício da operação.

Ecodopplercardiograma

Em pacientes com sintomas de IC, o ecocardiograma é o exame fundamental, uma vez que determina se o paciente apresenta IC com fração de ejeção reduzida (ICFER) ou preservada (ICFEP) ou irá mudar o tratamento recomendado.

Dois estudos demonstraram que a fração de ejeção reduzida é um preditor de eventos cardiovasculares pós-operatórios. Healey e cols.[15] estudaram 174 pacientes com IC submetidos a operações não cardíacas, dos quais 90 apresentavam FE acima de 50%. A presença de ICFER foi preditor independente do desfecho cardiovascular composto, que incluía IC aguda, IAM e morte no pós-operatório, e a presença de FE abaixo de 30% foi um preditor independente de mortalidade em 30 dias.[15] Em outro estudo, Flu e cols.[16] realizaram ecocardiograma em 1.000 pacientes em programação de operações vasculares e encontraram FE abaixo de 50% em 506 pacientes (50%), sendo 80% assintomáticos.

Os autores demonstraram que, em pacientes submetidos a operações vasculares pela técnica convencional, a FE < 50% assintomática foi associada aos eventos cardiovasculares (IAM, elevação de troponina e morte cardiovascular) em 30 dias e com mortalidade a longo prazo. Já em pacientes submetidos a operações endovasculares, apenas IC sintomática foi associada aos eventos cardiovasculares e mortalidade.[16] Nesse estudo, a presença de disfunção diastólica também foi associada a eventos cardiovasculares. Em uma revisão sistemática recente, Fayad e cols.[17] sugerem que a presença de disfunção diastólica assintomática pode estar associada a eventos cardiovasculares.[17]

Portanto, o ecocardiograma deve ser realizado em todos os pacientes com IC ou sintomas sugestivos que serão submetidos à cirurgia de risco intermediário ou alto sem avaliação no último ano ou que apresentaram piora clínica.[7]

Peptídeos natriuréticos

O peptídeo natriurético tipo B (BNP) e a fração amino terminal do ProBNP (NT-proBNP) são liberados na circulação sanguínea pelo miocárdio em resposta a múltiplos estímulos fisiológicos, como estresse miocárdico, isquemia e outros. Eles são biomarcadores amplamente utilizados para auxiliar no diagnóstico de IC crônica (BNP > 35 pg/mL ou NT-proBNP > 125 pg/mL) e IC aguda em pacientes com dispneia na unidade de emergência (valores de BNP < 100 ou NTproBNP < 300 praticamente afastam a IC como causa de dispneia na sala de emergência; BNP > 400 ou NTproBNP > 900 sugerem o diagnóstico fortemente).[18]

Desde 2007 têm sido publicados diversos trabalhos, incluindo metanálises, demonstrando que níveis elevados de BNP ou NT-proBNP são preditores independentes de complicações cardiovasculares perioperatórias e mortalidade.[19-22] Portanto, esses biomarcadores podem ser usados para aprimorar a estratificação do risco cardiovascular em pacientes submetidos a operações não cardíacas.[7] Entretanto, esses estudos foram realizados na população em geral e não somente em pacientes com IC. Além disso, não existe consenso sobre qual *cut-off* deve ser utilizado no perioperatório. Em uma metanálise envolvendo 2.179 pacientes submetidos a cirurgia não cardíaca, os autores demonstraram que níveis pré-operatórios de BNP ≥ 92 pg/mL ou NTproBNP > 300 pg/mL conferem aumento do risco de morte ou infarto não fatal em 3,4 vezes, e níveis pós-operatórios BNP > 400 pg/mL e de NTproBNP > 900 conferem aumento de risco em 2,68 e 1,79 vezes, respectivamente.[20] Em outro estudo incluindo 297 pacientes submetidos a procedimentos de emergência, Farzi e cols.[17] demonstraram que pacientes com NT-proBNP > 1.600 mg/mL apresentaram aumento em quatro vezes o risco de eventos cardiovasculares (IAM não fatal, IC aguda ou morte cardiovascular) durante a internação.[23] Em outro estudo incluindo pacientes com fratura de quadril submetidos a cirurgia de urgência, pacientes com NT-proBNP acima de 806 pg/mL e, principalmente, acima de 2.370 pg/mL apresentaram maior mortalidade.[24] Cabe ressaltar que esses pacientes apresentavam níveis de peptídeos natriuréticos compatíveis com IC aguda e, por isso, apresentaram maior mortalidade.

Por essa razão, os peptídeos natriuréticos podem ser úteis para auxiliar a estratificação do risco em pacientes com IC, devendo ser solicitados no pré-operatório.[7]

Solicitação de exames adicionais para pesquisa de doença arterial coronariana

Para paciente em programação de cirurgias de urgência ou emergência, os exames para pesquisa de doença arterial coronária (DAC) não devem ser solicitados, uma vez que só o expõem a maior risco de postergar uma cirurgia urgente e não altera a conduta, porque não existe tempo hábil para revascularização miocárdica, se indicada.[7]

Em pacientes com IC classe funcional III ou IV da NYHA, como mencionado, o tratamento da IC deve ser otimizado, o que inclui a investigação e o tratamento de DAC como recomendados nas diretrizes de IC crônica.[18]

Para pacientes em programação de cirurgias eletivas em classe funcional I ou II da NYHA, a solicitação de provas para o diagnóstico de DAC respeita as mesmas indicações dos pacientes sem IC.[7] Existem poucas indicações de solicitação de provas funcionais no pré-operatório de operações não cardíacas, porque dois estudos randomizados demonstraram que a revascularização miocárdica profilática não reduz a ocorrência de eventos cardíacos no pós-operatório.[25,26] Portanto, as provas funcionais com estresse farmacológico devem ser indicadas apenas em pacientes com risco intermediário ou alto de acordo com os algoritmos já mencionados em programação de cirurgias vasculares arteriais (grau de recomendação IIa, nível de evidência B). Essas provas também podem ser indicadas em pacientes com estimativa de risco intermediário ou alto de complicações, programação de operações de risco intermediário e baixa capacidade funcional (abaixo de 4 METS), mas como grau de recomendação IIb (não está claro que o benefício supere o risco) e nível de evidência C.[7] Pacientes submetidos à revascularização miocárdica nos últimos 5 anos ou com exames para DAC nos últimos 2 anos não necessitam repetir a investigação. Cabe lembrar que essas recomendações se referem a pacientes SEM angina. Aqueles com angina e IC devem ser investigados como indicado pelas diretrizes atuais de IC e DAC.[18]

A indicação da revascularização miocárdica no pré-operatório deve ser reservada para casos selecionados, como pacientes com indicação de revascularização miocárdica segundo diretrizes de DAC crônica,[27] independentemente do contexto perioperatório ou naqueles com grandes áreas isquêmicas demonstradas na prova funcional solicitada no pré-operatório. Ao indicar a revascularização, deve-se sempre respeitar o intervalo de segurança recomendado entre a revascularização miocárdica e o procedimento cirúrgico não cardíaco (Tabela 9.3), uma vez que tanto a suspensão precoce da dupla antiagregação, quanto a sua manutenção no perioperatório estão relacionadas ao aumento dos eventos adversos perioperatórios (trombose de *Stent* e IAM ou sangramentos).[7]

Manejo da IC de fração de ejeção reduzida no perioperatório
Manejo da IC no pré-operatório

Apesar do conceito bem estabelecido de que a presença de IC é fator de risco importante para morbimortalidade perioperatória, são escassos os dados relacionados a complicações que ocorrem no pós-operatório de cirurgias não cardíacas em pacientes com IC.

Estudo multicêntrico avaliou pacientes submetidos a cirurgia não cardíaca e comparou 5.094 com diagnóstico IC aguda nova ou IC crônica descompensada nos últimos 30 dias que antecederam a cirurgia aos outros 5.094 sem IC pareados pelas características basais. A piora da IC no período perioperatório se associou a aumento de duas vezes na mortalidade em 30 dias (p < 0,001) e aumento da morbidade (complicações pós-operatórias) em 1,5 vez (p < 0,001), além de aumento do risco de desenvolvimento de insuficiência renal, necessidade de ventilação mecânica por mais de 48 horas, pneumonia, parada cardíaca, intubação não planejada, sépsis e infecção urinária (todos p < 0,05).[24]

Esses achados embasam o conceito de que assim como a avaliação de risco perioperatório em pacientes com IC depende da condição clínica em que ele se encontra, o manejo perioperatório adequado também varia com a classe funcional no momento da cirurgia. O uso da classificação da NYHA pode ser útil para definir o melhor manejo perioperatório.

Assim, as cirurgias eletivas em pacientes com IC descompensada (classe funcional III/IV, segundo a NYHA) ou com IC de início recente, cujo tratamento ainda não foi otimizado, devem ser postergadas até a compensação clínica e/ou a otimização terapêutica com vistas a doses adequadas

• **Tabela 9.3** Intervalos de segurança entre a revascularização miocárdica e a operação não cardíaca

Estratégia de RM	Intervalo mínimo	Intervalo ideal
Cirúrgica		30 dias
ATC com balão		14 dias
ATC com *stent* convencional	14 dias	6 semanas
ATC com *stent* farmacológico	3 meses	6 meses
RM no contexto SCA	= eletiva	1 ano

RM: revascularização miocárdica; ATC: angioplastia coronária; SCA: síndrome coronariana aguda. Adaptada da 3ª Diretriz de Avaliação cardiovascular Perioperatória da Sociedade Brasileira de Cardiologia.[7]

das medicações preconizadas para o tratamento da IC. Enquanto pacientes em NYHA I/II já em uso da terapêutica para IC em doses otimizadas podem ser submetidos à cirurgia não cardíaca, devem apenas ser tomados os cuidados para evitar descompensação da doença no período perioperatório.

O uso dos peptídeos natriuréticos (BNP ou NT-proBNP) pode ser útil na avaliação dos pacientes com IC. Embora os estudos que mostraram os níveis elevados de BNP/NTproBNP no pré- e no pós-operatório serem preditores de eventos não tenham sido realizados em pacientes com IC,[19,20] esses biomarcadores estão bem estabelecidos como marcadores prognósticos da IC e refletem a descompensação da doença.[18,30] Portanto, os níveis elevados associados a sinais de congestão podem indicar necessidade de otimização terapêutica antes de se procede à cirurgia eletiva.

Com relação à terapêutica há fortes evidências de que o uso de inibidores da enzima conversora de angiotensina II – IECA (ou bloqueadores dos receptores de angiotensina II – BRA nos intolerantes aos IECA), betabloqueadores e antagonistas mineralocorticoides em doses otimizadas são fundamentais para reduzir a morbimortalidade em pacientes com IC.[18,30] Embora existam evidências de que a administração de IECA ou BRA no dia que antecede a cirurgia não cardíaca se associe a maior incidência de hipotensão,[28] os estudos que avaliaram tal complicação não envolveram pacientes com IC. Ao se considerarem a fisiopatologia da doença e a importância da vasodilatação periférica para evitar descompensação da IC, recomenda-se que essas medicações sejam mantidas no período perioperatório e que o estado hemodinâmico do paciente seja cuidadosamente monitorado, visando à reposição volêmica adequada se necessário.[3,7] Após a cirurgia, tais medicações devem ser reintroduzidas o mais precoce possível. Na impossibilidade de administração de medicação por via oral deve ser considerada a administração por sonda nasoenteral ou via venosa.

A manutenção de betabloqueador em pacientes submetidos a cirurgias não cardíacas está associada a menor incidência de eventos adversos. Em pacientes com IC, os dados de literatura são escassos. Diante dos benefícios dessa classe de medicação em pacientes com IC é recomendada sua manutenção no período perioperatório em pacientes em uso crônico. No entanto, a introdução naqueles que não faziam uso previamente ou o aumento da dose habitual não é recomendado, a menos que haja tempo suficiente antes da realização da cirurgia.[3,7]

Outras medicações preconizadas para o tratamento da IC crônica,[18] como digoxina, ivabradina, associação de hidralazina-nitrato e diuréticos, devem ser mantidas quando já fizerem parte do arsenal terapêutico do paciente a ser submetido à cirurgia não cardíaca ou iniciadas para compensação clínica de pacientes crônicos que ainda persistam muito sintomáticos para serem submetidos à cirurgia não cardíaca. Especial cuidado deve ser tomado em relação ao uso de diuréticos, uma vez que, embora sejam essenciais para reduzir congestão e manter o paciente compensado para a realização de cirurgia, seu uso em excesso pode ocasionar a hipovolemia e agravar a hipotensão.

Manejo da IC no pós-operatório

Os pacientes com IC de fração de ejeção reduzida submetidos a cirurgias não cardíacas podem apresentar IC aguda no pós-operatório e manifestar-se de diferentes maneiras: hipotensão secundária à hipovolemia, hipotensão por baixo débito cardíaco, edema agudo de pulmão, choque cardiogênico ou isquemia miocárdica.[29]

Diante desses riscos descritos e de acordo com a gravidade da disfunção sistólica, mesmo os pacientes aparentemente compensados (NYHA I/II) necessitam de monitoração hemodinâmica quando submetidos à cirurgia não cardíaca.

O manejo de volemia merece destaque especial, uma vez que a infusão de fluidos no pós-operatório imediato é frequentemente necessária e, diante da disfunção sistólica, há grande tendência

Capítulo 9

77

à hipervolemia e congestão pulmonar ou sistêmica.[3] O uso de diuréticos e reintrodução precoce de vasodilatadores no pós-operatório pode auxiliar nesse manejo. No entanto, o paciente pode evoluir com hipotensão, exigindo reposição volêmica, muitas vezes associada ao uso de drogas inotrópicas.

Diante de sinais clínicos de IC aguda no pós-operatório, é necessário buscar possíveis causas de descompensação, estando entre elas a isquemia miocárdica e a arritmia cardíaca. Assim, nessa situação, pode-se considerar a realização de eletrocardiograma, marcadores de necrose miocárdica, radiografia de tórax, ecodopplercardiograma e biomarcadores de IC.

O tratamento deve ser realizado da mesma maneira do que a IC aguda fora do contexto perioperatório. A Tabela 9.2 reúne alvos terapêuticos para o pacientes com IC aguda.[29]

Manejo da IC de fração de ejeção preservada no perioperatório

O diagnóstico de ICFEP é definido em pacientes com sinais e sintomas de IC na presença de ICFVE ≥ 50%.[18] Embora os pacientes com ICFER apresentem pior prognóstico, aproximadamente 50% deles com IC apresentam fração preservada. Dados do I Registro Brasileiro de IC Aguda (BREATH) revelam que 40% dos pacientes admitidos por IC descompensada também apresentam ICFEP.[5]

A fisiopatologia envolvida na ICFEP é heterogênea e geralmente está associada a outras alterações cardiovasculares concomitantes, como doença coronariana, fibrilação atrial, hipertensão arterial sistêmica ou hipertensão pulmonar, assim como outras doenças não cardiovasculares, como diabetes, doença renal crônica, anemia e outras.[18,30]

Com relação ao tratamento de pacientes com ICFEP não há terapêutica específica que revele redução de mortalidade como ocorre para a ICFER. No entanto, há evidências de que as comorbidades devem ser tratadas e controladas para melhorar os sintomas desses pacientes. No atual contexto, merece destaque o uso de diuréticos, que é essencial para aliviar os sintomas de congestão.[18,30]

As peculiaridades envolvidas em sua fisiopatologia interferem no manejo no pós-operatório desses pacientes. Devido a maior rigidez ventricular esquerda, são susceptíveis ao edema pulmonar secundário à sobrecarga de volume. Portanto, o uso de diuréticos e vasodilatadores pode ser necessário para evitar hipervolemia e elevação da pós-carga.

Consideração final

Os pacientes com IC representam população de risco no período perioperatório. A avaliação da função ventricular e da medida de biomarcadores como peptídeos natriuréticos podem auxiliar a estratificação de risco deses pacientes. Assim como a avaliação de risco perioperatório depende da condição clínica em que o paciente se encontra, o manejo perioperatório adequado também varia com o estado funcional no momento da cirurgia. Em condições em que ele se encontra descompensado ou com diagnóstico recente de IC aguda, recomenda-se postergar cirurgias eletivas até a compensação clínica. As orientações perioperatórias gerais estão na Tabela 9.4 e devem incluir a manutenção das medicações de uso habitual e a monitoração do estado volêmico do paciente.

• Tabela 9.4 Orientações gerais para pacientes com IC em programação de operações não cardíacas

Evitar sobrecarga de volume
Manter medicações de uso habitual
Evitar distúrbio hidroeletrolítico
Considerar pós-operatório em unidade semi-intensiva ou intensiva

• Referências bibliográficas

1. Weiser TG, Haynes AB, Molina G, Lipsitz SR, Esquivel MM, Uribe-Leitz T et al. Estimate of the global volume of surgery in 2012: an assessment supporting improved health outcomes. Lancet 2015; 385 Suppl 2:S11.
2. Yu PC, Calderaro D, Gualandro DM, Marques AC, Pastana AF, Prandini JC et al. Non-cardiac surgery in developing countries: epidemiological aspects and economical opportunities--the case of Brazil. PLoS One 2010; 5(5):e10607.
3. Kristensen SD, Knuuti J, Saraste A, Anker S, Bøtker HE, Hert SD et al. ESC/ESA Guidelines on non-cardiac surgery: cardiovascular assessment and management: The Joint Task Force on non-cardiac surgery: cardiovascular assessment and management of the European Society of Cardiology (ESC) and the European Society of Anaesthesiology (ESA). Eur Heart J 2014; 35(35):2383-431.
4. Go AS, Mozaffarian D, Roger VL, Benjamin EJ, Berry JD, Blaha MJ et al. Heart disease and stroke statistics--2014 update: a report from the American Heart Association. Circulation 2014; 129(3):e28-e292.
5. Albuquerque DC, Neto JD, Bacal F, Rohde LE, Bernardez-Pereira S, Berwanger O et al. I Brazilian Registry of Heart Failure – Clinical Aspects, Care Quality and Hospitalization Outcomes. Arq Bras Cardiol 2015; 104(6):433-42.
6. Hammill BG, Curtis LH, Bennett-Guerrero E, O'Connor CM, Jollis JG, Schulman KA et al. Impact of heart failure on patients undergoing major noncardiac surgery. Anesthesiology 2008; 108(4):559-67.
7. Gualandro DM, Yu PC, Caramelli B, Marques AC, Calderaro D, Fornari LS et al. 3ª Diretriz de Avaliação Cardiovascular Perioperatória da Sociedade Brasileira de Cardiologia. Arq Bras Cardiol 2017; 109(3Suppl.1):1-104.
8. Gilbert K, Larocque BJ, Patrick LT. Prospective evaluation of cardiac risk indices for patients undergoing noncardiac surgery. Ann Intern Med 2000; 133(5):356-9.
9. Lee TH, Marcantonio ER, Mangione CM, Thomas EJ, Polanczyk CA, Cook EF, et al. Derivation and prospective validation of a simple index for prediction of cardiac risk of major noncardiac surgery. Circulation 1999; 100(10):1043-9.
10. Guidelines for assessing and managing the perioperative risk from coronary artery disease associated with major noncardiac surgery. American College of Physicians. Ann Intern Med 1997; 127(4):309-12.
11. Pinho C, Grandini PC, Gualandro DM, Calderaro D, Monachini M, Caramelli B. Multicenter study of perioperative evaluation for noncardiac surgeries in Brazil (EMAPO). Clinics (Sao Paulo) 2007; 62(1):17-22.
12. Gualandro DM, Puelacher C, LuratiBuse G, Llobet GB, Yu PC, Cardozo FA et al. Prediction of major cardiac events after vascular surgery. J Vasc Surg 2017.
13. Bertges DJ, Goodney PP, Zhao Y, Schanzer A, Nolan BW, Likosky DS et al. The Vascular Study Group of New England Cardiac Risk Index (VSG-CRI) predicts cardiac complications more accurately than the Revised Cardiac Risk Index in vascular surgery patients. J Vasc Surg 2010; 52(3):674-83, 83.e1-83.e3.
14. Bilimoria KY, Liu Y, Paruch JL, Zhou L, Kmiecik TE, Ko CY et al. Development and evaluation of the universal ACS NSQIP surgical risk calculator: a decision aid and informed consent tool for patients and surgeons. J Am Coll Surg 2013; 217(5):833-42.e1-3.
15. Healy KO, Waksmonski CA, Altman RK, Stetson PD, Reyentovich A, Maurer MS. Perioperative outcome and long-term mortality for heart failure patients undergoing intermediate- and high-risk noncardiac surgery: impact of left ventricular ejection fraction. Congest Heart Fail 2010; 16(2):45-9.
16. Flu WJ, van Kuijk JP, Voûte MT, Kuiper R, Verhagen HJ, Bax JJ et al. Asymptomatic low ankle-brachial index in vascular surgery patients: a predictor of perioperative myocardial damage. Eur J Vasc Endovasc Surg 2010; 39(1):62-9.
17. Fayad A, Ansari MT, Yang H, Ruddy T, Wells GA. Perioperative Diastolic Dysfunction in Patients Undergoing Noncardiac Surgery Is an Independent Risk Factor for Cardiovascular Events: A Systematic Review and Meta-analysis. Anesthesiology 2016; 125(1):72-91.
18. Ponikowski P, Voors AA, Anker SD, Bueno H, Cleland JG, Coats AJ et al. 2016 ESC Guidelines for the diagnosis and treatment of acute and chronic heart failure: The Task Force for the diagnosis and treatment of acute and chronic heart failure of the European Society of Cardiology (ESC)Developed with the special contribution of the Heart Failure Association (HFA) of the ESC. Eur Heart J 2016; 37(27):2129-200.
19. Rodseth RN, Lurati Buse GA, Bolliger D, Burkhart CS, Cuthbertson BH, Gibson SC et al. The predictive ability of pre-operative B-type natriuretic peptide in vascular patients for major adverse cardiac events: an individual patient data meta-analysis. J Am Coll Cardiol 2011; 58(5):522-9.
20. Rodseth RN, Biccard BM, Le Manach Y, Sessler DI, Lurati Buse GA, Thabane L et al. The prognostic value of pre-operative and post-operative B-type natriuretic peptides in patients undergoing noncardiac surgery: B-type natriuretic peptide and N-terminal fragment of pro-B-type natriuretic peptide: a systematic review and individual patient data meta-analysis. J Am Coll Cardiol 2014; 63(2):170-80.
21. Karthikeyan G, Moncur RA, Levine O, Heels-Ansdell D, Chan MT, Alonso-Coello P et al. Is a pre-operative brain natriuretic peptide or N-terminal pro-B-type natriuretic peptide measurement an independent predictor of adverse cardiovascular outcomes within 30 days of noncardiac surgery? A systematic review and meta-analysis of observational studies. J Am Coll Cardiol 2009; 54(17):1599-606.
22. Ryding AD, Kumar S, Worthington AM, Burgess D. Prognostic value of brain natriuretic peptide in noncardiac surgery: a meta-analysis. Anesthesiology 2009; 111(2):311-9.
23. Farzi S, Stojakovic T, Marko T, Sankin C, Rehak P, Gumpert R et al. Role of N-terminal pro B-type natriuretic peptide in identifying patients at high risk for adverse outcome after emergent non-cardiac surgery. Br J Anaesth 2013; 110(4):554-60.

Capítulo 9

24. Maile MD, Engoren MC, Tremper KK, Jewell E, Kheterpal S. Worsening preoperative heart failure is associated with mortality and noncardiac complications, but not myocardial infarction after noncardiac surgery: a retrospective cohort study. Anesth Analg 2014; 119(3):522-32.
25. McFalls EO, Ward HB, Moritz TE, Goldman S, Krupski WC, Littooy F et al. Coronary-artery revascularization before elective major vascular surgery. N Engl J Med 2004; 351(27):2795-804.
26. Poldermans D, Schouten O, Vidakovic R, Bax JJ, Thomson IR, Hoeks SE et al. A clinical randomized trial to evaluate the safety of a noninvasive approach in high-risk patients undergoing major vascular surgery: the DECREASE-V Pilot Study. J Am Coll Cardiol 2007; 49(17):1763-9.
27. Montalescot G, Sechtem U, Achenbach S, Andreotti F, Arden C, Budaj A et al. ESC guidelines on the management of stable coronary artery disease: the Task Force on the management of stable coronary artery disease of the European Society of Cardiology. Eur Heart J 2013; 34(38):2949-3003.
28. Rosenman DJ, McDonald FS, Ebbert JO, Erwin PJ, LaBella M, Montori VM. Clinical consequences of withholding versus administering renin-angiotensin-aldosterone system antagonists in the preoperative period. J Hosp Med 2008; 3(4):319-25.
29. Alvarez Escudero J, Calvo Vecino JM, Veiras S, García R, González A, CPG WGot. Clinical Practice Guideline (CPG). Recommendations on strategy for reducing risk of heart failure patients requiring noncardiac surgery: reducing risk of heart failure patients in noncardiac surgery. Rev Esp Anestesiol Reanim 2015; 62(7):359-419.
30. Bocchi EA, Marcondes-Braga FG, Bacal F, Ferraz AS, Albuquerque D, Rodrigues DeA et al. [Updating of the Brazilian guideline for chronic heart failure - 2012]. Arq Bras Cardiol 2012; 98(1 Suppl 1):1-33.

Capítulo 10

Como Manusear Síndromes Isquêmicas Agudas Cerebral e Cardíaca no Paciente com Disfunção Ventricular

Francisco Akira Malta Cardozo
Tatiana de Carvalho Andreucci Torres Leal
Alexandre de Matos Soeiro

Introdução

Com o envelhecimento populacional e os avanços na terapêutica das diversas patologias cardiovasculares que levavam ao óbito, a prevalência de pacientes com insuficiência cardíaca (IC) vem aumentando exponencialmente e tomando proporções epidêmicas.

É estimado que cerca de 23 milhões de pessoas possuam IC no mundo. Já dados americanos sugerem uma prevalência de cerca de 5,7 milhões acometidas no País com tendência a aumentar para 25% até 2030.[1] No Brasil, dados do DATASUS revelam que cerca de 20% das internações de etiologia cardíaca são por IC e que a síndrome é responsável por mais de 25.000 mortes anuais.[2]

Entre os pacientes com disfunção ventricular, sabemos que a ocorrência de um novo fenômeno isquêmico, tal como uma síndrome coronariana aguda ou um acidente vascular encefálico, possui elevada morbi/mortalidade, sendo necessária uma abordagem especializada e multidisciplinar para o correto manejo desses pacientes.

Síndromes isquêmicas cerebrais e disfunção ventricular

Epidemiologia e fisiopatologia

A ocorrência de síndromes isquêmicas cerebrais é significativa nos pacientes com disfunção ventricular. Cerca de 14% dos pacientes que sofrem acidente vascular cerebral (AVC) possuem IC e até 20% daqueles que apresentaram esse acidente possuem algum grau de disfunção ventricular (fração de ejeção [FE] de < 50%).[3]

O registro brasileiro de IC – BREATHE, que avaliou 1.261 pacientes com IC entre 2011 e 2012, mostrou prevalência de 12,6% de AVC prévio na população estudada.[2] Já nos diversos ensaios clínicos avaliando terapêuticas na IC foi observada uma incidência de AVC de 1%–4,6% ao ano.[3]

Um fato que chama a atenção nas coortes de pacientes com disfunção ventricular é que a ocorrência de AVC possui maior incidência nos primeiros 6 meses do diagnóstico. No estudo de Rotterdam, que seguiu 7.546 pacientes por 10 anos, foi observado aumento de cinco vezes do risco de AVC no primeiro mês após o diagnóstico da IC. No entanto, o risco se atenuava ao longo do tempo, não sendo mais significativo após 6 meses.[4]

No entanto, uma grande limitação dos estudos é a alta prevalência de fibrilação atrial (FA), que pode justificar a maior incidência de eventos tromboembólicos (Tabela 10.1).

• **Tabela 10.1** Dados de análises *post-hoc* sobre tromboembolismo nos *trials* de insuficiência cardíaca

Estudo	N	Seguimento (meses)	Fibrilação atrial (%)	Uso de anticoagulante	AVC (% ao ano)	Embolia sistêmica (% ao ano)
CONSENSUS[5]	253	73	50	34	4,6	NA
V-HeFT I[6]	642	44	15	19	1,8	2,5
V-HeFT II[7]	840	53	15	21	1,8	2,3
PROMISE[8]	1.088	54	NA	30	3,5	NA
SCD-HeFT[9]	2.114	44	0	46	2,6	1,0
SAVE[10]	2.231	100	NA	28	1,5	NA
EMPHASIS-HF[11]	2.737	21	31	NA	1,0	NA
SOLVD[12]	6.797	79	6	28	1,1	1,6
VALIANT[13]	14.703	25	13,6/6,3	9,5	2,33	NA

Adaptada de Lip, G.Y.H et al.
CONSENSUS (Cooperative North Scandinavian Enalapril Survival Study); EMPHASIS-HF (Eplerenone in Mild Patients Hospitalization and Survival Study in Heart Failure); PROMISE (Prospective Randomized Milrinone Survival Evaluation); SAVE (Survival and Ventricular Enlargement); SCD-HeFT (Sudden Cardiac Death in Heart Failure Trial); SOLVD (Study of Left Ventricular Dysfunction [both Treatment and Prevention trials]); V-HeFT I and II (Vasodilator-Heart Failure Trials); VALIANT (Valsartan in Acute Myocardial iNfarcTion).

Diversos mecanismos fisiopatológicos podem explicar a incidência elevada de fenômenos tromboembólicos nessa população específica, sendo observadas nos pacientes com disfunção ventricular as alterações clássicas da tríade de Virchow (Figura 10.1):

- **Estase sanguínea:** pacientes com dilatação de câmaras e disfunção ventricular possuem fluxo deficiente com maior componente de estase, principalmente nas regiões discinéticas ou aneurismáticas.[14]
- **Disfunção endotelial:** estudos observaram a alta prevalência de fenômenos ateroscleróticos, menor produção de óxido nítrico e maiores níveis de fator de Von Willebrand e E-selectinas revelando marcadores de lesão endotelial nessa população.[15-17]
- **Ativação de fatores protrombóticos:** foi observado nos pacientes com disfunção ventricular um estado de hipercoagulabilidade e disfunção plaquetária com maior tendência de fenômenos trombóticos. Juntamente a alta prevalência de anemia aumentando os níveis de eritropoietina (uma citocina pró-trombótica) pode colaborar para o processo.[18,19]

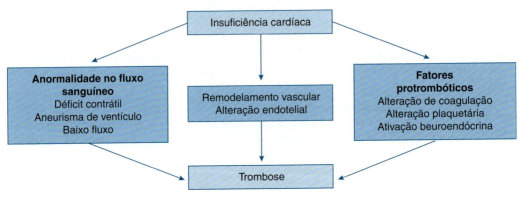

• **Figura 10.1** A tríade de Virchow na insuficiência cardíaca. Adaptada de Lip GYH et al.

Terapia antitrombótica nos pacientes com fibrilação atrial e disfunção ventricular

A fibrilação atrial é uma complicação frequente dos pacientes com IC com prevalência variando de cerca de 10% nos pacientes classe funcional I (NYHA) até quase 50% dos pacientes em classe funcional IV.

A grande maioria dos pacientes com disfunção ventricular possui alto risco de eventos embólicos quando avaliados pelos diferentes escores, como o tradicional CHA_2DS_2-VASC em que qualquer pontuação acima de 1 já está relacionada com uma incidência de eventos acima de 2% ao ano, indicando a anticoagulação.[20]

Quanto à escolha do anticoagulante entre varfarina ou anticoagulantes orais diretos (DOACs), uma metanálise publicada em 2013 no JAMA comparou o uso de DOACs *versus* varfarina. Foram analisados os dados dos principais estudos que avaliaram a rivaroxabana, dabigatrana, apixabana e edoxabana, somando um total de 42.411 pacientes no grupo DOAC e 29.272 no grupo varfarina (Tabela 10.2). A prevalência de IC nessa população variou entre 32%–63%, sendo observado que os DOACs apresentaram benefício com redução de mortalidade por todas as causas e sangramento intracraniano. No entanto, foram consideradas as mais elevadas taxas de sangramento em trato gastrointestinal.[21]

Dessa forma, as diretrizes recomendam a avaliação individual embólicos e dos riscos de sangramento para tentar a melhor definição do risco *versus* benefício da anticoagulação. Os pacientes com disfunção ventricular frequentemente irão ter CHA_2DS_2-VASC acima de 1; portanto, com indicação de anticoagulação pelas diretrizes atuais.

Terapia antitrombótica nos pacientes com disfunção ventricular em ritmo sinusal

Alguns ensaios clínicos da década de 1950 comparando a anticoagulação *versus* placebo nos pacientes com IC revelaram benefícios a favor do grupo que recebeu cumarínicos. No entanto, tais estudos não apresentavam o rigor metodológico que são seguidos nos ensaios clínicos atuais.[3]

No início dos anos 2000, o estudo WATCH comparou o uso de AAS clopidogrel ou de Varfarina em 1.587 pacientes com disfunção ventricular. O estudo foi interrompido precocemente

- **Tabela 10.2** Metanálise dos estudos com DOACS

	DOACs	Varfarina	p
N	42.411	29.272	
Idade (anos)	71,6	71,5	
Fibrilação atrial paroxística (%)	24	22	
CHADS2 (pontos)	2,6	2,6	
Insuficiência cardíaca (%)	46	47	
AVC prévio (%)	29	30	
Incidência de evento embólico (eventos/N)	911/29.312	1107/29.229	< 0,0001
AVC hemorrágico (eventos/N)	130/29.292	263/29.221	< 0.0001
Mortalidade por qualquer causa (eventos/N)	2.022/29.292	2245/29.221	0,0003
Sangramento maior (eventos/N)	1.541/29.287	1802/29.211	0,06

Adaptada de Ruff. CT et al.
Randomized Evaluation of Long Term Anticoagulation Therapy (RE-LY; dabigatrana), Rivaroxaban Once Daily Oral Direct Factor Xa Inhibition Compared with Vitamin K Antagonism for Prevention of Stroke and Embolism Trial in Atrial Fibrillation (ROCKET AF; rivaroxabana), Apixaban for Reduction in Stroke and Other Thromboembolic Events in Atrial Fibrillation (ARISTOTLE; apixabana) e ENGAGE AF-TIMI 48 study (edoxabana).

por dificuldades de recrutamento, não sendo encontrada diferença entre os grupos no desfecho primário. Entretanto, o grupo de pacientes anticoagulados apresentou tendência na redução de eventos isquêmicos à custa do crescimento de sangramentos.[22]

Já em 2012, foi publicado o estudo WARCEF, que randomizou mais de 8.000 pacientes em ritmo sinusal com disfunção ventricular para receberem AAS ou Varfarina com um seguimento de 3,5 anos, não havendo diferença no desfecho composto primário; porém, foram observadas menores taxas de AVC no grupo Varfarina (0,72%/ano vs 1,36%/ano, $p = 0,005$) à custa de aumento das taxas de sangramento, maior, mas sem elevação dos sangramentos fatais ou intracranianos.[23]

Dessa forma, as diretrizes atuais não recomendam de forma rotineira a utilização de terapia antitrombótica ou anticoagulante na prevenção primária de pacientes com disfunção ventricular que estão em ritmo sinusal.

Síndromes isquêmicas cardíacas e disfunção ventricular

A presença de disfunção ventricular é um dos maiores preditores de mortalidade nos pacientes que apresentam uma síndrome coronariana aguda. Enquanto os pacientes com FEVE > 40% apresentam uma incidência de morte súbita por volta de 1%/mês após uma síndrome coronariana aguda, aqueles com FEVE < 30% apresentam taxas de eventos duas vezes maiores.[24]

Juntamente observamos que pacientes com disfunção ventricular prévia apresentam grandes chances de evoluir com choque cardiogênico após uma síndrome coronariana aguda. Nos estudos que avaliaram o choque cardiogênico, até 20% dos pacientes possuíam disfunção ventricular prévia, valendo ressaltar que o choque cardiogênico, definido pela presença de hipotensão (PAS < 90 mmHg ou necessidade de vasopressores) e sinais de má perfusão tecidual (ex.: oligúria, rebaixamento de nível de consciência, hiperlactatemia), é uma entidade que apresenta elevada mortalidade, variando de 40%–60% a despeito dos avanços técnicos obtidos nas últimas décadas.[25]

Estratégias de revascularização nos pacientes com disfunção ventricular

A primeira questão que surge ao abordamos um paciente com disfunção ventricular e uma síndrome coronariana aguda é a escolha do momento ideal para realizar sua revascularização.

Em 1999, foi publicado o estudo SHOCK, que randomizou 302 pacientes para serem revascularizados rapidamente na admissão ou aguardarem a estabilização hemodinâmica inicial, postergando a revascularização em 54 horas. O estudo não observou diferença em mortalidade nos primeiros 30 dias (o desfecho primário). No entanto, as análises subsequentes em 6 meses, 12 meses e 6 anos revelaram redução de mortalidade no grupo revascularizado prontamente, consagrando as recomendações atuais de se revascularizar o paciente em choque cardiogênico imediatamente.[26-36]

Quando analisamos os pacientes com disfunção ventricular e síndrome coronariana aguda, observa-se que cerca de 70%–80% possuem acometimento multiarterial, levantando a dúvida se devemos revascularizar todas as lesões possíveis (revascularização completa) ou somente a lesão culpada.

Nos pacientes hemodinamicamente estáveis, quatro ensaios clínicos (PRAMI, CVLPRIT, DANAMI-3-PRIMULTI e Compare Acute) compararam a revascularização completa versus o tratamento somente da lesão culpada, sendo observado benefício no grupo que revascularizou todas as lesões, seja logo no procedimento inicial ou em procedimentos estadiados durante a internação (Tabela 10.3).[27]

Dessa maneira, atualmente é recomendada a revascularização completa durante a internação hospitalar.[36]

Já nos pacientes em choque cardiogênico ainda é controversa a indicação de se tentar a revascularização completa visando reduzir a carga isquêmica ou o tratamento somente da lesão culpada para abreviar o tempo de procedimento.

- **Tabela 10.3** Resultado dos principais estudos de revascularização completa ou incompleta em pacientes estáveis

Estudo	N	FEVE (%)	Procedimento inicial/estadiado	Resultado
PRAMI[28]	465	NA	Inicial	Redução de IAM não fatal e nova revascularização: 21 *vs* 53 eventos (*p* < 0,001)
CVLPRIT[29]	296	45	Inicial ou estadiado	Redução no desfecho combinado: 15 *vs* 31 (*p* = 0,009)
DANAMI-3 PRIMULTI[30]	627	50	Estadiado com FFR	Redução de nova revascularização e revascularização de urgência: 40 *vs* 68 eventos (*p* = 0,004)
Compare-Acute[31]	885	NA	Inicial com FFR	Redução de nova revascularização e hospitalização por IC ou angina: 23 *vs* 121 eventos (*p* < 0,001)

FFR: Fractional Flow Reserve; PRAMI: Randomized trial of preventative angioplasty in myocardial infarction; CVLPRIT: Randomized trial of complete versus lesion-only revascularization in patients undergoing primary percutaneous coronary intervention for STEMI and multivessel disease; DANAMI-3 PRIMULTI: Complete Revascularization versus Treatment of the Culprit Lesion Only in Patients with ST-segment Elevation Myocardial Infarction and Multivessel Disease. Compare-Acute – Fractional Flow Reserve-Guided Multivessel Angioplasty in Myocardial Infarction.

Tradicionalmente se acreditava que a revascularização completa deveria ser realizada logo no procedimento inicial desse subgrupo de pacientes. Dados iniciais de uma metanálise com 2.004 pacientes de 7 estudos menores apontavam para uma redução do desfecho composto de morte e reinfarto.[32]

No entanto, em 2017 foi publicado o CULPRIT-SHOCK, que randomizou 706 pacientes com choque cardiogênico para revascularização completa ou somente da lesão-alvo. O estudo mostrou benefício do tratamento dessa lesão com redução do desfecho combinado de morte por qualquer causa ou necessidade de diálise. Uma das principais críticas ao estudo foi o incentivo à abertura de oclusões totais crônicas no grupo revascularização completa, o que aumenta a morbidade do procedimento com benefício duvidoso.[33]

Diante dessas evidências, a diretriz europeia alterou a sua recomendação do tratamento de todas as lesões no procedimento inicial para a nova evidência de se tratar somente a lesão culpada. No entanto, o assunto ainda é polêmico e os casos devem ser avaliados individualmente.[34]

Tratamento farmacológico na síndrome coronariana aguda nos pacientes com disfunção ventricular

A terapia farmacológica adequada na síndrome coronariana aguda é outro ponto vital a ser perseguido durante a internação hospitalar. Alguns fármacos, como as estatinas de alta potência, a dupla antiagregação plaquetária e as heparinas são recomendadas da mesma forma que na população sem disfunção ventricular; entretanto, algumas classes de medicamentos possuem maior benefício no subgrupo de pacientes com redução de FE.

- **Inibidores da enzima conversora de angiotensina (IECA):** diversos estudos no início da década de 1990 avaliaram o benefício da introdução precoce do IECA nos pacientes com síndrome coronariana aguda. Uma metanálise de 1998 resumiu os achados mostrando maior benefício no subgrupo de pacientes com FC > 100, Killip 2 ou 3 e infarto anterior.[35] Dessa forma, o uso de IECA (ou bloqueadores do receptor de angiotensina II nos intolerantes) é recomendado em pacientes hemodinamicamente estáveis com FEVE ≤ 40% e/ou IC.[27]

- **Betabloqueadores (BB):** inúmeros estudos demonstraram o benefício da introdução precoce de betabloqueadores nos pacientes com disfunção ventricular reduzindo o risco de morte, infarto recorrente e hospitalização por IC, nos pacientes hemodinamicamente estáveis com FEVE ≤ 40%.[27,36]

- **Antagonistas do receptor de aldosterona:** o estudo EPHESUS publicado em 2003 randomizou 6.642 pacientes com infarto agudo do miocárdio (IAM) e FEVE < 40% para receberem placebo ou eplerenone. Foram observadas a redução de 15% na mortalidade e redução nas taxas de morte súbita e internação por IC. Dessa maneira, o uso dessa classe de medicamentos é recomendada para as diretrizes atuais, conforme segue:[37]

- **Diuréticos e nitratos:** apesar de não apresentarem evidências na redução de eventos clínicos maiores, o uso de diuréticos (principalmente de alça) e nitratos é rotineiramente necessário para alívio dos sintomas e congestão pulmonar nos pacientes com IC.[36]

- **Inotrópicos:** o uso de inotrópicos como a dobutamina é frequentemente necessário no manejo do choque cardiogênico após uma síndrome coronariana. A dose deve ser titulada com início em pequenas doses. Como o fármaco possui efeito cronotrópico positivo e algum efeito vasodilatador, é necessário atentar-se para hipotensão e taquicardia excessiva.[38]

- **Vasopressores:** a manutenção da perfusão tecidual adequada, evitando a ocorrência de hipotensão, é vital no manejo do choque cardiogênico. Diante desse contexto, o uso de vasopressores é frequentemente necessário nos pacientes com disfunção ventricular. A noradrenalina atualmente é o vasopressor de escolha no manejo de choque cardiogênico, uma vez que induz menos arritmias do que a dopamina e menor produção de lactato do que a epinefrina.[38]

Dispositivos na síndrome coronariana aguda nos pacientes com disfunção ventricular

Por diversas vezes, o uso isolado de inotrópicos e drogas vasoativas não é suficiente para manter a perfusão tecidual, sendo necessária a utilização de dispositivos de assistência ventricular para o suporte hemodinâmico dos pacientes na fase aguda do infarto.

- **Balão intraórtico (BIA):** o BIA é um dispositivo posicionado na aorta descendente do paciente, podendo ser implantado beira-leito, que atua reduzindo a pré-carga do ventrículo esquerdo e aumentando a pressão de perfusão coronária, fornecendo um ganho de 0,5–1 L/min no débito cardíaco. Até 2012 era o dispositivo de escolha com recomendação classe I nas diretrizes internacionais, mas após a publicação do IABP-SHOCK II, que não observou benefícios no uso rotineiro do BIA, a recomendação foi rebaixada significativamente. Daí, o BIA não ser recomendado rotineiramente nas diretrizes internacionais, porém na diretriz brasileira ainda segue como classe I no choque cardiogênico.[27,36]

- **Dispositivos de assistência ventricular percutâneos:** dispositivos percutâneos como o Impella® e o TandemHeart™ são implantados no ventrículo de maneira percutânea e conseguem fornecer um débito cardíaco adicional de 2–4 L/min. Existem alguns poucos estudos com os dispositivos que mostraram melhora de parâmetros hemodinâmicos, mas sem alterações nas taxas de mortalidade. Como possuem custo elevado, ainda existe pouca experiência com o seu uso.[25,27,36]

- **Circulação extracorpórea por membrana (ECMO):** a ECMO é um dispositivo que pode ser implantado beira-leito capaz de prover suporte ventilatório e hemodinâmico com fluxos de até 7 L/min e custos reduzidos quando em comparação aos dispositivos de implante percutâneo. No entanto, existem complicações graves, como isquemia de membro, sangramentos e AVC. O maior benefício da ECMO foi demonstrado nos casos de síndrome da angústia respiratória aguda (SARA). No choque cardiogênico ainda existem poucos estudos randomizados, porém seu uso vem se tornando mais frequente na última década.[25,27,36]

Manejo de trombo intracavitário na síndrome coronariana aguda nos pacientes com disfunção ventricular

Uma das situações que pode correr nas síndromes coronarianas agudas em pacientes com disfunção ventricular é a formação de trombo aderido às paredes acinéticas do ventrículo esquerdo. A incidência dessa complicação varia atualmente entre 4%–15%, podendo estar subestimada, uma vez que o ecocardiograma não contrastado possui baixa sensibilidade para sua detecção (21%–35%).[39]

A grande preocupação com a presença de trombos no ventrículo esquerdo é a possibilidade de embolização que pode chegar a 16% em 5 anos.[40] Não existem ensaios clínicos randomizados avaliando a melhor estratégia nesses casos, mas usualmente, as diretrizes recomendam a anticoagulação por 3–6 meses nos casos em que se detecta a presença de trombo em VE ou nos pacientes com acinesia ou discinesia de parede anterior e AVC concomitante.[27,39,41]

• Referências bibliográficas

1. Mozaffarian D, Benjamin EJ, Go AS et al: Heart disease and stroke statistics—2016 update: a report from the American Heart Association. Circulation 2016; 133:e38-e360.
2. Albuquerque DC, Neto JD, Bacal F, et al. BREATHE: Características, Indicadores e Desfechos. Arq Bras Cardiol 2015; 104(6):433-42.
3. Lip GY, Ponikowski P, Andreotti F, et al. Thrombo-embolism and antithrombotic therapy for heart failure in sinus rhythm. A Joint Consensus Document from the ESC Heart Failure Association and the ESC Working Group on Thrombosis. European Journal of Heart Failure 2012; 14:681-95.
4. Alberts VP, Bos MJ, Koudstaal PJ, Hofman A, Witteman JC, Stricker BH, Breteler MM. Heart failure and the risk of stroke: the Rotterdam Study. Eur J Epidemiol 2010; 25:807-12.
5. CONSENSUS Trial Study Group. Effects of enalapril on mortality in severe congestive heart failure, results of the cooperative north Scandinavian enalapril survival study. The New England Journal of Medicine 1987; 316(23):1429-35.
6. Cohn JN, Archibald DG, Ziesche S, et al. Effect of vasodilator therapy on mortality in chronic congestive heart failure. The New England Journal of Medicine 1986; 314(24):1547-52.
7. Cohn JN, Johnson G, Ziesche S, et al. A Comparison of Enalapril with Hydralazine-Isosorbide Dinitrate in the Treatment of Chronic Congestive Heart Failure. The New England Journal of Medicine 1991; 325(5):303-10.
8. Packer M, Carver JR, Rodeheffer RJ, Ivanhoe RJ, DiBianco R, Zeldis SM, Hendrix GH, Bommer WJ, Elkayam U, Kukin ML et al. Effect of oral milrinone on mortality in severe chronic heart failure. The PROMISE Study Research Group. N Engl J Med 1991 Nov 21; 325(21):1468-75.
9. Bardy GH et al. Amiodarone or an implantable cardioverter-defibrillator for congestive heart failure. The New England Journal of Medicine 2005; 252(3):225-37.
10. Pfeffer MA, et al. Effect of Captopril on Mortality and Morbidity in Patients with Left Ventricular Dysfunction after Myocardial Infarction — Results of the Survival and Ventricular Enlargement Trial. The New England Journal of Medicine 1992; 327(10):669-77.
11. Zannad F, McMurray JJ, Krum H, et al. Eplerenone in patients with systolic heart failure and mild symptoms. The New England Journal of Medicine 2011; 364(1):11-21.
12. Yusuf S, Pitt B, Davis CE, et al. SOLVD Investigators. Effect of Enalapril on Survival in Patients with Reduced Left Ventricular Ejection Fractions and Congestive Heart Failure. The New England Journal of Medicine 1991; 325(5):293-302.
13. Pfeffer MA, McMurray JJ, Velazquez EJ, et al. Valsartan, Captopril, or Both in Myocardial Infarction Complicated by Heart Failure, Left Ventricular Dysfunction, or Both. The New England Journal of Medicine 2003; 349(20):1893-903.
14. Lip GYH, Gibbs CR. Does heart failure confer a hypercoagulable state? Virchow's triad revisited J Am Coll Cardiol 1999; 33:1424-6.
15. Gibbs CR, Blann AD, Watson RD, Lip GY. Abnormalities of hemorheological, endothelial, and platelet function in patients with chronic heart failure in sinus rhythm: effects of angiotensin-converting enzyme inhibitor and beta-blocker therapy. Circulation 2001; 103:1746-51.
16. Chong AY, Freestone B, Patel, Lim H, Hughes E, Blann AD, Lip GYH. Endothelial activation, dysfunction and damage in chronic heart failure and the relation to brain natriuretic peptide and outcomes. Am J Cardiol 2006; 97:671-5.
17. Chong AY, Blann AD, Patel J, Freestone B, Hughes E, Lip GYH. Endothelial dysfunction and damage in congestive heart failure: relation of flow-mediated dilation to circulating endothelial cells, plasma indexes of endothelial damage, and brain natriuretic peptide. Circulation 2004; 110:1794-8.
18. Alehagen U, Dahlstrom U, Lindahl TL. Elevated D-dimer level is an independent risk factor for cardiovascular death in out-patients with symptoms compatible with heart failure. Thromb Haemost 2004; 92:1250-8.

Capítulo 10

19. Moertl D, Berger R, Hammer A, Hutuleac R, Koppensteiner R, Kopp CW, Steiner S. Dose-dependent decrease of platelet activation and tissue factor by omega-3 polyunsaturated fatty acids in patients with advanced chronic heart failure. Thromb Haemost 2011; 106:457-65.

20. Kirchhof P, Benussi S, Kotecha D, Ahlsson A, Atar D, Casadei B, Castella M, Diener HC, Heidbuchel H, Hendriks J, Hindricks G, Manolis AS, Oldgren J, Popescu BA, Schotten U, Van Putte B, Vardas P; ESC Scientific Document Group. ESC Guidelines for the management of atrial fibrillation developed in collaboration with EACTS. Eur Heart J 2016 Oct 7; 37(38):2893-962.

21. Ruff CT, Giugliano RP, Braunwald E, Hoffman EB, Deenadayalu N, Ezekowitz MD, Camm AJ, Weitz JI, Lewis BS, Parkhomenko A, Yamashita T, Antman EM. Comparison of the efficacy and safety of new oral anticoagulants with warfarin in patients with atrial fibrillation: a meta-analysis of randomised trials. Lancet 2014 Mar 15; 383(9921):955-62.

22. Massie BM, Collins JF, Ammon SE, Armstrong PW, Cleland JGF, Ezekowitz M, Jafri SM, Krol WF, O'Connor C, Schulman KA, Teo K, Warren SR; WATCH Trial Investigators. Randomized trial of warfarin, aspirin, and clopidogrel in patients with chronic heart failure: the Warfarin and Antiplatelet Therapy in Chronic Heart Failure (WATCH) trial. Circulation 2009; 119:1616-24.

23. Homma S, Thompson JL, Pullicino PM, Levin B, Freudenberger RS, Teerlink JR, Ammon SE, Graham S, Sacco RL, Mann DL, Mohr JP, Massie BM, Labovitz AJ, Anker SD, Lok DJ, Ponikowski P, Estol CJ, Lip GY, Di Tullio MR, Sanford AR, Mejia V, Gabriel AP, Del Valle ML, Buchsbaum R; the WARCEF Investigators. Warfarin and Aspirin in Patients with Heart Failure and Sinus Rhythm. N Engl J Med N Engl J Med. 2012; 366:1859-69.

24. Zaman S, Kovoor P. Sudden cardiac death early after myocardial infarction: pathogenesis, risk stratification, and primary prevention. Circulation 2014; 129(23):2426-35.

25. Thiele H, Ohman EM, Desch S, Eitel I, de Waha S. Management of cardiogenic shock. Eur Heart J 2015 May 21; 36(20):1223-30.

26. Hochman JS, Sleeper LA, Webb JG, Sanborn TA, White HD, Talley JD, Buller CE, Jacobs AK, Slater JN, Col J, McKinlay SM, LeJemtel TH. Early re-vascularization in acute myocardial infarction complicated by cardiogenic shock: SHOCK Investigators: Should We Emergently Revascularize Occluded Coronaries for Cardiogenic Shock. N Engl J Med 1999; 341:625-34.

27. Ibanez B, James S, Agewall S, Antunes MJ, Bucciarelli-Ducci C, Bueno H, Caforio ALP, Crea F, Goudevenos JA, Halvorsen S, Hindricks G, Kastrati A, Lenzen MJ, Prescott E, Roffi M, Valgimigli M, Varenhorst C, Vranckx P, Widimský P; ESC Scientific Document Group . ESC Guidelines for the management of acute myocardial infarction in patients presenting with ST-segment elevation: The Task Force for the management of acute myocardial infarction in patients presenting with ST-segment elevation of the European Society of Cardiology (ESC). Eur Heart J 2018 Jan 7; 39(2):119-77.

28. Wald DS, Morris JK, Wald NJ, et al. Randomized trial of preventative angioplasty in myocardial infarction. The New England Journal of Medicine. 2013; 369(12):1115-23.

29. Gershlick AH, Khan JN, Kelly DJ, et al. Randomized trial of complete versus lesion-only revascularization in patients undergoing primary percutaneous coronary intervention for STEMI and multivessel disease. J Am Coll Cardiol 2015; 65(10):963-72.

30. Engstrøm T, Kelbæk H, Helqvist S, et al. Complete Revascularization Versus Treatment of the Culprit Lesion Only in Patients with ST-segment Elevation Myocardial Infarction and Multivessel Disease. The Lancet 2015; 386:665-71.

31. Smits PC, Abdel-Wahab M, Neumann FJ, et al. Fractional Flow Reserve-Guided Multivessel Angioplasty in Myocardial Infarction. The New England Journal of Medicine 2017; 376(13):1234-44.

32. Bainey KR, Welsh RC, Toklu B, Bangalore S. Complete vs Culprit-Only Percutaneous Coronary Intervention in STEMI With Multivessel Disease: A Meta-analysis and Trial Sequential Analysis of Randomized Trials. Can J Cardiol 2016 Dec; 32(12):1542-51.

33. Thiele H, Akin I, Sandri M, et al. PCI strategies in patients with acute myocardial infarction and cardiogenic shock. New England Journal of Medicine 2017. epub 2017; 10-30:1-13.

34. Borja Ibanez, Sigrun Halvorsen, Marco Roffi, Héctor Bueno, Holger Thiele, Pascal Vranckx, Franz-Josef Neumann, Stephan Windecker, Stefan James; Integrating the results of the CULPRIT-SHOCK trial in the 2017 ESC ST-elevation myocardial infarction guidelines: viewpoint of the task force, European Heart Journal, ehy294

35. Indications for ACE inhibitors in the early treatment of acute myocardial infarction: systematic overview of individual data from 100,000 patients in randomized trials. ACE Inhibitor Myocardial Infarction Collaborative Group. Circulation 1998 Jun 9; 97(22):2202-12.

36. Avezum Junior Á, Feldman A, Carvalho AC, Sousa AC, Mansur Ade P, Bozza AE, Falcão Bde A, Markman Filho BM, Polanczyk CA, Gun C, Serrano Junior CV, Oliveira CC, Moreira D, Précoma DB, Magnoni D, Albuquerque DC, Romano ER, Stefanini E, Santos ES, God EM, Ribeiro EE, Brito FS, Feitosa-Filho GS, Arruda GD, Oliveira GB, Lima GG, Dohman H, Liguori IM, Costa Junior Jde R, Saraiva JF, Maia LN, Moreira LF, Santos MA, Canesin MF, Coutinho MS, Moretti AM, Ghorayeb N, Vieira NW, Dutra OP, Coelho OR, Leães PE, Rossi PR, Andrade PB, Lemos Neto PA, Pavanello R, Costa RV, Bassan R, Esporcatte R, Miranda R, Giraldez RR, Ramos RF, Martins SK, Esteves VB, Mathias Junior W; Brazilian Society of Cardiology. [V Guideline of the Brazilian Society of Cardiology on Acute Myocardial Infarction Treatment with ST Segment Elevation]. Arq Bras Cardiol 2015 Aug; 105(2 Suppl 1):1-105.

37. Pitt B, Remme W, Zannad F, et al. Eplerenone, a selective aldosterone blocker, in patients with left ventricular dysfunction after myocardial infarction. The New England Journal of Medicine 2003; 348(14):1309-21.

38. van Diepen S, Katz JN, Albert NM, Henry TD, Jacobs AK, Kapur NK, Kilic A, Menon V, Ohman EM, Sweitzer NK, Thiele H, Washam JB, Cohen MG; American Heart Association Council on Clinical Cardiology; Council on Cardiovascular and Stroke Nursing; Council on Quality of Care and Outcomes Research; and Mission: Lifeline. Contemporary Management of Cardiogenic Shock: A Scientific Statement From the American Heart Association. Circulation 2017 Oct 17; 136(16):e232-e268.
39. McCarthy CP, Vaduganathan M, McCarthy KJ, Januzzi JL Jr, Bhatt DL, McEvoy JW. Left Ventricular Thrombus After Acute Myocardial Infarction: Screening, Prevention, and Treatment. JAMA Cardiol 2018 Jul 1; 3(7):642-49.
40. Maniwa N, Fujino M, Nakai M et al. Anticoagulation combined with antiplatelet therapy in patients with left ventricular thrombus after first acute myocardial infarction. Eur Heart J 2018; 39 (3):201-8.
41. Kernan WN, Ovbiagele B, Black HR et al; American Heart Association Stroke Council, Council on Cardiovascular and Stroke Nursing, Council on Clinical Cardiology, and Council on Peripheral Vascular Disease. Guidelines for the prevention of stroke in patients with stroke and transient ischemic attack: a guideline for healthcare professionals from the American Heart Association/American Stroke Association. Stroke 2014; 45(7):2160-236.

Capítulo 10

Capítulo 11

Quando e como Encaminhar para Transplante?

João Manoel Rossi Neto
Carolina Casadei

Introdução

Nas fases mais avançadas da insuficiência cardíaca (IC), ainda nos deparamos com altas taxas de mortalidade, hospitalizações e re-hospitalizações, impactando de forma clara o prognóstico dos pacientes. O transplante cardíaco (Tx) ainda é o tratamento de escolha para a IC estágio D em pacientes selecionados, com mais de 110.000 procedimentos realizados no mundo, especialmente a partir da década de 1980, com o advento da ciclosporina.[1] Os problemas inerentes ao Tx, tais como baixa disponibilidade de órgãos, longa espera pelo procedimento, dificuldades na logística de captação, complicações relacionadas à imunossupressão, aumento de pacientes sensibilizados e em suporte circulatório mecânico, são desafios diários a serem enfrentados pelas equipes nele envolvidas. Além disso, a alocação de órgãos para Tx possui implicações éticas, pois são recursos escassos que devem ser preferencialmente ofertados para aqueles com maior probabilidade de sobrevida no longo prazo.[2]

Indicações de transplante cardíaco

O Tx é ainda a única opção viável em pacientes com IC avançada e refratária ao tratamento otimizado no Brasil.[3] Na sua indicação, deve-se contemplar a relação risco-benefício individual e, idealmente, populacional. As principais considerações relacionadas às indicações clássicas para o Tx estão resumidas na Tabela 11.1.[3]

Em 2016, a International Society of Heart and Lung Transplantation (ISHLT)[4] atualizou a sua diretriz depois de 10 anos e manteve a maioria dos critérios já listados na SBC, porém com algumas modificações conforme a Tabela 11.2.

Contraindicações ao transplante cardíaco

As contraindicações segundo a II Ditretriz de Tx da Sociedade Brasileira de Cardiologia (SBC) são encontradas nas Tabelas 11.3 e 11.4.[3] Em países desenvolvidos com recursos tecnológicos disponíveis, algumas dessas contraindicações podem ter suas complicações revertidas e o Tx indicado.[4]

Avaliação do candidato ao transplante cardíaco

É errado o pensamento de que o Tx é para todos os pacientes com IC avançada ou que deva ser usado em situações de extrema gravidade. A avaliação do paciente é multidisciplinar, periódica, rigorosa e abrange inúmeros julgamentos prognósticos a fim de detectar se ele é candidato ao Tx e

- **Tabela 11.1** Indicações de transplante cardíaco

Classe de recomendação	Indicações	Nível de evidência
Classe I	IC refratária na dependência de drogas inotrópicas e/ou de suporte circulatório e/ou ventilação mecânica	C
	VO_2 pico $\leq$ 10 mL/kg/min	C
	Doença isquêmica com angina refratária sem possibilidade de revascularização	C
	Arritmia ventricular refratária	C
	Classe funcional III/IV persistente	C
Classe IIa	Teste da caminhada dos 6 minutos < 300 metros	C
	Uso de BB com VO_2 pico $\leq$ 12 mL/kg/min	C
	Sem uso de BB com VO_2 pico $\leq$ 14 mL/kg/min	C
	Teste cardiopulmonar com relação VE/VCO_2 > 35 e VO_2 pico $\leq$ 14 mL/kg/min	C
Classe III	Presença de disfunção sistólica isolada	C
	Classe funcional III ou IV sem otimização terapêutica	C

BB: betabloqueador.

- **Tabela 11.2** Principais atualizações de indicação de Tx pela ISHLT

Classe I	Classe IIa
A presença de terapia de ressincronização não altera os valores de corte do VO_2 O cateterismo do coração direito deve ser realizado em todos os candidatos adultos em preparação para listagem e periodicamente até o transplante A miocardiopatia restritiva com sintomas importantes de IC (CF III-IV) deve ser encaminhadas para avaliação do Tx Os pacientes com miocardiopatia hipertrófica não obstrutiva principalmente com dilatação de VE e disfunção sistólica devem ser considerados para o Tx	Após o implante de um dispositivo de assistência ventricular (DAV) esquerdo, reavaliar a hemodinâmica para assegurar se a hipertensão pulmonar é reversível (após 3–6 meses) O IMC pré-transplante > 35 kg/m² está associado com piores resultados após o Tx, e para esses pacientes é razoável recomendar perda de peso para atingir IMC < 35 antes de entrar na lista do Tx. A hemoglobina glicada > 7,5% ou 58 mmoL/moL é uma contraindicação relativa Taxa de filtração glomerular < 30 mL/min/1,73 m² como contraindicação relativa única ao TX de coração. O retransplante está indicado naqueles pacientes que desenvolveram doença vascular do enxerto sem evidência de rejeição ativa

- **Tabela 11.3** Contraindicações absolutas para transplante cardíaco

Absolutas	Resistência vascular pulmonar fixa > 5 woods, mesmo após provas farmacológicas Doenças cerebrovascular e/ou vascular periférica graves Insuficiência hepática irreversível, doença pulmonar grave Incompatibilidade ABO na prova cruzada prospectiva entre receptor e doador Doença psiquiátrica grave, dependência química e não aderência às recomendações da equipe

- **Tabela 11.4** Contraindicações relativas para transplante cardíaco

Relativas	Idade > 70 anos Diabetes insulino-dependente com lesões graves de órgãos-alvo Comorbidades com baixa expectativa de vida Obesidade mórbida Infecção sistêmica ativa Úlcera péptica em atividade Embolia pulmonar com menos de 3 semanas	Neoplasia com liberação do oncologista Diabetes *mellitus* de difícil controle Insuficiência renal com clearence abaixo de 30 mL/min/1,73 m² Amloidose/sarcoidose/hemocromatose Hepatite B ou C Síndrome de imunodeficiência adquirida Painel linfocitário > 10%

em que momento deve ser incluído na fila do transplante. Além disso, deve-se considerar também o tempo estimado nessa fila, que pode ser prolongado, chegando a mais de 1 ano para sua realização.

A avaliação do candidato deve ser clínica, laboratorial, imunológica, hemodinâmica, psicológica e social (Tabela 11.5). Os candidatos ao Tx devem realizar exames para rastreamento de neoplasias, e naqueles com histórico de algum tratamento deve ser incluída a avaliação do oncologista para decidir a indicação/acompanhamento do Tx.[4]

• **Tabela 11.5** Avaliação pré-transplante cardíaco

Tipo	Basal	Repetir
Anamnese e exame físico completos	X	Quinzenal
Acompanhamento	X	
Imunocompatibilidade		
ABO; Painel de reatividade (PRA)	X	
Tipagem HLA tecidual	X	
Avaliação da gravidade da IC		
Teste cardiopulmonar, ecodopplercardiograma	X	
Avaliação hemodinâmica pulmonar	X	Anual
ECG de repouso	X	
Avaliação funcional de múltiplos órgãos		
Bioquímica de sangue, PFH, PFR, PFT, lipidograma	X	
Urinálise	X	
TFG; proteinúria de 24 horas	X	
PFP e gasometria	X	
Radiografia de tórax (PA e perfil)	X	
Ultrassom abdominal total	X	
Doppler carotídeo (se indicado ou em idade acima de 50 anos)	X	
Exame odontológico; exame oftalmológico (se diabético).	X	
Sorologia para infecções e vacinação		
HbsAg, Anti-Hbc, Anti-Hbs, Anti-HCV	X	
HIV, HTLV	X	
CMV, toxoplasmose, EBV, varicela	X	
Vacina antigripal (anual)	X	
Vacina antipneumocócica	X	
Vacina anti-hepatite B (três doses)	X	
Anti-Hbs (imunidade)	X	
Profilaxia de verminose	X	
Rastreamento de neoplasia		
Pesquisa de sangue oculto nas fezes (três amostras)	X	
Colonoscopia (se indicada e idade > 50 anos)	X	
Mamografia (se indicada ou idade > 40 anos)	X	
Citologia cervicovaginal (se indicada, idade ≥ 18 anos, e sexualmente ativa)	X	
PSA (se indicado e homens > 45 anos)	X	
Consultas especializadas		
Avaliação nutricional, social e enfermagem	X	
Psicologia e psiquiatria/nutrologia (se indicadas)	X	
Outras especialidades (se indicadas)		

Muito importante é a identificação de fatores que levam à não aderência às recomendações da equipe e, por conseguinte, a contraindicação ao Tx.

Avaliação psicológica e social

A exclusão do paciente para o Tx é que determina as situações que repercutem de forma negativa e direta sobre a adesão, as modificações necessárias de estilo de vida e a disciplina imposta pelo protocolo de tratamento, especialmente quando as dificuldades apresentadas não podem ser atenuadas pelo suporte familiar e pela rede de apoio social.[3]

Dependência química (abstinência inferior a 6 meses e fatores de risco para comportamento de recidiva), ideação suicida corrente, tentativas de suicídio pregressas associadas a distúrbios mentais do Eixo I e/ou II do DSM IV e retardo mental impeditivo para compreensão mínima do tratamento vinculado à falta e/ou à negligência de cuidadores são contraindicações absolutas. Já a avaliação social tem o objetivo de configurar o quadro social em que o paciente se encontra, identificando fatores de ordem socioeconômica e cultural que possam ser considerados de risco médico para o paciente após a realização do Tx (aceitabilidade, dinâmica familiar, acesso ao hospital e condição socioeconômica).[3]

Teste cardiopulmonar

O teste cardiopulmonar (TCP) é definido como máximo com uma taxa de troca respiratória (RER) > 1,05 e ao alcançar um limiar anaeróbio com terapia farmacológica otimizada. VO_2 < 10 mL/kg/min é a indicação de Tx.[3] Em pacientes intolerantes ao betabloqueador, o consumo de oxigênio (VO_2) < 14 mL/kg/min deve ser usado para orientar a inclusão na lista. Já na presença de betabloqueador, esse limite é < 12 mL/kg/min. A presença de um ressincronizador não altera as recomendações de corte atuais para o VO_2. Em pacientes jovens (< 50 anos) e mulheres é razoável considerar o uso de padrões alternativos em conjunto com o pico de VO_2 para orientar a listagem, incluindo a porcentagem do VO_2 com pico previsto de < 50%. É importante notar que não devem ser usados apenas os critérios do TCP para listar os pacientes.[4]

Avaliação hemodinâmica pulmonar

O cateterismo cardíaco direito deve ser realizado em todos os candidatos adultos em preparação para inclusão na lista de Tx e periodicamente até o transplante. Deve ser realizado em intervalos de 3 a 6 meses nesses pacientes, especialmente na presença de hipertensão pulmonar reversível ou piora de sintomas de IC. Uma prova com vasodilatadores deve ser realizada quando a pressão sistólica da artéria pulmonar é ≥ 50mmHg e o gradiente transpulmonar (GTP) é ≥ 15 ou a resistência vascular pulmonar (RVP) é >3 woods enquanto se mantém pressão arterial sistólica > 85 mmHg.

Quando uma prova com vasodilatador de uso agudo é insuficiente para mostrar reversibilidade, a hospitalização com monitoramento hemodinâmico contínuo deve ser realizado, com o objetivo de diminuir a RVP após 24 a 48 horas de tratamento, composto por diuréticos, inotrópicos e agentes vasoativos, como o óxido nítrico inalado. Se a terapia médica não conseguir uma hemodinâmica aceitável e se o ventrículo esquerdo não pode ser efetivamente esvaziado com dispositivos mecânicos, incluindo balão intra-aórtico (BIA) e/ou dispositivo de assistência ventricular esquerda (DAVE), é razoável concluir que a hipertensão pulmonar é irreversível.[4]

O teste é considerado positivo para vasorreatividade quando a pressão sistólica de artéria pulmonar (PSAP) < 50 mmHg, o GTP ≤ 15 e a RVP ≤ 3 woods, sem que haja queda do DC e da pressão arterial sistólica (< 85 mmHg). A hipervolemia, constatada pela pressão venosa central (PVC) elevada, também deve ser tratada, visando à redução das pressões pulmonares.[5,6]

Sensibilização – pesquisa de anticorpos anti-HLA

A sensibilização de anticorpos é uma barreira imunológica que potencialmente dificulta o transplante de órgãos sólidos. Estudos publicados suportam consistentemente que há associação de elevações nos anticorpos circulantes (sensibilizados) no receptor com risco de rejeição hiperaguda, aumento da mortalidade, rejeição aguda e desenvolvimento de doença vascular do enxerto no período pós-transplante. Nesses pacientes sensibilizados existe dificuldade em se obter um doador compatível, causando tempos de espera mais longos e aumento da morbidade e da mortalidade na lista de espera. A formação desses anticorpos HLA pode ocorrer após transfusões sanguíneas (durante uma cirurgia cardíaca ou após o uso de dispositivos de assistência ventricular), infecções virais ou bacterianas e múltipla gravidez.[4]

Por essa razão é necessária a realização do painel de anticorpos ou linfocitário (PRA) antes do Tx. Se o PRA está muito elevado (> 10%), é recomendada a realização da prova cruzada prospectiva entre receptor e doador (*crossmatch*), que pode demorar 5–6 horas para o resultado, o que muitas vezes inviabiliza o Tx pelo aumento do tempo de isquemia. Esse painel deve ainda ser repetido em pacientes que receberam uma nova transfusão sanguínea ou infecções. Atualmente está sendo realizado o *crossmatch virtual*, que consiste na detecção dos anticorpos presentes no soro do receptor e quando um doador está disponível. Após a sua tipificação HLA, pode-se predizer com êxito a ausência de anticorpos específicos para os antígenos incompatíveis com o doador, ou seja, um *crossmatch* negativo, e o transplante pode então ser realizado.[3,4]

Novas evidências têm demonstrado que um painel positivo após o Tx ocasiona a maior perda do enxerto e por essa razão há necessidade da monitoração do painel também após esse transplante.

Os pacientes podem ser dessensibilizados com protocolos antes ou no momento do Tx. Modificados de protocolos de transplante renal, em pacientes ambulatoriais e estáveis, podemos usar duas doses de imunoglobulina intravenosa (IVIG) separadas por 30 dias e uma dose de rituximab dada 1 semana após a dose inicial de IVIG, e para aqueles que não respondem a esse protocolo podem ser usados plasmaferese com bortezomib. Para pacientes hospitalizados o esquema já começa com plasmaferese com oito sessões em 11 dias em associação ao bortezomib.[7] Infelizmente a maioria dos protocolos de dessensibilização só consegue reduzir em até 50% os títulos iniciais.

Classificação INTERMACS

Outra forma de avaliar o prognóstico de pacientes com IC avançada é através da classificação Interagency Registry for Mechanically Assisted Circulatory Support (INTERMACS).[8] Embora não tenha sido criada para definir critérios para Tx, ela pode ser útil na avaliação clínica e prognóstica no momento de indicar terapias para IC avançada e/ou choque cardiogênico. É dividida em 7 categorias, e os pacientes em estado crítico (INTERMACS 1 e 2) configuram situações em que o risco pré-operatório para transplante é muito desfavorável.[9] Nas situações de INTERMACS 1 e 2, o ideal é fazer o resgate com dispositivos de assistência ventricular (como o balão intra-aórtico, ECMO etc.) para depois realizar o Tx (ponte para o transplante ou ponte para decisão).[10]

Critérios de priorização

Os pacientes com maior probabilidade de morte na lista de espera para Tx têm prioridade para se submeterem ao procedimento operatório. Nessa condição clínica estão os pacientes que necessitam de assistência circulatória mecânica, de suporte inotrópico ou de ventilação mecânica. Existem outras condições clínicas; entretanto, também estão associadas a maior morbidade e mortalidade em fila de transplante, e embora ainda não figurem entre as indicações clássicas de priorização merecem uma discussão mais aprofundada. Entre essas condições destacam-se as cardiomiopatias restritivas, o uso de dispositivo de longa permanência e as arritmias incessantes.

Tempo de isquemia projetado para o transplante

O tempo prolongado de isquemia para o Tx impacta de forma negativa o desempenho do coração transplantado no período imediato ao pós-operatório. Como regra, o tempo de isquemia deve ser menor do que 4 horas. Um maior tempo aumenta exponencialmente o risco de perda do enxerto.[11] Cada vez mais está sendo necessária a utilização de transporte aéreo para conseguir doadores distantes, e toda a dinâmica desse processo que leva em conta essa distância pode impactar-se em tempo de isquemia mais prolongado.

Quando e como se encaminhar para o transplante de coração

A IC avançada está presente quando um paciente apresenta sinais e sintomas que são refratários à terapia. Os pacientes com a doença avançada e pior prognóstico podem ser identificados usando avaliação clínica interativa e integrada dos sintomas, intolerância ao esforço e disfunção cardíaca. É necessário reconhecer a transição para a IC avançada e encaminhar o paciente para um centro de referência em IC em tempo adequado.

Não devemos esperar uma piora crítica para iniciar o processo de encaminhamento ou avaliação dos pacientes para Tx. A estratificação de risco de um paciente com IC avançada deve ser sempre feita a cada consulta e, se possível, antecipar a possibilidade do Tx principalmente quando existirem situações de piora ou de não melhora clínica (Tabela 11.6). Existem indicações precisas para o Tx, e a demora no encaminhamento pode gerar contraindicações. Por outro lado, se esses pacientes fossem conduzidos no tempo correto, o transplante poderia ser realizado.

Para pacientes cuidadosamente selecionados, o transplante de coração oferece sobrevida e qualidade de vida marcadamente melhoradas. Novos esquemas imunossupressores e uma melhor compreensão da imunobiologia são chaves para combater os problemas atuais da rejeição dos aloenxertos cardíacos.

Nos próximos anos, as limitações na disponibilidade e preservação dos órgãos dos doadores, juntamente com a imunossupressão, serão áreas importantes para maior progresso.

• **Tabela 11.6** Indicadores de IC avançada que devem desencadear o encaminhamento para avaliação de terapias avançadas[12]

Necessidade de terapia inotrópica intravenosa para alívio dos sintomas ou para manter a função dos órgãos-alvo
$VO_{2máx.}$ < 14 mL/kg/min ou < 50% do previsto
Teste de caminhada de 6 minutos < 300 m
Duas hospitalizações por IC em 12 meses
Piora da IC direita e hipertensão pulmonar secundária
Refratariedade diurética associada à piora da função renal
Limitações circulatórias e renais para a inibição do sistema renina-angiotensina-aldosterona (SRAA) ou uso de betabloqueador – baixas doses de medicamento
Sintomas progressivos/persistentes – classe funcional III-IV New York Heart Association (NYHA)
Aumento na mortalidade predita de 1 ano (ex.: > 20% a 25%) por modelos sobrevida de IC
Disfunção progressiva de órgãos-alvo renal ou hepático
Hiponatremia persistente (sódio sérico < 134 mEq/L)
Caquexia cardíaca
Incapacidade de realizar atividades da vida diária

• Referências bibliográficas

1. Fang JC, Ewald GA, Allen LA, Butler J, Westlake Canary CA, Colvin-Adams M et al. Advanced (stage D) heart failure: a statement from the Heart Failure Society of America Guidelines Committee. J Card Fail 2015 Jun; 21(6):519-34.

2. Ross HJ. The ethics of risk and innovation. J Heart Lung Transplant Off Publ Int Soc Heart Transplant 2016 Jan; 35(1):24-5.

3. Bacal F, Neto JD de S, Fiorelli AI, Mejia J, Marcondes-Braga FG, Mangini S et al. [II Brazilian Guidelines for Cardiac Transplantation]. Arq Bras Cardiol 2010; 94(1 Suppl):e16-76.

4. Mehra MR, Canter CE, Hannan MM, Semigran MJ, Uber PA, Baran DA et al. The 2016 International Society for Heart Lung Transplantation listing criteria for heart transplantation: A 10-year update. J Heart Lung Transplant Off Publ Int Soc Heart Transplant 2016 Jan; 35(1):1-23.

5. Steimle AE, Stevenson LW, Chelimsky-Fallick C, Fonarow GC, Hamilton MA, Moriguchi JD et al. Sustained hemodynamic efficacy of therapy tailored to reduce filling pressures in survivors with advanced heart failure. Circulation 1997 Aug 19; 96(4):1165-72.

6. Costard-Jäckle A, Fowler MB. Influence of preoperative pulmonary artery pressure on mortality after heart transplantation: testing of potential reversibility of pulmonary hypertension with nitroprusside is useful in defining a high risk group. J Am Coll Cardiol 1992 Jan; 19(1):48-54.

7. Chang DH, Kobashigawa JA. Desensitization strategies in the patient awaiting heart transplantation. Curr Opin Cardiol 2017 Feb 15.

8. Stevenson LW, Pagani FD, Young JB, Jessup M, Miller L, Kormos RL et al. INTERMACS profiles of advanced heart failure: the current picture. J Heart Lung Transplant Off Publ Int Soc Heart Transplant 2009 Jun; 28(6):535-41.

9. Barge-Caballero E, Segovia-Cubero J, Almenar-Bonet L, Gonzalez-Vilchez F, Villa-Arranz A, Delgado-Jimenez J et al. Preoperative INTERMACS profiles determine postoperative outcomes in critically ill patients undergoing emergency heart transplantation: analysis of the Spanish National Heart Transplant Registry. Circ Heart Fail 2013 Jul; 6(4):763-72.

10. Ayub-Ferreira SM, Souza JD, Almeida DR, Biselli B, Avila MS, Colafranceschi AS et al. Diretriz de Assistência Circulatória Mecânica da Sociedade Brasileira de Cardiologia. Arq Bras Cardiol 2016 Aug; 107(2 Suppl 2):1-33.

11. Lund LH, Khush KK, Cherikh WS, Goldfarb S, Kucheryavaya AY, Levvey BJ et al. The Registry of the International Society for Heart and Lung Transplantation: Thirty-fourth Adult Heart Transplantation Report-2017; Focus Theme: Allograft ischemic time. J Heart Lung Transplant Off Publ Int Soc Heart Transplant. 2017 Jul 20.

12. Chaudhry S-P, Stewart GC. Advanced Heart Failure: Prevalence, Natural History, and Prognosis. Heart Fail Clin. 2016 Jul;12(3):323-33.

Capítulo 12

Hiperpotassemia É um Problema Real?

Marcus Vinícius Simões
Fabiana Marques
Pedro Vellosa Schwartzmann

Introdução

A resposta à pergunta que se apresenta como título deste capítulo é, sim, a hiperpotassemia, um problema de elevada importância nos pacientes com insuficiência cardíaca (IC). Essa afirmação pode ser apoiada pelos relatos mostrando elevada incidência da hiperpotassemia nos estudos clínicos de IC que, nos casos graves, associa-se a complicações graves e morte.

Não menos relevante, mas é lembrar que o desenvolvimento de hiperpotassemia durante a otimização do tratamento medicamentoso da IC com diferentes antagonistas do sistema renina angiotensina aldosterona (SRAA) representa causa frequente de limitação do incremento das doses dessas medicações modificadoras do prognóstico ou mesmo sua suspensão, o que contribui para um pior prognóstico desses pacientes.

Esses aspectos que realçam a importância da hiperpotassemia no manejo clínico dos pacientes com IC, assim como os seus mecanismos e estratégias de prevenção, são abordados neste capítulo.

Mecanismos e fatores de risco para a hiperpotassemia

A hiperpotassemia e ou hiperpotassemia é definida pela elevação do potássio plasmático acima de 5 mEq/L. A hiperpotassemia pode manifestar-se clinicamente com astenia, fadiga, náuseas, dor torácica, dispneia e paralisia, ainda que na vasta maioria das vezes seja uma condição assintomática descoberta por exames bioquímicos do sangue feitos de rotina. Considera-se hiperpotassemia grave quando o potássio plasmático está acima de 6 mEq/L, podendo cursar com distúrbios de condução atrioventricular e arritmias. Nessa condição há risco de vida, e a taxa de mortalidade pode ultrapassar 30%. A hiperpotassemia é o resultado de condições agudas ou crônicas que interferem na homeostase do potássio frequentemente presentes em portadores de doença renal crônica (DRC) e ou IC.[1]

A manutenção da homeostase do potássio é importante para muitos processos fisiológicos, como a condução elétrica cardíaca, o inotropismo, o tônus da musculatura lisa, a sinalização neuronal e o equilíbrio acidobásico. Os níveis de potássio são regulados principalmente nos ductos coletores renais pela ação da aldosterona, que estimula sua excreção. Em condições normais, o rim é responsável pela excreção de 90% do potássio ingerido diariamente, com as células principais do túbulo coletor sendo responsáveis por secretar o potássio circulante para o lúmen tubular, ocasionando a excreção na urina. A secreção de potássio no túbulo coletor é regulada pelo nível de aldosterona e pela concentração de sódio no túbulo distal. A aldosterona promove a abertura dos canais de sódio, provocando a reabsorção desse cátion e a consequente excreção de potássio.[2,3]

Sob condições fisiológicas, a concentração sérica de aldosterona varia inversamente com a oferta de sódio para o néfron distal de forma que a excreção de potássio permanece independente de mudanças do volume do fluido extracelular.[2] Entretanto, na IC, os níveis elevados de aldosterona causam aumento da absorção de sódio no túbulo proximal resultando em reduzida oferta de sódio ao néfron distal com consequente redução da excreção de potássio.

Contudo, o maior risco de hiperpotassemia nos pacientes com IC se prende ao emprego das drogas inibidoras do SRAA em virtude do efeito final de redução da ação renal da aldosterona, tais como os inibidores da enzima de conversão de angiotensina (IECA), bloqueadores do receptor de angiotensina (BRA), antagonistas do receptor mineralocorticoide (ARM) e, mais recente o Sacubitril-Valsartan (um BRA combinado com um inibidor de neprilisina). Essas medicações, que constituem a pedra angular do tratamento da IC com fração de ejeção reduzida (ICFER), estão associadas a significativo aumento do risco de hiperpotassemia da ordem de 2 a 3 vezes, particularmente quando administradas em combinação ou quando empregadas em pacientes com comorbidades que comprometem a excreção de potássio, como a IRC.[4–5]

Incidência e consequências clínicas da hiperpotassemia

A incidência reportada de hiperpotassemia nos diferentes ensaios clínicos variou bastante de acordo com a população selecionada em cada estudo, a terapia medicamentosa utilizada e a definição de hiperpotassemia utilizada nas análises. No estudo SOLVD, em que foi comparado uso de enalapril contra placebo em portadores de ICFEVE < 35%, a taxa de potássio superior a 5,5 meq/L foi de 7,8% enquanto no grupo de controle foi de 4,2%.[6] No estudo Candersartan in Heart Failure-Assessment of Reduction in Mortality and Morbidity-Alternative Trial (CHARM), a incidência de hiperpotassemia definida como hiperpotassemia fatal ou hiperpotassemia, a qual causou redução de dose de medicação, descontinuação do estudo ou hospitalização, foi de 2,7% (4% no grupo Candersartan *vs*. 1,5% no grupo placebo), mas foi de 5,7% no CHARM-Added trial, no qual o BRA foi associado ao IECA.[7,8] Essa associação, não recomendada na prática clínica, também demonstrou aumento de risco de hiperpotassemia no ATMOSPHERE trial, no qual o aliskireno (inibidor direto da renina) foi administrado ao IECA, combinação essa que aumenta o risco de hiperpotassemia clinicamente significativa em duas a três vezes.[9]

O uso do ARM, pelo seu efeito direto de antagonizar a ação da aldosterona nos túbulos renais, está mais comumente associado à hiperpotassemia, que é o principal motivo para ajuste de dose ou suspensão dessa classe de medicação. No estudo Randomized Aldactone Evaluation Study (RALES), 19% dos pacientes tratados com espironolactona apresentaram um episódio de hiperpotassemia (definido por K > 5,5 mEq/L) *vs*. 5,6% dos pacientes tratados com placebo. Essas taxas também foram elevadas com o uso do eplerenone, 15% *vs*. 11,2% (EPHESUS trial), e 11,8% *vs*. 7,2% (EMPHASIS trial).[10,11]

Um aspecto muito importante de relatar é que essas taxas reportadas de hiperpotassemia nesses grandes ensaios clínicos, caracterizados por pacientes altamente selecionados, muitas vezes com fase de pré-seleção ou *run-in*, além de serem seguidos ambulatorialmente de forma muito próxima e ativamente monitorados, com ajuste protocolar da dose dos medicamentos, claramente subestimam as taxas encontradas na prática clínica no mundo real. Estudo observacional americano com seguimento de 2 anos relatou incidência de 11% de hiperpotassemia leve (acima de 5 mEq/L) em usuários de IECA.[12]

A diferença entre estudos clínicos controlados e a prática clínica de mundo real pode ser ilustrada também pelo aumento de hospitalizações atribuídas à hiperpotassemia observada após a publicação do estudo RALES, a partir do que ocorreu aumento significativo nas prescrições de espironolactona em portadores de IC. O uso mais liberal de espironolactona foi associado a um incremento nas taxas de hospitalização (de 2,4 por 1.000, em 1994, para 11 por 1.000, em 2001) e morte (0,3 por 1.000 para 2,0 por 1.000) secundários à hiperpotassemia.[13] Essa elevação de eventos adversos reflete provavelmente o uso de AMR em pacientes de maior risco que não eram elegíveis para os ensaios clínicos como o RALES, incluindo pacientes com IRC avançada e potássio inicial elevado. Esses dados reforçam a importância da hiperpotassemia quando o bloqueio do SRAA é intensificado e há necessidade de monitoramento eletrolítico cuidadoso.

A hiperpotassemia secundária ao uso de inibidores do SRAA pode ocorrer em qualquer faixa de função renal. Nos indivíduos com *clearance* de creatinina superior a 60 mL/min, a hiperpotassemia é relativamente incomum.[14] Os idosos, portadores de diabetes e de disfunção renal, a presença de níveis basais de potássio acima de 5 mEq/L e o uso de associação de antagonistas do SRAA são os principais fatores de risco para desenvolvimento de hiperpotassemia[3] (Figuras 12.1 e 12.2).

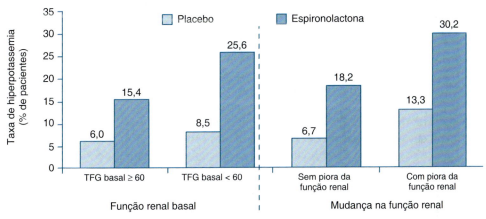

- **Figura 12.1** Gráficos ilustrando a relação entre a incidência da hiperpotassemia e a função renal em pacientes com insuficiência cardíaca, conforme o uso de espironolactona. O risco de hiperpotassemia se eleva com *clearance* de cretinina abaixo de 60 mL/min e com piora da função renal, sendo maior naqueles em uso do antagonista da aldosterona. TFG: taxa de filtração glomerular, Reproduzida a partir de Sarwar CMS et al. Hyperkalemia in Heart Failure. J Am Coll Cardiol. 2016 Oct 4;68(14):1575-89. Ref. 3.

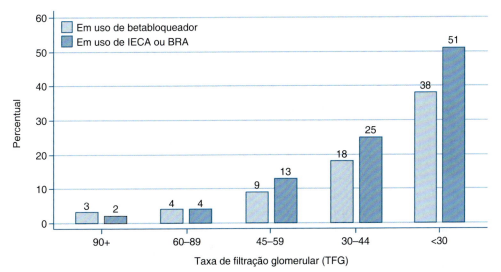

- **Figura 12.2** Gráficos ilustrando a incidência da hiperpotassemia em diferentes graus de redução da função renal me pacientes em uso de betabloqueadores ou antagonistas do SRAA. O risco de hiperpotassemia eleva-se progressivamente com valores de *clearance* de cretinina abaixo de 60 mL/min. IECA: inibidor da enzima de conversão de angiotensina; BRA: bloqueador do receptor de angiotensina. Reproduzida a partir de Bandak G, et al. Journal of the American Heart Association. 2017;6:e005428. Ref. 15.

A disfunção renal crônica (DRC) é comorbidade comum em portadores de IC. Existe uma relação direta entre a gravidade da IC e a presença de DRC. Em pacientes internados por IC agudamente descompensada, 35% apresentam disfunção renal de grau moderado com *clearance* de creatinina entre 30 e 60 mL/kg/min.[15] Isso faz com que o uso de antagonistas do SRAA esteja associado à hiperpotassemia em até 38% dos pacientes internados por IC aguda, enquanto, em pacientes ambulatoriais com IC crônica, a hiperpotassemia associada ao uso de antagonistas do SRAA é observada em cerca de 10% dos pacientes.[16,17]

Principais consequências clínicas da hiperpotassemia

Além dos riscos inerentes à presença do aumento dos níveis séricos de potássio envolvendo arritmia e morte, é importante considerar que os pacientes com maior risco de desenvolvimento de hiperpotassemia apresentam, na prática clínica, as menores taxas de prescrição de antagonistas do SRAA com o uso de doses abaixo das preconizadas nas diretrizes ou até mesmo necessidade de sua suspensão. Os pacientes que não toleram utilização dos antagonistas do SRAA em doses otimizadas apresentam pior prognóstico com maiores taxas de mortalidade em comparação com os pacientes que recebem e toleram doses otimizadas.[18] A hiperpotassemia é, então, um grande desafio no tratamento da IC, uma vez que os pacientes com maior risco de desenvolver hiperpotassemia representam ao mesmo tempo a parcela de pacientes com pior prognóstico e que mais se beneficiariam do bloqueio do SRAA.

Recomendações para a prevenção da hiperpotassemia na insuficiência cardíaca

Para reduzir o risco de hiperpotassemia nos pacientes com IC é fundamental realizar uma cuidadosa seleção dos pacientes que utilizarão o bloqueio neuro-hormonal, além de monitorar a ingesta de potássio na dieta ou suplementos, observar as medicações concomitantes e propiciar um seguimento clínico-laboratorial próximo. O risco de hiperpotassemia é aumentado em pacientes mais idosos, com potássio inicial $\geq 5,0$ mEq/L, homens, portadores de IR, diabetes e aqueles em uso combinado de outras medicações que bloqueiam o SRAA.[19] Particularmente os que se apresentam com *clearance* estimado (ClCr) < 30 mL/min/1,73 m^2 são os de maior risco para hiperpotassemia.

A introdução e a otimização do bloqueio do SRAA devem ser feitas com cautela nesses pacientes de risco aumentado com aumentos mais graduais e vigilância laboratorial. Para limitar a hiperpotassemia clinicamente significativa, a diretriz americana de IC recomenda limitar o uso de ARM para pacientes com creatinina sérica < 2,5 mg/dL em homens, < 2,0 em mulheres (ou ClCr > 30 mL/min) bem como K < 5 mEq/L, com monitoramento próximo de potássio e função renal. Também há a recomendação para a não associação rotineira de IECA, BRA e/ou ARM devido ao risco de hiperpotassemia e a não utilização de suplementos orais de potássio em pacientes com K > 3,5 mEq/L.[20]

A ingesta de potássio na dieta é um fator importante que pode aumentar o risco de hiperpotassemia, particularmente em pacientes com IR avançada e alteração da excreção de potássio. Aqueles de alto risco para desenvolver hiperpotassemia devem ser aconselhados a restringir a ingesta diária de potássio (< 2–3 g de potássio por dia), reduzindo alimentos com alto teor de potássio, como frutas cítricas e banana, energéticos, alguns vegetais, carne, castanhas e cereais. Esse é um detalhe importante, uma vez que a maioria dos pacientes com IC será orientada para a restrição de sódio, e alguns podem utilizar substitutos de sal que inadvertidamente contenham concentrações maiores de potássio.[20]

Outro cuidado na prevenção da hiperpotassemia está nas medicações concomitantes. Antiinflamatórios não esteroides podem aumentar o risco de hiperpotassemia e piora de função renal. Outras medicações, como trimetoprim, pentamidina, ciclosporina, tacrolimus, antifúngicos azólicos e heparina, podem causar hiperpotassemia.[5]

Com relação à estratégia de monitoramento, em especial nos pacientes utilizando combinação de antagonismo do SRAA, os níveis séricos de potássio devem ser dosados no início do tratamento, após 1 semana do início ou da alteração da dose e, periodicamente, após doses máximas toleradas. A diretriz americana recomenda checar o potássio de 3–7 dias após o inicio da terapia, pelo menos uma vez por mês nos primeiros 3 meses e, periodicamente, após (a cada 6 meses), com a ressalva de dosar novamente uma semana após alterações de dose.[20] Quando o monitoramento adequado não é possível, o uso de antagonistas do SRAA (isolado ou em combinação) é desaconselhável. No monitoramento, os níveis de potássio acima de 5,5 mEq/L em uma amostra não hemolisada de sangue devem causar redução ou suspensão dos antagonistas do SRAA, com uma nova tentativa somente após novo potássio sérico documentado < 5mEq/L. Se os níveis de potássio estiverem acima de 6 mEq/L, as medicações devem ser suspensas e a observação deve ser rigorosa pelo risco de eventos adversos.

Novas drogas para redução do risco de hiperpotassemia

Algumas drogas novas podem reduzir o risco de hiperpotassemia em pacientes com IC tratados com antagonistas do SRAA. No recente estudo PARADIGM-HF, as taxas de hiperpotassemia significativa (K > 6 mEq/L) foram menores no grupo Sacubitril-Valsartan em relação ao grupo enalapril (4,3% vs. 5,6%, respectivamente, $p = 0,007$). Dentre os pacientes tratados com ARM desde a inclusão no estudo, o aumento nos níveis séricos de potássio também foi menor nos pacientes com Sacubitril-Valsartan em relação ao grupo enalapril, e as taxas de hiperpotassemia nesse subgrupo de pacientes foi 2,3% vs. 3,3% por pacientes/ano, hazard ratio 1,43 com intervalo de confiança de 1,13–1,81), sugerindo que a inibição da neprilisina pode atenuar o risco de hiperpotassemia associado à combinação de antagonistas do SRAA.[21]

Outra medicação que possivelmente reduz o risco de hiperpotassemia é o finerenone, um novo e seletivo antagonista não esteroidal do receptor mineralocorticoide. Alguns estudos sugerem que o finerenone não precipita hiperpotassemia na mesma extensão que outros ARM, principalmente pelo fato de que a droga fica menos concentrada nos rins que a espironolactona e eplerenone.[22] No estudo Mineralocorticoid receptor antagonista tolerability study (ARTS), pacientes com ICFER, FE < 40% e NYHA II-III, 5–10 mg/dia de finerenone reduziram NT-ProBNP e albuminúria na mesma magnitude do que 25–50 mg de espironolactona. Contudo, em comparação com aqueles que receberam espironolactona, o finerenone foi associado a uma menor incidência de hiperpotassemia reportada pelos investigadores (12,7% vs. 5,3%, $p = 0,048$).[23]

No estudo subsequente, ARTS-HF, feito em comparação ao eplerenone, todas as doses de finerenone foram associadas a uma menor incidência do desfecho combinado de mortalidade por todas as causas, hospitalização ou procura ao serviço de emergência por descompensação da IC. Com relação ao potássio, a elevação sérica do nível de potássio em 90 dias do estudo foi maior no grupo eplerenone em relação aos grupos que tomaram doses diferentes desse finerenone. Contudo, a incidência de K > 5,6 mEq/L foi semelhante entre os grupos.[24] Essa nova medicação ainda não recebeu aprovação do FDA, mas esses estudos preliminares sugerem que ela droga possa ser uma opção para minimizar o risco de hiperpotassemia com uma eficácia semelhante aos já utilizados ARM. Mais estudos são necessários para confirmar essa hipótese, especialmente na população de portadores de diabetes e IR.

Nesse contexto de drogas que podem reduzir a ocorrência de hiperpotassemia encontram-se os quelantes de potássio. Até recentemente, o único tratamento aprovado pelo FDA para hiperpotassemia era uma resina de troca de cátions, que se liga ao potássio no trato gastrointestinal para excreção nas fezes ao trocar sódio por potássio, bem como cálcio e magnésio. Uma dificuldade para o uso dessa resina é que ao contato com a água há risco de obstrução intestinal. Essa resina é altamente utilizada para tratamento de hiperpotassemia aguda na sala de emergência, mas dificilmente empregada no contexto ambulatorial de tratamento.[25]

Capítulo 12

O primeiro quelante moderno de potássio para uso ambulatorial, chamado de patiromer, foi aprovado pelo FDA em outubro de 2015 e se constitui em um polímero de troca de cátions, que se acha ligado ao potássio em troca de cálcio, atuando distalmente no cólon (local onde há a maior concentração de potássio livre). Não possui risco de complicações gastrointestinais como o quelante anterior. É administrado uma vez ao dia junto com a alimentação. O primeiro estudo em portadores de IC que utilizou o patiromer foi o PEARL-HF, que avaliou 155 pacientes com IC e, como critério de inclusão, um antecedente de hiperpotassemia que motivou a descontinuação do bloqueio do SRAA.[26] Ao final do estudo, cujo objetivo primário era alteração na concentração de potássio sérico em relação ao basal, os pacientes alocados no grupo patiromer tiveram menor nível de potássio sérico e maior proporção de pacientes utilizando 50 mg de espironolactona diariamente.

Mais recentemente, o estudo OPAL-HK incluiu 237 pacientes portadores de IR e IC, com níveis séricos de potássio entre 5,1 e 6,5mEq/L e também mostrou também que os pacientes no grupo patiromer tiveram menores níveis de potássio sérico em relação ao grupo placebo (redução de 1 mEq/L).[27] O efeito colateral mais comum no PEARL-HF foi constipação (11% dos pacientes), seguido de diarreia (8%), hipomagnesemia (8%) e hipocalemia (3%). Os eventos adversos resultando em suspensão da medicação foram semelhantes nos grupos (patiromer *versus* placebo). Uma das precauções mais importantes relacionadas ao uso do patiromer consiste em evitar ingerir outras medicações 6 horas antes e 6 horas após o uso desse quelante, pelo risco de redução de absorção. Outro efeito colateral é a hipomagnesemia, que geralmente ocorre no primeiro mês e costuma responder à suplementação.

Embora ainda não aprovado pelo FDA, o sodium zirconium cyclosilicate (ZS-9) é uma nova opção para tratar a hiperpotassemia ambulatorialmente. O ZS-9 é um composto oral, inorgânico, também administrado uma vez ao dia e não é absorvido pelo trato gastrointestinal e retém preferencialmente cátions monovalentes (potássio e amônio) em vez de divalentes (cálcio e magnésio). Sua ação em termos de alcance de equilíbrio de potássio é mais rápida (2,2 horas em vez de 48–72 horas, como o patiromer) e com menor risco de eventos adversos, como hipocalcemia e hipomagnesemia. Uma análise de subgrupo do uso do ZS-9 em pacientes com IC no estudo clínico Hiperkalemia Randomized Intervention Multi-Dose ZS-9 Maintenance trial (HARMONIZE), com 94 pacientes mostrou que as três doses da resina foram efetivas em baixar e manter o nível de potássio sérico, incluindo os pacientes em uso de bloqueio do SRAA.[28] Com relação aos eventos adversos, eles foram similares em ambos os grupos (ZS-9 e placebo). O edema foi mais comum no grupo de dose elevada de ZS-9, e os efeitos gastrointestinais foram semelhantes em ambos os grupos (Tabela 12.1)

Aplicação dessas novas medicações (resinas quelantes)

De acordo com as recomendações das diretrizes internacionais para o tratamento de ICFER, o AMR não deve ser administrados em pacientes com *clearance* < 30 mL/min ou potássio sérico acima de 5 mmol/L, o que exclui do tratamento padrão de IC cerca de 18%–40% dos pacientes.[20] Essa informação ilustra a importância de haver mais opções para tratar a hiperpotassemia no contexto do tratamento ambulatorial da IC. Contudo, a utilização dessas medicações para manejo da hiperpotassemia ambulatorial em pacientes com IC ainda requer mais dados em relação à segurança, maior tempo de seguimento e sua eficácia em manter os níveis de potássio controlados a despeito de otimização do bloqueio do SRAA. Esses dados devem ser oriundos não só de mais ensaios clínicos, mas também de registros da prática médica real.[3] Os resultados até aqui são promissores, mas muitas lacunas ainda restam ser preenchidas antes que uma recomendação formal de utilização seja disponível.

Manejo da hiperpotassemia

Apresentar as recomendações para o tratamento da hiperpotassemia está além do escopo deste capítulo, mas as principais opções estão sumariamente listadas na Tabela 12.2.

• **Tabela 12.1** Comparação das características principais das diferentes resinas quelantes de potássio

Características	Poliestirenossulfonato de cálcio (no Brasil = Sorcal®)	Patiromersorbitex Calcium	Sodium Zirconium Cyclosilicato
Aprovação pelo FDA	Aprovado (nos EUA = Kayexalate®)	Aprovado (nos EUA = Veltassa)	Sob análise
Estrutura	Polímero orgânico (com sal sódico, ethenilbenzeno, sulfonado)	Polímero orgânico com grânulos de 100µm	Cristal inorgâmico, anel octaédrico, microporos de 3Å de diâmetro
Mecanismo de ação	Quelante de Na^+, K^+, Ca^{++}, Mg^{++} Age majoritariamente no cólon	Polímero carregado de C^{++}, age como trocador de C^{++}/K^+	Seletividade por K^+, trabalha em todo o trato gastrointestinal
Administração	15–60 g até 4×/dia	8,4 g, 1×/dia, podendo progredir até 25,2g em intervalos semanais	5–15g, 1×/dia, oral
Temperatura de estocagem	Temperatura ambiente	2°C–8°C	Temperatura ambiente
Eficácia Normalizar K^+ sérico Manutenção de K^+ normal	Variável e não conhecido Variável e não conhecido	48–72 horas 52 semanas	2,2 horas (média) 52 semanas
Segurança Edema Piora de DRC Sintomas GI leves Sintomas GI graves Hipomagnesemia Hipocalemia/alargamento do QTc Alterações no Ca^{++} Alterações no fosfato	Não conhecido Não conhecido Variável Necrose de colo (relatos) Relatos Relatos Relatos de hipercalcemia Não conhecido	Nenhum 6,5% em 52 semanas 15% em 52 semanas Nenhum 7,2%–24% 3%–5,6% Rara hipocalcemia Nenhum a mínimo	7,9% em 28 dias Não conhecido 5,3% Nenhum Nenhuma 0%–11% Nenhum Nenhum

Adaptada a partir de Sarwar CM et al. J Am Coll Cardiol 2016 Oct 4; 68(14):1575-89.[3]

• **Tabela 12.2** Opções de tratamento da hiperpotassemia de acordo com a gravidade do quadro

Gravidade	Tratamento
Emergência	Gluconato de cálcio Insulina Agonistas beta-adrenérgicos
Intermediário	Diálise Agentes diuréticos de alça Agente diuréticos tiazídicos Bicarbonato de sódio em pacientes com acidose metabólica
Manutenção	Revisão da lista de medicamentos e suplementos dietéticos Dieta pobre em potássio Reduzir a dose dos antagonistas do SRAA Interromper as medicações que pioram a função renal (AINE) Resinas quelantes de potássio

Adaptada a partir de Sarwar CM et al. J Am Coll Cardiol 2016 Oct 4; 68(14):1575-89.[3]

Capítulo 12

• Referências bibliográficas

1. Expert Panel Recommendations for the Identification and Management of Hyperkalemia and Role of Patiromer in Patients with Chronic Kidney Disease and Heart Failure. J Manag Care Spec Pharm 2017;23(4-a):S10-S19.
2. Palmer BF, Managing hyperkalemia caused by inhibitors of the renin-angiotensin-aldosterone system. N Engl J Med 2004; 351(6):585-92.
3. Sarwar CM, Papadimitriou L, Pitt B, Piña I, Zannad F, Anker SD, Gheorghiade M, Butler J. Hyperkalemia in Heart Failure. J Am Coll Cardiol 2016 Oct 4; 68(14):1575-89.
4. Takaichi K et al. Analysis of factors causing hyperkalemia. Intern Med 2007; 46(12):823-9.
5. Desai AS. Hyperkalemia in patients with heart failure: incidence, prevalence and management. Curr Heart Fail Rep 2009; 6:272-80.
6. The SOLVD investigators. Effect of enalapril on survival in patients with reduced left ventricular ejection fractions and congestive heart failure. The SOLVD Investigators.N Engl J Med 1991; 325:293-302.
7. Granger CB, McMurray JJ, Yusuf S, Held P, Michelson EL, Olofsson B et al. Effects of candesartan in patients with chronic heart failure and reduced left-ventricular systolic function intolerant to angiotensin-converting-enzyme inhibitors: the CHARM-Alternative trial. Lancet 2003 Sep 06; 362(9386):772-6.
8. McMurray JJ, Ostergren J, Swedberg K, Granger CB, Held P, Michelson EL et al. Effects of candesartan in patients with chronic heart failure and reduced left-ventricular systolic function taking angiotensin-converting-enzyme inhibitors: the CHARM-Added trial. Lancet. 2003 Sep 06;362(9386):767-71.
9. McMurray JJ, Krum H, Abraham WT, Dickstein K, Kober LV, Desai AS et al. Aliskiren, Enalapril, or Aliskiren and Enalapril in Heart Failure. N Engl J Med 2016 Apr 21; 374(16):1521-32.
10. Zannad F, McMurray JJ, Krum H, van Veldhuisen DJ, Swedberg K, Shi H et al. Eplerenone in patients with systolic heart failure and mild symptoms. N Engl J Med. 2011 Jan 06; 364(1):11-21.
11. Pitt B, Zannad F, Remme WJ, Cody R, Castaigne A, Perez A et al. The effect of spironolactone on morbidity and mortality in patients with severe heart failure. Randomized Aldactone Evaluation Study Investigators. N Engl J Med 1999 Sep 02; 341(10):709-17.
12. Reardon LC, Macpherson DS. Hyperkalemia in outpatients using angiotensinconverting enzyme inhibitors. How much should we worry? Arch Intern Med 1998; 158(1):26-32.
13. Juurlink DN, Mamdani MM Lee DS et al. RAtes of hyperalemia after publication of the Randomized Aldactone Evaluation Study. N Eng. J Med 2004;351:543-51.
14. Ghassan Bandak, Yingying Sang, Alessandro Gasparini et al. Hyperkalemia After Initiating Renin–Angiotensin System Blockade: The Stockholm Creatinine Measurements (SCREAM) Project. Journal of the American Heart Association 2017; 6:e005428
15. Grigorian Shamagian L, Varela Roman A, Pedreira Perez M et al. [Renal failure is an independent predictor of mortality in hospitalized heart failure patients and is associated with a worse cardiovascular risk profile]. Rev Esp Cardiol 2006; 59:99-108.
16. Ahuja TS, Freeman D Jr, Mahnken JD et al. Predictors of the development of hyperkalemia in patients using angiotensin-converting enzyme inhibitors. Am J Nephrol 2000; 20:268-72.
17. Reardon LC, Macpherson DS. Hyperkalemia in outpatients using angiotensin-converting enzyme inhibitors. How much should we worry? Arch Intern Med 1998; 158:26-32.
18. Vardeny O, Claggett B, Packer M et al. Efficacy of sacubitril/valsartan vs. enalapril at lower than target doses in heart failure with reduced ejection fraction: the PARADIGM-HF trial. Eur J Heart Fail 2016 Oct; 18(10):1228-34.
19. Desai AS, Swedberg K, McMurray JJ, Granger CB, Yusuf S, Young JB et al. Incidence and predictors of hyperkalemia in patients with heart failure: an analysis of the CHARM Program. J Am Coll Cardiol 2007 Nov 13; 50(20): 1959-66.
20. Yancy CW, Jessup M, Bozkurt B, Butler J, Casey DE, Jr., Colvin MM et al. 2017 ACC/AHA/HFSA Focused Update of the 2013 ACCF/AHA Guideline for the Management of Heart Failure: A Report of the American College of Cardiology/American Heart Association Task Force on Clinical Practice Guidelines and the Heart Failure Society of America. J Am Coll Cardiol 2017 Aug 08; 70(6):776-803.
21. Desai AS, Vardeny O, Claggett B, McMurray JJV, Packer M, Swedberg K et al. Reduced risk of hyperkalemia during treatment of heart failure with mineralocorticoid receptor antagonists by use of sacubitril/valsartan compared with enalapril: a secondary analysis of the PARADIGM-HF trial. JAMA Cardiol 2016.
22. Kolkhof P, Delbeck M, Kretschmer A, Steinke W, Hartmann E, Barfacker L et al. Finerenone, a novel selective nonsteroidal mineralocorticoid receptor antagonist protects from rat cardiorenal injury. J Cardiovasc Pharmacol 2014 Jul; 64(1):69-78.
23. Pitt B, Filippatos G, Gheorghiade M, Kober L, Krum H, Ponikowski P et al. Rationale and design of ARTS: a randomized, double-blind study of BAY 94-8862 in patients with chronic heart failure and mild or moderate chronic kidney disease. Eur J Heart Fail 2012 Jun; 14(6):668-75.
24. Filippatos G, Anker SD, Bohm M, Gheorghiade M, Kober L, Krum H et al. A randomized controlled study of finerenone vs. eplerenone in patients with worsening chronic heart failure and diabetes mellitus and/or chronic kidney disease. Eur Heart J 2016 Jul 14; 37(27):2105-14.

25. DeFilippis EM, Desai AS. Treatment of Hyperkalemia in Heart Failure. Curr Heart Fail Rep 2017 Aug; 14(4):266-74.
26. Pitt B, Anker SD, Bushinsky DA, Kitzman DW, Zannad F, Huang IZ et al. Evaluation of the efficacy and safety of RLY5016, a polymeric potassium binder, in a double-blind, placebo-controlled study in patients with chronic heart failure (the PEARL-HF) trial. Eur Heart J 2011 Apr; 32(7):820-8.
27. Weir MR, Bakris GL, Bushinsky DA, Mayo MR, Garza D, Stasiv Y et al. Patiromer in patients with kidney disease and hyperkalemia receiving RAAS inhibitors. N Engl J Med 2015 Jan 15; 372(3):211-21.
28. Anker SD, Kosiborod M, Zannad F et al. Maintenance of serum potassium with sodium zirconium cyclosilicate (ZS-9) in heart failure patients: results from a phase 3 randomized, double-blind, placebo-controlled trial. Eur J Heart Fail 2015 Oct; 17(10):1050-6.

Capítulo 13

Reposição de Ferro É Necessária?

Juliano Novaes Cardoso
Antônio Carlos Pereira Barretto

Introdução

A insuficiência cardíaca (IC) é uma causa frequente de internação hospitalar com altas taxas de mortalidade e morbidade apesar da terapia atual. As comorbidades complicam o curso da IC com impacto direto nos sintomas e na progressão da doença.[1-4] A deficiência de ferro é uma alteração usualmente encontrada na IC independentemente da fração de ejeção do ventrículo esquerdo (FEVE), tanto nos pacientes estáveis, quanto nos que se internam descompensados. Tradicionalmente, a deficiência de ferro era considerada a causadora de sintomas apenas quando estava associada com anemia. Nesses casos, a redução no nível da hemoglobina pode ser vista como o resultado final devido à depleção do ferro. Entretanto, a deficiência de ferro tanto nos pacientes com ou sem anemia pode reduzir a *performance* aeróbica, sendo acompanhada por sintomas de fadiga e intolerância ao exercício.[5,6]

A anemia, que é uma comorbidade prevalente nos pacientes com IC, que piora a evolução e aumenta a mortalidade.[7-9] Mais de um terço dos pacientes com IC apresentam anemia que está associada de forma independente ao aumento do risco de mortalidade. Em uma coorte com mais de 150.000 casos, o risco de mortalidade foi aproximadamente dobrado em pacientes com IC anêmicos em comparação com aqueles sem anemia[10]. É mais comum em mulheres, idosos e em pacientes com insuficiência renal (IR) e está relacionado ao remodelamento miocárdio avançado, inflamação e sobrecarga de volume, e também a um pior estado funcional e maior risco de internação por IC, além de redução da sobrevida.[11,12]

A etiologia da anemia na IC é multifatorial, podendo ser resultado de hemodiluição ou déficit real de glóbulos vermelhos.[7] Tanto a anemia hemodiluicional quanto a anemia "verdadeira" podem estar presentes na IC. Em uma revisão sistemática foram avaliados 18 estudos em pacientes IC crônica com ou sem anemia. Os autores concluíram que a anemia verdadeira (não hemodilucional) está presente em todos os estudos. Dentre as etiologias da anemia não diluicional, podemos citar a deficiência de ferro, ácido fólico, vitamina B_{12} por baixa ingestão, discrasias sanguíneas, deficiência na produção de eritropoetina secundária à IR, aumento das citocinas (principalmente o Fator de Necrose Tumoral alfa), uso de fármacos, como inibidores dos receptores de angiotensina (IECA), bloqueadores dos receptores de angiotensina (BRA) e carvedilol, que inibem eritropoetina.[13-16]

A deficiência de ferro é uma importante e frequente causa de anemia. Em trabalho do nosso grupo identificamos que 38,24% dos pacientes com anemia apresentavam deficiência de ferro e foram diagnosticados como portadores de anemia ferropriva.[17]

Fisiopatologia do ferro

O ferro é crucial para o metabolismo, incluindo respiração, produção de energia, síntese de DNA e proliferação celular. A deficiência de ferro se refere às reduções de reserva de ferro que precede a anemia ferropriva ou persiste sem progressão. A anemia ferropriva é uma condição mais grave em que baixos níveis de ferro são associados à anemia e à presença de hemácias hipocrômicas e microcíticas.[18]

Os mecanismos de aquisição de ferro são rigorosamente regulados pelos controles homeostáticos baseados na hepcidina, que é um hormônio peptídico sintetizado principalmente no fígado. Funciona como um reagente de fase aguda que ajusta as flutuações nos níveis de ferro plasmático causados por enterócitos absorventes e macrófagos no baço, ligando-se e induzindo a degradação da ferroportina, que exporta o ferro das células. A expressão de hepcidina aumenta em resposta a altos níveis de ferro circulantes e em tecido e em pessoas com inflamação ou infecção sistêmica. A produção de hepcidina é inibida pelo aumento da atividade eritropoética, pela deficiência de ferro e hipóxia tecidual em resposta a sinais provenientes da medula óssea, do fígado e, provavelmente, do tecido muscular e dos adipócitos.

O aumento nos níveis séricos de hepcidina que são induzidos por citocinas inflamatórias, especialmente a interleucina-6, explica o sequestro de ferro e o fornecimento reduzido de ferro que ocorre na anemia da doença crônica.[19] A anemia ferropriva na IC provavelmente está relacionada à diminuição da absorção e inflamação do ferro. Esse aumento dos níveis séricos de hepcidina foi relatado nos estágios iniciais da IC, mas não durante a progressão da doença.[20]

Aspectos laboratoriais

O nível sérico de ferritina é o teste mais sensível para identificação da deficiência de ferro (identificado por nível < 30 μg/L). Os níveis são mais baixos em pacientes com anemia ferropriva; um nível de saturação de transferrina inferior a 16% indica um suprimento de ferro insuficiente para suportar uma eritropoese normal. No entanto, ao determinar o nível de ferro sérico, é importante considerar o contexto clínico em vez de confiar em resultados de testes únicos. O diagnóstico de anemia ferropriva no contexto da inflamação é desafiador e não pode ser determinado com base nos resultados de um único teste: níveis de corte significativamente maiores para ferritina são usados para definir anemia ferropriva acompanhada de inflamação, com o melhor preditor sendo um nível de ferritina inferior a 100 μg/L. Níveis maiores de corte para ferritina são utilizados para diagnóstico de deficiência de ferro em IC (ferritina < 300 μg/L na presença de saturação de transferrina < 30%).

Nos trabalhos recentes que avaliaram a reposição de ferro, o nível utilizado para definir déficit de ferro foi o seguinte: ferritina sérica < 100 μg/L ou entre 100–299 μg/L quando a saturação de transferrina for < 20%. Com relação à anemia, antigamente apenas a hemoglobina (Hb) < 9 g/dL era valorizada. Hoje, qualquer grau de anemia pode piorar a evolução do doente portador de IC. A anemia é definida, segundo a Organização Mundial da Saúde (OMS), pela concentração de hemoglobina (hemoglobina < 12 para o sexo feminino; hemoglobina < 13 para o sexo masculino). A análise conjunta de vários estudos documenta que a diminuição de 1 g/dL de Hb aumenta a mortalidade em 15,8%.[21–27]

Tratamento

O tratamento da reposição de ferro na IC é um desafio, pois muitos casos não são investigados, principalmente nos pacientes sem anemia. Portanto, é importante avaliar o perfil de ferro nos pacientes com IC. Na mesma linha, a identificação dos pacientes que apresentam anemia entre os portadores de IC, assim como a etiologia do processo anêmico e a adoção de terapêutica específica adequada, podem modificar a evolução da IC. No entanto, em uma metanálise, Groonweld e cols.[22] não identificaram o real efeito da correção da anemia na redução de mortalidade e sugeriram que novos estudos são necessários.[22-24]

As evidências atuais demonstram que a reposição de ferro parenteral pode melhorar a capacidade de exercício, a classe funcional e a qualidade de vida nos pacientes com deficiência funcional de ferro independentemente de o paciente apresentar anemia.[5,6] O estudo Effect of Intravenous Iron Sucrose on Exercise Tolerance in Anemic and Nonanemic Patients with Symptomatic Chronic Heart Failure and Iron Deficiency (FERRIC-HF) incluiu 35 pacientes oriundos de dois centros europeus e com seguimento de apenas 18 semanas, o que limita a extrapolação dos dados para a prática clínica. No entanto, foi um estudo relevante devido à escassez de informações sobre o tema na época. Nesse estudo, pacientes anêmicos (Hb < 12,5 g/dL) e não anêmicos (Hb entre 12,5–14,5 g/dL) e com ferritina < 100 ng/mL ou entre 100–300 ng/mL quando em associação com a saturação de transferrina < 20%, foram randomizados para receber placebo ou sacarose de ferro por via endovenosa, na dose de 200 mg por semana até a correção da deficiência do ferro calculado. Dentre todos os pacientes estudados, o escore de fadiga foi significativamente menor no grupo tratado em relação ao placebo. Esse foi o resultado clínico mais significativo desse estudo. Também houve melhora estatisticamente significante do pico de consumo de oxigênio (VO_2)/kg e da capacidade funcional, porém, de pequena relevância clínica.[28]

O estudo Ferric Carboxymaltose in Patients with Heart Failure and Iron Deficiency (FAIR-HF) foi um ensaio clínico randomizado, duplo-cego, que incluiu 459 pacientes com IC classe funcional New York Heart Association (NYHA) II-III, com fração de ejeção do ventrículo esquerdo < 40% para CF II ou < 45% para CF III, com deficiência de ferro (ferritina sérica < 100 ng/mL ou entre 100–300 ng/mL se saturação de transferrina < 20%) e nível de hemoglobina entre 9,5–13,5 g/dL. O estudo revelou que o tratamento com carboximaltose férrica intravenosa, em pacientes com ou sem anemia, melhorou os sintomas, a capacidade funcional e a qualidade de vida durante um acompanhamento de 6 meses comparado ao placebo[29].

O estudo Beneficial effects of long-term intravenous iron therapy with ferric carboxymaltose in patients with symptomatic heart failure and iron deficiency (CONFIRM-HF) foi um ensaio multicêntrico, duplo-cego, controlado por placebo com 304 pacientes com IC sintomáticos ambulatorial com FEVE ≤ 45%, peptídeo natriurético elevado e deficiência de ferro (ferritina < 100 ng/mL ou 100–300 ng/mL se a saturação de transferrina < 20%).

Os pacientes foram randomizados para o tratamento com ferro intravenoso, como carboximidose ou durante 52 semanas. O estudo revelou que a reposição de ferro venoso resultou em uma melhora da capacidade funcional sustentável medida 1 ano, utilizando o teste de caminhada de 6 minutos. Os efeitos benéficos do tratamento com ferro parenteral foram confirmados pela melhoria concomitante dos sintomas e da qualidade de vida ao longo do estudo, o qual também sugeriu um risco reduzido de internação hospitalar devida à piora da IC durante o seguimento de 1 ano no grupo tratado com ferro endovenoso.[30]

As diretrizes atuais da Sociedade Europeia de Cardiologia para o manejo da IC reconhece que a deficiência de ferro é comum e pode causar anemia e disfunção da musculatura esquelética. Os estudos avaliaram em conjunto os pacientes com e sem anemia, mas nenhum deles com ferro endovenoso teve poder para avaliar desfechos como morte ou para avaliar separadamente os efeitos dos pacientes com e sem anemia. Os efeitos da reposição de ferro em pacientes com hemoglobina > 15 g/dL são desconhecidos. Devemos lembrar que aqueles com deficiência de ferro devem ser investigados para causas reversíveis, como o sangramento intestinal. A recomendação da diretriz atual da sociedade europeia está descrita na Tabela 13.1.[31]

As diretrizes norte-americanas também reconhecem na anemia ferropriva uma comorbidade frequente na IC e também causa de aumento de mortalidade, assim como uma piora da qualidade de vida e da classe funcional. No entanto, demonstram nível de evidência ainda menor para o tratamento com reposição de ferro. A recomendação é IIb (nível de evidência B) para a reposição de

Capítulo 13

• **Tabela 13.1** Recomendação de reposição de ferro parenteral na insuficiência cardíaca

Recomendação	Classe	Nível
Deficiência de ferro		
O tratamento com carboximaltose férrica intravenosa deve ser considerado em pacientes com IC sintomáticos, com FEVE reduzida e deficiência de ferro (ferritina sérica < 100 µg/L ou ferritina entre 100–299 µg/L e saturação de transferrina < 20%), a fim de aliviar os sintomas de IC e melhorar a capacidade de exercício e a qualidade de vida.	IIa	A

ferro intravenoso em pacientes com classe funcional NYHA II e III e deficiência de ferro (ferritina < 100 ng/mL ou 100–300 ng/mL se a saturação de transferrina < 20%) para melhorar o estado funcional e a qualidade de vida.[32]

Há vários tipos de ferro parenteral: ferro dextran, ferro gluconato, ferro sacarato e a carboximaltose férrica.[33] Esse último composto foi utilizado nos três principais estudos sobre suplementação de ferro na IC.[28-30]

No Brasil, podemos encontrar o sacarato de hidróxido férrico e a carboximaltose férrica. O sacarato de hidróxido férrico é comercializado em ampolas contendo 2 mL e 100 mg de ferro elementar para uso por via intramuscular e em ampolas contendo 5 mL e 100 mg de ferro elementar para uso por via endovenosa. A carboximaltose férrica é comercializada em ampolas contendo 10 mL e 500 mg de ferro elementar por via endovenosa. Para cálculo da dose total necessária utiliza-se a fórmula de Ganzoni:

$$\text{Déficit total de Ferro (mg)} =$$
$$[\text{Hb (g/dL) desejada} - \text{Hb (g/dL) encontrada}] \times$$
$$\text{peso corporal (kg)} \times 2{,}4 + 500.^{[33]}$$

Para administração endovenosa de sacarato de hidróxido férrico é preciso respeitar o limite da dose máxima por aplicação de 200 mg (duas ampolas) e da dose máxima semanal de 500 mg. Além disso, é preciso respeitar o intervalo mínimo de 24 horas entre as aplicações.[34] A carboximaltose férrica apresenta a vantagem de possibilitar a administração de 1.000 mg de ferro em apenas 15 minutos, com mínimo risco de efeitos adversos. Essa posologia facilita o tratamento, evita a perda de tempo e a necessidade de vários retornos durante a terapia.[34]

Os efeitos adversos mais frequentes desses compostos férricos são os distúrbios gastrointestinais, descritos como náusea, vômito, dor abdominal, diarreia ou constipação e gosto metálico. Esses efeitos colaterais são significativamente mais frequentes quando a reposição é por via oral.[33,34]

Os pacientes com anemia ferropriva severa que causa sintomas cardiovasculares, como IC ou angina devem receber transfusões de células vermelhas. Essa abordagem corrige rapidamente não só a hipoxia, mas também a deficiência de ferro, uma vez que uma unidade de células vermelhas embaladas fornece aproximadamente 200 mg de ferro.[35] O tratamento da anemia na IC podem diferir de acordo com a fisiopatologia subjacente. O tratamento com eritropoetina não apresentou benefício na IC moderada e ocasionou o aumento de fenômenos tromboembólicos. Portanto, não deve ser recomendado.[36]

Considerações finais

Devemos investigar o perfil do ferro na IC. Ainda faltam grandes estudos para avaliar a redução na morbidade e da mortalidade em associação ao tratamento específico da reposição de ferro na IC. Um dos estudos em andamento para responder a essa questão é o FAIR-HF 2. O tratamento com reposição de ferro parenteral nos pacientes com deficiência funcional de ferro com ou sem anemia garante um melhor desempenho físico, uma melhor qualidade de vida e uma melhora na classe funcional.

• Referências bibliográficas

1. M cMurray JJ et al. ESC Committee for Practice Guidelines.ESC Guidelines for the diagnosis and treatment of acute and chronic heart failure 2012: The Task Force for the Diagnosisand Treatment of Acute and Chronic Heart Failure 2012 of the European Society of Cardiology. Develop edin collaboration with the Heart Failure Association (HFA) of the ESC. EurHeart J 2012; 33:1787-847.
2. Tavazzi L, Senni M, Metra M, et al.. IN-HF (Italian Network on Heart Failure) Outcome Investigators. Multicenter prospective observational study on acute and chronic heart failure: one-year follow-up results of IN-HF (Italian Network on Heart Failure) outcome registry.CircHeart Fail 2013; 6:473-81.
3. Hoekstra T, Jaarsma T, vanVeldhuisen DJ, Jillege HL, Sanderman R, Lesman-Leegte I. Quality of life and survival in patients with heart failure. Eur J Heart Fail 2013; 15:94-102.
4. Van Deursen VM, Urso R, Laroche C, Damman K, Dahlstrom U, Tavazzi L, Maggioni AP, Voors AA. Co-morbidities in patients with heart failure: an analysis of the European Heart Failure Pilot Survey. Eur J Heart Fail 2014; 16:103-11.
5. Haas JD, Brownlie T IV. Iron deficiency and reduced work capacity: a critical review of the research to determine a causal relationship. J Nutr 2001; 131(Suppl 2):676S-88S.
6. Andrews NC. Disorders of iron metabolism. N Engl J Med 1999; 341:1986-95.
7. Okonko DO, Anker SD. Anemia in chronic heart failure: pathogenetic mechanisms. J Card Fail 2004; 10(1 Suppl.): S5-9.
8. Givertz MM, Colucci WS, Braunwald E. Clinical aspects of heart failure: highoutput failure; pulmonary edema. In: Braunwald's heart disease: a textbook of cardiovascular medicine. 7th ed. Philadelphia: Saunders; 2007; 539-68.
9. O'Meara E, Clayton T, McEntegart MB, McMurray JJ, Lang CC, Roger SD et al. CHARM Committees and Investigators. Clinical correlates and consequences of anemia in a broad spectrum of patients with heart failure: re-sults of the Candesartan in Heart Failure: Assessment of Reduction in Mortality and Morbidity (CHARM) Program. Circulation 2006; 113(7):986-94.
10. World Health Organization. Haemoglobin concentrations for the diagnosis of anaemia and assessment of severity. 2011. Disponível em: http://www. who.int/iris/handle/10665/85839. Acessado em April 21, 2017.
11. Groenveld HF, Januzzi JL, Damman K, van Wijngaarden J, Hillege HL, van Veldhuisen DJ, van der Meer P. Anemia and mortality in heart failure patients a systematic review and meta-analysis. J Am Coll Cardiol. 2008;52:818–827. doi: 10.1016/j.jacc.2008.04.061.
12. O'Meara E, Rouleau JL, White M, Roy K, Blondeau L, Ducharme A, Neagoe P-E, Sirois MG, Lavoie J, Racine N, Liszkowski M, Madore F, Tardif J-C, de Denus S, ANCHOR Investigators. Heart failurewith anemia: novel findings on the roles of renal disease, interleukins, and specific left ventricular remodeling processes. Circ Heart Fail 2014; 7:773-81.
13. Androne AS, Katz SD, Lund L, LaManca J, Hudaihed A, Hryniewicz K, Mancini DM. Hemodilution is common in patients with advanced heart failure. Circulation 2003; 107:226-29.
14. Miller WL, Mullan BP. Peripheral venous hemoglobin and red blood cell mass mismatch in volume overload systolic heart failure: implications for patient management. J Cardiovasc Transl Res 2015; 8:404-10. doi:10.1007/s12265-015-9650-4.
15. Montero D, Lundby C, Ruschitzka, Feas J, Flammer AJ. True Anemia - Red Blood Cell Volume Deficit in Heart Failure. Circ Heart Fail. 2017; 10:e003610. DOI: 10.1161/CIRCHEARTFAILURE.116.003610
16. Tang YD, Katz SD. Anemia in chronic heart failure: prevalence, etiology, clinical correlates, and treatment options. Circulation 2006; 23;113(20):2454-61.
17. Cardoso J, Brito MI, Ochiai ME, et al. Anemia in Patients with Advanced Heart Failure. Arq. Bras. Cardiol 2010; 95(4):524-9. Epub Sep 03, 2010. ISSN 0066-782X. http://dx.doi.org/10.1590/S0066-782X2010005000118.
18. Hentze MW, Muckenthaler MU, Galy B, Camaschella C. Two to tango: regulation of mammalian iron metabolism. Cell 2010; 142:24-38.
19. Nemeth E, Tuttle MS, Powelson J et al. Hepcidin regulates cellular iron efflux by binding to ferroportin and inducing its internalization. Science 2004; 306:2090-3.
20. Jankowska EA, Malyszko J, Ardehali H et al. Iron status in patients with chronic heart failure. Eur Heart J 2013; 34(827):34-5. Finberg KE, Heeney MM, Campagna DR et al. Mutations in TMPRSS6 cause iron-refractory iron deficiency anemia (IRIDA). Nat Genet 2008; 40:569-71.
21. Anker SD, Comin Colet J, Filippatos G et al. Ferric carboxymaltose in patients with heart failure and iron deficiency.
22. Groenveld HF, Januzzi JL, Damanan K, van Wijngaarden HL, Van Vedlhuisen DJ, Van der Meer P et al. Anemia and mortality in heart failure patients: a systematic review and meta-analysis. J Am Coll Cardiol 2008; 52(10):818-27.
23. McMurray JJ. What are the clinical consequences of anemia in patients with chronic heart failure? J Card Fail 2004;10(1 Suppl.):S10-2.

Capítulo   13

24. Maggioni AP, Opasich C, Anand I, Barlera S, Carbonieri E, Gonzini L et al. Anemia in patients with heart failure: prevalence and prognostic role in a controlled trial and in clinical practice. J Card Fail 2005; 11(2):91-8.
25. DeLoughery TG. Microcytic anemia. N Engl J Med 2014; 371:1324-31.
26. Weiss G, Goodnough LT. Anemia of chronic disease. N Engl J Med 2005; 352:1011-23.
27. Camaschella C. How I manage patients with atypical microcytic anaemia. Br J Haematol 2013; 160:12-24.
28. Okonko DO, Grzeslo A, Witkowski T, Mandal AK, Slater RM, Roughton M et al. Effect of intravenous iron sucrose on exercise tolerance in anemic and nonanemic patients with symptomatic chronic heart failure and iron deficiency FERRIC-HF: a randomized, controlled, observer-blinded trial. J Am Coll Cardiol 2008; 51(2):103-12.
29. Anker SD, Comin Colet J, Fillipatos G, Willenheimer R, Dickstein K, Drexler H et al. Ferric carboxymaltose in patients with heart failure and iron deficiency. New Engl J Med. 2009; 361(25):2436-48.
30. Ponikowski P, van Veldhuisen DJ, Comin-Colet J, Ertl G, Komajda M, Mareev V, McDonagh T, Parkhomenko A, Tavazzi L, Levesque V, Mori C, Roubert B, Filippatos G, Ruschitzka F, Anker SD. Beneficial effects of long-term intravenous iron therapy with ferric carboxymaltose in patients with symptomatic heart failure and iron deficiency. Eur Heart J 2015; 36:657-68.
31. Ponikowski P, Voors AA, Anker SD, et al. ESC Committee for Practice Guidelines. Guidelines for the diagnosis and treatment of acute and chronic heart failure ESC 2016: The Task Force for the diagnosis and treatment of acute and chronic heart failure of the European Society of Cardiology (ESC). Eur Heart J. 2016; 14;37:2129-200.
32. Yancy CW, Jessup M, Bozkurt B, et al. 2017 ACC/AHA/HFSA focused update of the 2013 ACCF/AHA guideline for the management of heart failure: a report of the American College of Cardiology/American Heart Association Task Force on Clinical Practice Guidelines and the Heart Failure Society of America. Circulation. 2017; 136:e137-e161.
33. Cançado RD, Lobo C, Friedrich JR. Iron deficiency anemia treatment with parenteral iron. Rev Bras Hematol Hemoter 2010; 32(Suppl2):121-8.
34. Goldsmith D. 2009: a requiem for rHuEPOs-but should we nail down the coffin in 2010? Clin J Am Soc Nephrol 2010; 5(5):929-35.
35. Camaschella C, Iron-Deficiency Anemia - N Engl J Med 2015; 372:1832-43.
36. Montero D, Lundby C, Ruschitzka, Feas J, Flammer AJ. True Anemia – Red Blood Cell Volume Deficit in Heart Failure. Circ Heart Fail 2017.

Capítulo 14

Resultados do Uso de Ômega-3 na Insuficiência Cardíaca

Maria Cristina de Oliveira Izar
Francisco Antonio Helfenstein Fonseca
Juliana Tieko Kato

Importância dos lípides

Para se entender o papel dos ácidos graxos ômega-3 na insuficiência cardíaca (IC) é preciso conhecer aspectos básicos do metabolismo lipídico. Os lípides mais relevantes são os fosfolípides, o colesterol, os triglicérideos (TG) e os ácidos graxos. Os fosfolípides formam a estrutura básica das membranas celulares. O colesterol é precursor dos hormônios esteroides, dos ácidos biliares e da vitamina D. Por ser constituinte das membranas celulares, ele atua na fluidez delas e na ativação de enzimas. Os TG são formados a partir de três ácidos graxos ligados a uma molécula de glicerol e constituem uma das formas de armazenamento energético mais importantes no organismo, sendo depositados no tecido adiposo e muscular.[1]

Os ácidos graxos podem ser classificados como saturados (sem duplas ligações entre seus átomos de carbono), mono ou poli-insaturados, de acordo com o número de ligações duplas na sua cadeia. Os ácidos graxos saturados mais frequentemente presentes em nossa alimentação são: láurico, mirístico, palmítico e esteárico; entre os monoinsaturados, o mais frequente é o ácido oleico. Os poli-insaturados podem ser classificados em ômega-3 (eicosapentaenoico, docosahexaenoico e linolênico) e ômega-6 (linoleico), de acordo com a presença da primeira dupla ligação entre os carbonos, a partir do grupo hidroxila[1,2] (Figura 14.1).

As gorduras poli-insaturadas exercem inúmeros efeitos sobre diferentes aspectos fisiológicos e do metabolismo, tais como melhora da função autonômica, diminuição da agregação plaquetária e da pressão arterial, melhora da função endotelial, estabilização da placa de ateroma e controle de TG.[1-3]

Alimentos de origem vegetal considerados como fontes de ácidos graxos ômega-3 são de ocorrência rara na natureza. Os representantes vegetais desses lípides são a soja (5%–7%), a canola (7%–10%) e a semente de linhaça (58%–60%). O ômega-3 encontrado nesses vegetais é o ácido alfalinolênico (ALA, C18:3), o qual pode ser convertido nos principais representantes da classe, EPA (eicosapentaenoico, C20:5) e DHA (docosahexaenoico, C22:6). Entre as fontes de ômega-3 de origem marinha estão o salmão, o arenque, a sardinha e a cavala, como exemplos. No entanto, a maior parte dos ácidos graxos ômega-3 não se encontra em partes comestíveis, como o filé e, sim, nas vísceras.[2,3]

EPA e DHA também podem ser obtidos por ação enzimática de dessaturases e elongases sobre o ALA, que é um ácido graxo essencial e apresenta recomendação de consumo pelas Dietary Reference Intakes (DRIs), que se obtém pela ingestão moderada de óleo de soja ou canola, não sendo necessária sua suplementação na dieta.[4] A conversão de ALA em EPA e DHA é limitada e

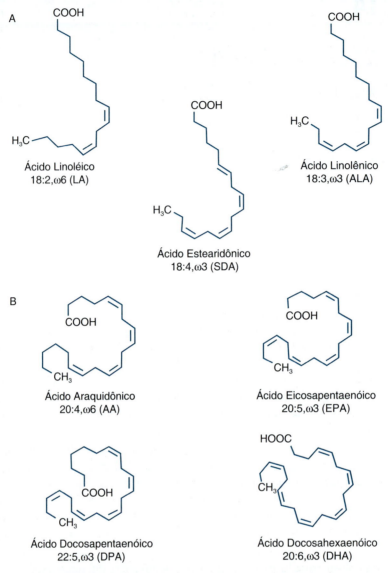

- **Figura 14.1** Estrutura química dos ácidos graxos ômega-3 e ômega-6.

sofre interferência de fatores fisiológicos e externos. Especialmente, EPA e DHA têm sido investigados quanto ao seu potencial na redução do risco cardiovascular. Os mecanismos propostos para os benefícios cardiovasculares incluem redução de marcadores inflamatórios e da agregação plaquetária, melhora da função endotelial, redução da pressão arterial e redução da trigliceridemia.[5-7] Em regiões onde estão disponíveis peixes que são fonte de ômega-3 é recomendada a utilização de padrões alimentares saudáveis que incluam, no mínimo, duas porções deles por semana, pelos efeitos benéficos em fatores de risco e pela redução de risco de desfechos em prevenção primária e secundária.[8-10] Em prevenção primária de indivíduos com alto risco, o consumo de peixes que resultem na ingestão diária de 500 mg de EPA + DHA está relacionado à redução de 39% do risco de doença cardiovascular (DCV) fatal e de 46% do risco de doença arterial coronariana fatal.[11] Efeitos controversos são descritos para o consumo de peixes ricos em ômega-3 e a prevenção secundária de eventos cerebrovasculares.[12]

Apesar de haver correlação positiva entre os níveis séricos de EPA e DHA e redução do risco cardiovascular,[13] estudos clínicos randomizados recentes não comprovam benefício da suplementação de EPA e DHA na redução de eventos cardiovasculares maiores, como infarto agudo do miocárdio, AVC e morte por DCV[14-17] (Tabela 1.1).

A suplementação de ômega-3 (EPA e DHA) entre 2–4 g/dia promove, além dos efeitos cardiovasculares, aqueles adjuvantes no tratamento da hipertrigliceridemia, podendo reduzir a concentração plasmática de TG em até 25%–30%.[10-18]

O consumo de 2–4 g/dia de ômega-3 de origem animal reduz de 25%–30% os triglicerídeos, tem efeito no metabolismo, melhora a função endotelial, reduz a pressão sistólica e diastólica, bem como diminui os mediadores inflamatórios. Além disso, o ômega-3 tem ação antiplaquetária e age como antiarrítmico, estabilizando as membranas das células do músculo cardíaco. Pacientes infartados que receberam suplementação de ômega-3 tiveram menor risco de morte súbita. O ômega-3 de origem vegetal tem efeito sobre a sensibilidade a insulina e sobre os TG, e reduz os marcadores inflamatórios. No entanto, por precisar ser convertido no organismo pela enzima delta-6-dessaturase, os resultados são mais discretos[2] (Figura 14.2).

Já o ômega-6 é chamado de essencial porque não pode ser sintetizado pelos seres humanos e outros mamíferos e só é obtido mediante ingestão. O consumo melhora a sensibilidade a insulina e evita o diabetes, assim como colabora com a redução do risco cardiovascular e tem papel anti-inflamatório. No entanto, em excesso, pode causar efeito inverso. É importante manter a relação entre ácidos graxos ômega-6 e ômega-3, pois, por ser o primeiro mais abundante do que o ômega-3 nos alimentos utilizados no nosso dia a dia e estar presente nos óleos utilizados no cozimento (milho, girassol), quando usado inadequadamente, pode induzir mecanismos que favorecem processos inflamatórios.[20]

Metabolismo dos ácidos graxos ômega-3 e ômega-6 no organismo

Os ácidos graxos poli-insaturados (PUFA) de cadeia longa são importantes componentes das membranas lipídicas em todos os tecidos, e os principais são o ácido linoleico (ômega-6 essencial), o α-linolênico (ômega-3 essencial) e seus metabólitos de cadeias maiores, o ácido araquidônico (AA) e o DHA. Os PUFAs de cadeia longa aumentam a fluidez, permeabilidade e flexibilidade das membranas celulares, o número de receptores e a afinidade dos receptores por seus substratos: hormônios, proteínas e fatores de crescimento. Além disso, certos PUFAs são precursores de segundos mensageiros celulares. Os ácidos graxos ômega-6, AA e o dihomo-γ-linolênico são pre-

- **Tabela 14.1** Recomendações e evidências para o consumo de ácidos graxos ômega-3

Ômega-3	Grau de recomendação	Nível de evidência
O consumo ≥ 2 porções de peixes ricos em EPA e DHA por semana está associado à redução do risco cardiovascular entre indivíduos em prevenção primária e secundária	I	A
O uso de suplementos de EPA e DHA pode ser considerado na prevenção cardiovascular	IIb	B
A suplementação com EPA e DHA (2–4 g) deve ser recomendada para hipertrigliceridemia grave (≥ 500 mg/dL) na vigência do risco de pancreatite, refratária a medidas não farmacológicas e tratamento medicamentoso	I	A
A suplementação com EPA e DHA (1–5 g) pode ser recomendada para hipertrigliceridemia leve e moderada	IIb	B
A suplementação com EPA e DHA (1 g/dia) pode ser recomendada na IC	IIa	B

Adaptada de Santos et al.[19]

Capítulo 14

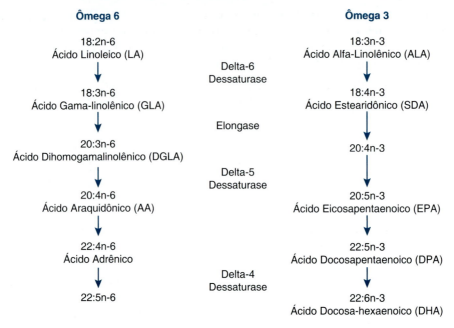

• **Figura 14.2** Metabolismo dos ácidos graxos ômega-3 e ômega-6.

dominantemente precursores de prostaglandinas pró-inflamatórias, leucotrienos e tromboxanos, enquanto os ácidos graxos ômega-3, como o eicosapentaenoico, são precursores de eicosanoides anti-inflamatórios. Os AA e DHA se concentram no sistema nervoso central, na retina, no coração e no músculo esquelético e possuem papel central no desenvolvimento e nas funções neurais.[21]

Os vegetais são boas fontes de ácidos graxos essenciais, mas aqueles de cadeia longa são encontrados principalmente nos alimentos de origem animal. Produtos de origem vegetal são fontes principalmente de ácidos graxos ômega-6, enquanto os de origem marinha são ricos em ômega-3. Os mamíferos, incluindo os humanos, não são capazes de sintetizar ácidos graxos, tendo que obtê-los pelo consumo de alimentos que são fonte desses lipídios. As reações de Δ-5 dessaturase e Δ-6 dessaturase e de elongamento dos ácidos graxos essenciais convertem o AL ao AA e o ALA ao EPA. Enquanto o AA é o principal produto da família dos ômega-6, o EPA é um intermediário que precisa de um elongamento, Δ-6 dessaturação e β-oxidação para ser convertido no principal produto biológico, o DHA[21] (Figura 14.2).

A conversão do AL ao AA é mais eficiente do que a conversão de ALA a DHA, pois a síntese do AA é menos complexa do que a de DHA. Em indivíduos saudáveis, a conversão de ALA a EPA é em torno de 5%–10% e em DHA apenas de 2%–5%.[22] Pelo fato de o elongamento ser rápido, as reações de dessaturação são estágios limitantes nessa conversão. O conteúdo de ácidos graxos na dieta também influencia a velocidade de conversão, pois existe competição entre as famílias de ácidos graxos ômega-3 e ômega-6.

Doses recomendadas dos ácidos graxos ômega-3

Em uma dieta típica americana, o consumo de n-3 PUFA é da ordem de 0,7–1,6 g, equivalente a 0,2%–0,7% do valor calórico total, sendo a maior parte ALA, ômega-3 de origem vegetal, enquanto o ômega-3 de origem marinha (EPA e DHA) corresponde a menos de 0,1–0,2 g/dia.[21] As doses utilizadas nos ensaios clínicos foram de 1–9 g/dia (0,45%–4% do valor calórico total) de ácidos graxos ômega-3, basicamente de EPA e DHA.[23-26] Esses valores são semelhantes ao consumo por esquimós do Alaska (de 6–14 g/dia ou de 2,7%–6,3% do valor calórico). Já as dietas japonesas contêm 1%–2% do VCT em ômega-3 de cadeia longa.

O uso de ômega-3 marinho é seguro e, em altas doses, pode acompanhar-se de sensação de odor de peixe. O uso do produto congelado ou junto às refeições pode minimizar tais efeitos. Já o uso de óleo de peixe contendo ômega-3 não se associou a um maior risco de sangramentos, mesmo quando prescrito em altas doses (de 3–4 g/dia), por tempo prolongado (acima de 2 anos) ou associação à aspirina, ao clopidogrel ou à warfarina.[27] Também não se verificou risco de contaminação por mercúrio.

Ômega-3 na insuficiência cardíaca

Existem evidências de que o consumo de peixes e de óleos de peixe seja protetor para eventos cardiovasculares, especialmente em indivíduos que já apresentam doença cardiovascular.[28-30] No entanto, estudos mais recentes não demonstraram benefícios, o que pode ser atribuído ao maior uso de tratamentos medicamentosos e intervenções comprovadamente efetivos e também ao uso de doses insuficientes dos ácidos graxos ômega-3 em alguns estudos. É importante ressaltar que o grau de pureza e as concentrações de ácidos graxos ômega-3 nas diversas formulações variam, e o emprego de doses apropriadas de formulações com altas concentrações de ômega-3 se relaciona ao seu benefício clínico.

Também existem evidências de redução de morte súbita com o consumo de ácidos graxos ômega-3, especialmente em indivíduos com infarto do miocárdio prévio, porém, em indivíduos com desfibriladores implantáveis, os resultados foram conflitantes. Já na insuficiência cardíaca sistólica, foi demonstrada redução de mortalidade quando indivíduos em classe funcional II a IV receberam suplementação de ômega-3 no estudo GISSI-Prevenzione.[31-34] Nesse estudo, foi avaliado o benefício precoce do uso de ácidos graxos ômega-3 em sobreviventes a um infarto do miocárdio recente (< 3 meses). Foram randomizados 11.323 pacientes para receber ácidos graxos ômega-3, vitamina E, ambas terapêuticas, ou placebo, no topo da melhor terapêutica clínica e com recomendação de adoção de estilo de vida saudável. A eficácia precoce do tratamento com ômega-3 na redução da mortalidade total, cardiovascular, cardíaca, coronária e morte súbita, além de eventos não fatais (infarto do miocárdio não fatal, doença coronariana, eventos cerebrovasculares), foi avaliada em 1 ano.

As curvas de sobrevida diferiram precocemente após a randomização para os pacientes recebendo ômega-3, e a mortalidade total foi significantemente menor já aos 3 meses de tratamento (risco relativo (RR) 0,59; intervalo de confiança (IC) 95% de 0,36–0,97; $p = 0,037$). A redução no risco de morte súbita foi relevante e estatisticamente significante já no 4º mês (RR 0,47; IC 95% de 0,219–0,995; $p = 0,048$). Um padrão semelhante foi observado aos 6 e 8 meses para mortalidade cardiovascular, cardíaca e eventos coronários. Assim, os efeitos precoces dos ácidos graxos ômega-3, mesmo em dose baixa (1g/dia) na mortalidade total e na morte súbita, dão suporte à hipótese de um efeito antiarrítmico dessas substâncias. Já no estudo GISSI-HF PUFA, 6.975 pacientes com IC classe II-IV pela New York Heart Association (NYHA) e com FEVE < 40% (ou se > 40% com hospitalização por ICC no último ano) foram randomizados para receber 1 g/dia de ômega-3 ou placebo em adição à terapia padrão, que incluiu inibidores da enzima conversora da angiotensina ou bloqueadores do receptor da angiotensina II, em 94% dos pacientes, betabloqueadores em 65%, e espironolactona em 39%, sendo seguidos por 3,9 anos (mediana). O tratamento com ômega-3 reduziu em 8% o desfecho composto de morte e hospitalização cardiovascular ajustados ($p = 0,009$). Não houve redução das hospitalizações em razão da ICC, mas houve redução do risco relativo de morte cardiovascular ($p = 0,045$) e das internações por causas cardiovasculares ($p = 0,026$).[35]

Já com relação à prevenção primária da IC não há estudos que avaliem o efeito da suplementação de ômega-3. Dessa maneira, não pode ser feita nenhuma recomendação para o tratamento com ômega-3 na prevenção primária da IC.[36]

Capítulo 14

A diretriz europeia recomenda que o uso de ômega-3 deva ser considerado para reduzir o risco de morte e hospitalização por causas cardiovasculares em pacientes com IC tratados com inibidores da enzima conversora da angiotensina (ou bloqueadores do receptor da angiotensina II), betabloqueadores ou espironolactona, sendo essa indicação classe IIb, com nível de evidência B.[37] A Atualização da Diretriz Brasileira de Insuficiência Cardíaca Crônica recomenda o uso de ômega-3 na Insuficiência Cardíaca Sistólica, em pacientes com IC crônica, classe funcional II-III da NYHA em uso de tratamento otimizado, com classe de recomendação IIa e nível de evidência A.[38]

• Referências bibliográficas

1. Faludi AA, Izar MCO, Saraiva JFK, Chacra APM, Bianco HT, Afiune Neto A et al. Atualização da Diretriz Brasileira de Dislipidemias e Prevenção da Aterosclerose – 2017. Arq Bras Cardiol 2017; 109(2Suppl.1):1-76.
2. World Health Organization. Global status report on noncommunicable diseases 2010.Disponível em: http://www.who.int/nmh/publications/ncd_report_summary_en.pdf. Acesso em 10/05/2013
3. Manuelli M,Guardia LD, Cena H. Enriching Diet with n-3 PUFAs to Help Prevent Cardiovascular Diseases in Healthy Adults: Results from Clinical Trials. Int J Mol Sci 2017; 18(7):1552.
4. Augustine AH, Lowenstein LM, Harris WS, Shearer GC, Block RC. Treatment with omega-3 fatty acid ethyl-ester alters fatty acid composition of lipoproteins in overweight or obese adults with insulin resistance. Prostaglandins Leukot Essent Fatty Acids 2014; 90(2-3):69-75.
5. Bosch J, Gerstein HC, Dagenais GR, Díaz R, Dyal L, Jung H et al. ORIGIN Trial Investigators. Effect of n-3 fatty acids and cardiovascular outcomes in patients with dysglycemia. N Engl J Med 2012; 367(4):309-18.
6. Flock MR, Skulas-Ray AC, Harris WS, Gaugler TL, Fleming JA, Kris-Etherton PM. Effects of supplemental long-chain omega-3 fatty acids and erythrocyte membrane fatty acid content on circulating inflammatory markers in a randomized controlled trial of healthy adults. Prostaglandins Leukot Essent Fatty Acids 2014; 91(4):161-8.
7. Ito MK. Long-chain omega-3 fatty acids, fibrates and niacin as therapeutic options in the treatment of hypertriglyceridemia: a review of the literature. Atherosclerosis 2015; 242(2):647-56.
8. Zhang J, Wang C, Li L, Man Q, Song P, Meng L et al. Inclusion of Atlantic salmon in the Chinese diet reduces cardiovascular disease risk markers in dyslipidemic adult men. Nutr Res 2010; 30(7):447-54.
9. Erkkilä AT, Lichtenstein AH, Mozaffarian D, Herrington DM. Fish intake is associated with a reduced progression of coronary artery atherosclerosis in postmenopausal women with coronary artery disease. Am J Clin Nutr 2004; 80(3):626-32.
10. Kris-Etherton PM, Harris WS, Appel LJ; AHA Nutrition Committee. American Heart Association. Omega-3 fatty acids and cardiovascular disease: new recommendations from the American Heart Association. Arterioscler Thromb Vasc Biol 2003; 23(2):151-2.
11. Sala-Vila A, Guasch-Ferré M, Hu FB, Sánchez-Tainta A, Bulló M, Serra-Mir M et al. PREDIMED Investigators. Dietary α-linolenic acid, marine ω-3 fatty acids, and mortality in a population with high fish consumption: findings from the PREvención con DIeta MEDiterránea (PREDIMED) Study. J Am Heart Assoc. 2016;5(1). pii: e002543. Erratum in: J Am Heart Assoc 2016; 5(2):pii: e002077.
12. Chowdhury R, Stevens S, Gorman D, Pan A, Warnakula S, Chowdhury S et al. Association between fish consumption, long chain omega 3 fatty acids, and risk of cerebrovascular disease: systematic review and meta-analysis. BMJ 2012; 345:e6698.
13. de Oliveira Otto MC, Wu JH, Baylin A, Vaidya D, Rich SS, Tsai MY et al. Circulating and dietary omega-3 and omega-6 polyunsaturated fatty acids and incidence of CVD in the Multi-Ethnic Study of Atherosclerosis. J Am Heart Assoc 2013; 2(6):e000506.
14. Bonds DE, Harrington M, Worrall BB, Bertoni AG, Eaton CB, Hsia J et al. Writing Group for the AREDS2 Research Group. Effect of long-chain ω-3 fatty acids and lutein + zeaxanthin supplements on cardiovascular outcomes: results of the Age-Related Eye Disease Study 2 (AREDS2) randomized clinical trial. JAMA Intern Med 2014; 174(5):763-71.
15. Galan P, Kesse-Guyot E, Czernichow S, Briancon S, Blacher J, Hercberg S; SU.FOL.OM3 Collaborative Group. Effects of B vitamins and omega 3 fatty acids on cardiovascular diseases: a randomised placebo controlled trial. BMJ 2010; 341:c6273.
16. Kromhout D, Giltay EJ, Geleijnse JM. Alpha Omega Trial Group. Effect n-3 fatty acids and cardiovascular events after myocardial infarction. N Engl J Med 2010; 363(21):2015-26.
17. Eussen SR, Geleijnse JM, Giltay EJ, Rompelberg CJ, Klungel OH, Kromhout D. Effects of n-3 fatty acids on major cardiovascular events in statin users and non-users with a history of myocardial infarction. Eur Heart J 2012; 33(13):1582-8.
18. Harris WS. Effect n-3 fatty acids and serum lipoproteins: human studies. Am J Clin Nutr 1997; 65(5 Suppl):1645S-54S.
19. Santos RD, Gagliardi AC, Xavier HT, Magnoni CD, Cassani R, Lottenberg AM et al. Sociedade Brasileira de Cardiologia. [First guidelines on fat consumption and cardiovascular health]. Arq Bras Cardiol 2013; 100(1 Suppl 3): 1-40.

20. Szabó E, Soltész GY, Decsi T. Long-chain polyunsaturated fatty acid supply in diabetes mellitus. In Handbook of Type 1 Diabetes Mellitus: Etiology, Diagnosis, and Treatment, 1st ed.; Aucoin L, Prideux T, Eds.; Nova Science Publishers: New York, NY, USA, 2010:265-95.

21. Davis BC, Kris-Etherton PM. Achieving optimal essential fatty acid status in vegetarians: Current knowledge and practical implications. Am J Clin Nutr 2003; 78:640S-646S.

22. Kris-Etherton PM, Taylor DS, Yu-Poth S et al. Polyunsaturated fatty acids in the food chain in the United States. Am J Clin Nutr 2000; 71:179S–188S.

23. Rees D, Miles EA, Banerjee T et al. Dose-related effects of eicosapentaenoic acid on innate immune function in healthy humans: a comparison of young and older men. Am J Clin Nutr 2006; 83:331-42.

24. Kelley DS, Taylor PC, Nelson GJ, Mackey BE. Dietary docosahexaenoic acid and immunocompetence in young healthy men. Lipids 1998; 33:559-66.

25. Thies F, Nebe-von-Caron G, Powell JR, Yaqoob P, Newsholme EA, Calder PC. Dietary supplementation with gamma -linolenic acid or fish oil decreases T lymphocyte proliferation in healthy older humans. J Nutr 2001; 131:1918-27.

26. Kelley DS, Taylor PC, Nelson GJ et al. Docosahexaenoic acid ingestion inhibits natural killer cell activity and production of inflammatory mediators in young healthy men. Lipids 1999; 34:317-24.

27. Eritsland J, Arnesen H, Seljeflot I, Kierulf P. Long-term effects of n-3 polyunsaturated fatty acids on haemostatic variables and bleeding episodes in patients with coronary artery disease. Blood Coagul Fibrinolysis 1995; 6(1):17-22.

28. Rauch B, Schiele R, Schneider S et al. OMEGA Study Group. OMEGA, a randomized, placebo-controlled trial to test the effect of highly purified omega-3 fatty acids on top of modern guideline-adjusted therapy after myocardial infarction. Circulation 2010; 122(21):2152-9.

29. Galan P, Kesse-Guyot E, Czernichow S et al. SU.FOL.OM3 Collaborative Group. Effects of B vitamins and omega 3 fatty acids on cardiovascular diseases: a randomised placebo controlled trial. BMJ 2010;341:c6273.

30. Marchioli R, Barzi F, Bomba E et al. GISSI-Prevenzione Investigators. Early protection against sudden death by n-3 polyunsaturated fatty acids after myocardial infarction: time-course analysis of the results of the Gruppo Italiano per lo Studio della Sopravvivenza nell'Infarto Miocardico (GISSI)-Prevenzione. Circulation 2002; 105(16):1897-903.

31. Leaf A, Albert CM, Josephson M et al. Fatty Acid Antiarrhythmia Trial Investigators. Prevention of fatal arrhythmias in high-risk subjects by fish oil n-3 fatty acid intake. Circulation 2005; 112(18):2762-8.

32. Raitt MH, Connor WE, Morris C et al. Fish oil supplementation and risk of ventricular tachycardia and ventricular fibrillation in patients with implantable defibrillators: a randomized controlled trial. JAMA 2005; 293(23):2884-91.

33. Mozaffarian D, Bryson CL, Lemaitre RN, Burke GL, Siscovick DS. Fish intake and risk of incident heart failure. J Am Coll Cardiol 2005; 45(12):2015-21.

34. Tavazzi L, Maggioni AP, Marchioli R, Barlera S, Franzosi MG, Latini R, Lucci D, Nicolosi GL, Porcu M, Tognoni G. Effect of n-3 polyunsaturated fatty acids in patients with chronic heart failure (the GISSI-HF trial): a randomised, doubleblind, placebo-controlled trial. Lancet 2008; 372:1223-30.

35. Watson PD, Joy PS, Nkonde C, Hessen SE, Karalis DG. Comparison of bleeding complications with omega-3 fatty acids + aspirin + clopidogrel-- versus--aspirin + clopidogrel in patients with cardiovascular disease. Am J Cardiol 2009; 104(8):1052-4.

36. Siscovick DS, Barringer TA, Fretts AM, Wu JY, Lichtenstein AH, Costello RB et al. Omega-3 Polyunsaturated Fatty Acid (Fish Oil) Supplementation and the Prevention of Clinical Cardiovascular Disease. Circulation 2017; 135:e867-e884

37. McMurray JJ, Adamopoulos S, Anker SD et al. ESC Committee for Practice Guidelines. ESC Guidelines for the diagnosis and treatment of acute and chronic heart failure 2012: The Task Force for the Diagnosis and Treatment of Acute and Chronic Heart Failure 2012 of the European Society of Cardiology. Developed in collaboration with the Heart Failure Association (HFA) of the ESC. Eur Heart J 2012; 33(14):1787-47.

38. Bocchi EA, Marcondes-Braga FG, Bacal F, Ferraz AS, Albuquerque D, Rodrigues D et al. Sociedade Brasileira de Cardiologia. Atualização da Diretriz Brasileira de Insuficiência Cardíaca Crônica – 2012. Arq Bras Cardiol 2012; 98(1 Suppl. 1):1-33.

Capítulo   14

Capítulo 15

Digital nos Dias Atuais: Para Quem?

Juliano Novaes Cardoso
André Luís Martins Gonçalves
Antonio Carlos Pereira Barretto

Resumo

Os digitálicos são medicações antigas que apesar do surgimento de novas drogas ainda têm espaço no tratamento do cardiopata, exercem efeitos principalmente como inotrópicos positivos e também atuam no controle da frequência cardíaca (FC) em razão dos efeitos antiadrenérgicos no sistema nervoso simpático e no nó atrioventricular, reduzindo a condução do estímulo atrioventricular. Essas medicações têm indicação no tratamento de portadores de disfunção ventricular sistólica principalmente com fração de ejeção ventricular esquerda (FEVE) ≤ 45% e sintomáticos para reduzir internação hospitalar e portadores de fibrilação atrial (FA) para controle da FC em pacientes já com doses otimizadas com betabloqueadores. Nos estudos randomizados, o uso de digital não promoveu redução da mortalidade nos portadores de insuficiência cardíaca (IC), mas reduziu as hospitalizações por piora da IC e melhorou a qualidade de vida. Quanto mais sintomático e menor a FEVE, mais os pacientes se beneficiara com a prescrição da digoxina. Recomenda-se que seja realizada dosagem de digoxinemia periodicamente em função da maior mortalidade quando níveis séricos > 1,2 ng/dL. Contudo, sabemos que essa não é uma prática clínica disponível em muitos serviços, sendo uma alternativa prática para evitar a digoxinemia elevada, o uso de uma dose diária menor de digoxina (0,125 mg/dia).

Introdução

Os primeiros resultados do uso dos digitálicos no tratamento da IC foram descritos pelo médico inglês Willian Withering, que descreveu os efeitos terapêuticos e tóxicos das folhas da planta *Digitalis purpúrea – dedaleira* (foxglove) em 1785,[1] a que foi em primeiro lugar empregada no tratamento da hidropsia. Na atualidade, o digitálico mais utilizado é a digoxina, que é derivado da planta *Digitalis lanata*. Os digitálicos são substâncias caracterizadas pela presença de um esteroide, de uma lactona insaturada de cinco ou seis componentes, que se liga ao carbono C17 do núcleo esteroide e de um açúcar. A lactona e o esteroide formam a aglicona, que é a parte da molécula responsável pelo efeito inotrópico.[2]

Os digitálicos têm como mecanismo de ação a inibição seletiva do transporte ativo de sódio e potássio através da membrana. Essas drogas têm alta afinidade pela subunidade alfa da enzima da membrana ATPase Na^+/K^+ (o equivalente da bomba de sódio), resultando na elevação do sódio intracelular, que estimula a troca do sódio pelo cálcio.[1-4] O cálcio intracelular é o promotor das ligações químicas que formam as pontes de actina/miosina responsáveis pelo componente físico da contração, e os níveis mais elevados de cálcio dentro da célula aumentam o número de pontes ativadas e a força de contração, provocando um efeito inotrópico em ventrículos intactos, com aumento da pressão intracavitária durante o período de contração isovolumétrica. Os digitálicos deslocam a curva de função ventricular (Frank-Starling) para cima e para a esquerda, de tal forma que, a fibra miocárdica passa a desenvolver uma contração mais vigorosa para uma mesma pressão de enchimento.[3,4]

Ao lado da ação inotrópica, os digitálicos apresentam ação antiadrenérgica em pacientes com IC, inibindo o sistema nervoso simpático e aumentando o tônus parassimpático com redução da FC. Esse efeito modulador da ativação neuro-hormonal pelo digital também induz uma vasodilatação periférica que aumenta o fluxo sanguíneo e o índice cardíaco.[6] Com base nessas observações, a redução da ativação do sistema simpático vem sendo valorizada como um importante mecanismo da eficácia dos digitálicos no tratamento da IC.[4,5] No nó atrioventricular, o digital reduz a condução do estímulo reduzindo o número de estimulações que o ventrículo recebe. Esse mecanismo é importante no controle da FC na FA e também pelo bloqueio atrioventricular observado em casos de intoxicação digitálica.

Intoxicação digitálica: diagnóstico e tratamento

Pelas vantagens que trouxe ao tratamento da IC, a digoxina se tornou o digitálico mais utilizado, com excreção renal, com uma meia-vida de 36–48 horas.[5] A dose utilizada é de 0,125–0,375 mg/dia, sendo importante ressaltar que a dose terapêutica é estreita e muito próxima da dose de intoxicação, o que é detectável através da realização da dosagem de digoxinemia.

A dosagem de digoxina foi analisada em alguns estudos, e os resultados são discrepantes. Georghiade[7] mostrou que o aumento da dose de 0,2 mg para 0,39 mg/dia induziu um aumento da fração de ejeção, mas não melhorou a tolerância ao exercício ou a redução dos níveis de noradrenalina.[7] Em outra pesquisa, Slatton[8], utilizando 0,125 e 0,25 em semanas consecutivas, não observou diferenças na evolução clínica, mas houve redução da FC.[8] Um dado mais contundente foi observado no estudo PROMISE, quando os pacientes com níveis de digoxinemia superiores a 1,1 ng/mL apresentaram maior mortalidade.[9]

Embora em alguns hospitais seja possível dosar a digoxinemia, ela tem sido de pequena aplicabilidade prática, em parte também pelo custo ainda relativamente elevado dessas dosagens.[9,11] A falta de correlação entre os níveis séricos e o efeito terapêutico dificulta sua interpretação. A faixa terapêutica preconizada varia de 0,9 ng/mL–2 ng/mL. Na intoxicação digitálica, os níveis séricos estão, em geral, acima dos níveis médios de digitalização de 1,4 ng/mL (1,8 nmol/L). As arritmias são as manifestações mais comuns da intoxicação digitálica. A presença de extrassístoles ventricular é a mais comum delas, mas não muito específica para ser diagnóstica. Ritmos juncionais, regularização do ritmo ventricular em casos de FA, são achados um pouco mais específicos. No tratamento da intoxicação digitálica na maioria dos casos, a simples suspensão da droga é medida suficiente para o controle. A taquicardia ventricular (TV), por outro lado, demanda vigorosa intervenção, e a bradicardia e os bloqueios atrioventriculares podem ser tratados com atropina, porém, o marcapasso provisório pode ser necessário. O tratamento ideal pode ser feito com a infusão de anticorpos específicos a fragmentos da digoxina.[1,4,12] O mais difundido é o anticorpo monoclonal do fragmento Fab, específico de digoxina, que rapidamente reverte o quadro de intoxicação sem efeitos adversos.[12]

As evidências com o uso dos digitálicos

Os resultados dos estudos com os digitálicos antes de 1969 não eram homogêneos e não foram esclarecedores,[15] pois a sua maioria tinha como critério de inclusão o simples diagnóstico clínico de IC, e englobava pacientes com diferentes formas de disfunção ventricular (a maioria dos pacientes estudados apresentava FE superior a 50%, e a indicação de digital não era bem determinada). Dessa forma, não havia boas evidências para utilização ou não dos digitálicos. A evolução dos métodos propedêuticos com a introdução da ecocardiografia e da medicina nuclear tornou mais fácil a avaliação efetiva da função cardíaca e permitiu que os critérios de definição das populações analisadas passassem a ser mais homogêneos. Com a utilização da fração de ejeção reduzida (FER) como critério para identificar disfunção ventricular sistólica, os casos de disfunção diastólica deixaram de ser incluídos.

Os reais benefícios dos digitálicos foram esclarecidos Digitalis Investigation Group (DIG), um estudo multicêntrico internacional, placebo-controlado, desenhado para estudar o efeito da digoxina sobre a morbidade e mortalidade[13] em que o objetivo principal foi avaliar se os digitálicos teriam influência na sobrevida dos pacientes com IC. Nesse estudo foram incluídos 7.788 pacientes com IC, em ritmo sinusal e com FE ≤ 45% com o uso de digoxina ou placebo. O estudo não documentou diferença na mortalidade entre os dois grupos, embora o número de internações e o de pacientes com quadro de agravamento da disfunção miocárdica por descompensação cardíaca tenham sido menores nos pacientes que usaram digoxina.

Nos primeiros 12 meses do estudo, constatou-se uma discreta redução de mortalidade nos pacientes em uso de digital de 11,5% no grupo placebo e 10,1% no grupo digital (risco relativo (RR) 0,87, $p = 0,032$). Esses resultados se tornaram neutros ao final do estudo, com um risco de morte de 33,3% no grupo com digoxina e 33,6% no grupo com placebo. O estudo mostrou também que, nos pacientes com sintomas mais intensos ou com FE ≤ 25%, esses benefícios foram mais significantes, sugerindo que são os pacientes mais graves os que mais se beneficiam ou necessitam dos digitálicos.[13,22] Desta forma, a digoxina ainda é uma medicação que deve ser prescrita para pacientes sintomáticos com FEVE ≤45% com objetivo de reduzir internação hospitalar, sem efeito de redução na mortalidade.

Apesar desses resultados encorajadores, no estudo DIG se observou um aumento de mortes por outras causas no grupo randomizado para receber digoxina, incluindo as mortes relacionadas à bradicardia ou às taquiarritmias sem piora da IC, bem como a morte por doença arterial coronariana, baixo débito e cirurgia cardíaca. Importante ressaltar a análise retrospectiva dos estudos DIG e SOLVD, que documentou relação entre os níveis de digoxinemia e a mortalidade, observando-se que níveis superiores a 1,2 ng/dL foram acompanhados de maior mortalidade do que na observada entre os pacientes com níveis mais baixos.[4,5,26]

A análise retrospectiva com os dados do estudo SOLVD revelou que os pacientes que tinham digoxinemia de até 0,9 ng/mL apresentaram redução de mortalidade, os acima de 1,2 ng/mL aumento de mortalidade, e a evolução foi neutra para os com dosagem em níveis intermediários (Figura 15.1). Na análise da dosagem de digoxina administrada aos pacientes constatou-se que a digoxinemia até 0,9 ng/mL foi observada em maior frequência entre os pacientes que receberam prescrição de 0,125 mg/dia de digoxina. Dessa forma, procurando-se obter a melhor evolução com o uso dos digitálicos, deve-se, sempre que possível, prescrever essa dose aos pacientes.[26]

Dois outros estudos merecem destaque, o RADIANCE e PROVED, os quais são realizados em pacientes com medicações otimizadas, e que analisaram a evolução clínica deles com a retirada do digital. No estudo PROVED, os pacientes recebiam diurético associado a digoxina[19,21] e no RADIANCE, digoxina associada a diurético e inibidor da enzima de conversão da angiotensina (IECA). Após suspensão da digoxina e introdução do placebo houve diminuição da tolerância aos exercícios, redução da FE, aumento da frequência cardíaca e maior índice de descompensação cardíaca no grupo em que o digitálico foi suspenso.[9,10] A situação clínica foi avaliada através de teste ergométrico ou de caminhada de 6 minutos e sobre as internações para compensação clínica.[19,21] Esses estudos documentaram que em pacientes com IC e disfunção sistólica, o digital é efetivo, mantendo os pacientes melhor compensados e com mais bem qualidade de vida.

Capítulo 15

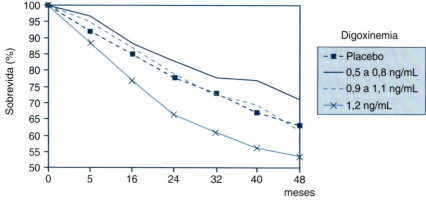

• **Figura 15.1** Estudo DIG – sobrevida. Concentração sérica de digoxina.[26]

A ação sobre a estimulação neuro-hormonal foi analisada pelo estudo de curta duração, o Deustch Ibopamine Multicenter Trial (DIMT), que comparou placebo, digoxina e ibopamina, e revelou que pacientes em uso de digital apresentaram redução nos níveis circulantes de catecolamina, renina plasmática e aldosterona, além de aumento nos níveis de peptídeo atrial natriurético.[14] Assim, os digitálicos ao lado das suas propriedades inotrópicas têm efeitos moduladores neuro-hormonais.

O estudo A Comparison of Rate Control and Rhythm Control in Patients With Atrial Fibrillation (AFFIRM) foi um estudo randomizado comparando o controle da frequência e o controle do ritmo em pacientes portadores de FA e o controle do ritmo poderia ser feito com uso de betabloqueadores (46,8% no controle da FC e 21,8% no controle do ritmo), bloqueadores dos canais de cálcio (diltiazem e verapamil 29,8% e 9,6% no controle da FC e 15,6% e 4,4% no controle do ritmo, respectivamente) e digoxina (48,5% no controle da FC e 32,9% no controle do ritmo) ou a combinação deles. Com relação ao desfecho primário (morte por qualquer causa), não houve diferença estatisticamente significativa entre os grupos, embora uma tendência a menor mortalidade no grupo de controle de frequência. Dessa forma, os dados sugerem que os digitálicos são de utilidade no controle da FC em pacientes portadores de FA.[20]

Outro estudo, o estudo Lenient versus Strict Rate Control in Patients with Atrial Fibrillation (RACE II), também analisou o controle do ritmo e o da FC em pacientes com FA e não documentou diferença entre um controle de frequência mais estrito (< 80 bpm no repouso e 110 bpm durante exercício moderado) e um menos estrito (< 110 bpm no repouso), tanto no desfecho primário composto por mortalidade e morbidade cardiovascular, quanto nos desfechos secundários, que incluíram sintomas e classe funcional.

Uma análise *post-hoc* do estudo RACE II, que analisou os pacientes com disfunção sistólica (FEVE < 40%) ou com histórico de hospitalização ou sinais e sintomas de IC, revelou após 3 anos de seguimento não haver diferença no desfecho primário composto por morbidade cardiovascular e mortalidade entre o controle mais intenso comparado ao controle menos intenso da FC.[25]

O Rhythm Control versus Rate Control for Atrial Fibrillation and Heart Failure (AF-CHF) foi um estudo randomizado multicêntrico com 1.376 pacientes portadores de IC classe funcional de II-IV com disfunção ventricular esquerda sistólica com FEVE ≤ 35% com a presença de FC.[24] Para controle da FC foram utilizados betabloqueadores e digitálicos, e os pacientes com IC recebiam também inibidores da enzima conversora de angiotensina ou antagonista do receptor de angiotensina. Os resultados mostraram que não houve redução do desfecho primário (morte por qualquer causa cardiovascular), quando se comparou a reversão do ritmo ou controle da FC.

Sendo assim, os dados permitem concluir que os digitálicos foram medicações seguras que podem também ser empregadas em pacientes portadores de IC e FA para controle do ritmo (metas foram de FC ≤ 80 bpm no repouso e ≤ 110 bpm no teste de caminhada em 6 minutos).

Em 2017, foi realizada uma análise *post-hoc* do estudo ARISTOTLE,[16] apresentada no Congresso do American College, sobre o papel do digital no controle da FA que avaliou a apixabana *versus* inibidor da vitamina K no tratamento de pacientes. O banco de dados desse estudo[17] com mais de 18 mil pacientes com FA foi utilizado para essa análise, em que havia cerca de 6 mil pacientes recebendo digoxina. Os autores fizeram uma primeira análise do impacto da digoxina nos pacientes que foram incluídos no estudo e que estavam tomando digoxina e eles foram comparados aos que não estavam tomando. Nessa análise, o estar troando digoxina não foi associado a aumento de mortalidade.

Uma análise da sobrevida em função dos níveis de digoxinemia documentou maior mortalidade naqueles que tinham níveis mais elevados de digoxina sérica. Os pacientes com digoxinemia < 0,9 ng/mL apresentaram aumento não significativo de mortalidade de 16% (RR 1,16; IC 95% de 0,87–1,55, $p = 0,332$) e nos pacientes com digoxinemia entre 0,9–1,2 ng/mL identificaram aumento significativo da mortalidade de 56% (RR 1,56; IC 95% de 1,20 a 2,04; $p = 0,001$). Esses resultados confirmam análises retrospectivas realizadas com dados dos estudos SOLVD e DIG, que mostraram relação entre mortalidade e os níveis mais elevados de digoxinemia. Recomenda-se quando se optar pelo uso da digoxina no paciente com FA, que a dosagem da digoxinemia seja periódica, evitando-se níveis > 1,2 ng/mL. Nessa análise retrospectiva pode-se observar que os níveis de digoxinemia < 0,9 ng/mL eram mais observados nos pacientes que receberam dose de digoxina de 0,125 mg/dia. Assim, nos dias de hoje devemos procurar prescrever essa dose para a maioria dos pacientes.

Os autores fizeram uma segunda análise do impacto da digoxina na evolução dos pacientes que passaram a tomar a medicação durante o estudo. Criaram então um grupo de controle (*matched control*), semelhantes que aos receberam digoxina. Nessa análise, os pacientes que receberam digoxina apresentaram mortalidade superior aos do grupo de controle. A mortalidade de 78% foi maior de um modo geral e houve aumento de 4 vezes na incidência de morte súbita. Dessa forma, esse estudo sugere que a prescrição de digoxina aumenta a mortalidade dos pacientes com FA em relação aos que não a usaram para seu tratamento.

Entretanto, a conclusão pode ser questionada, pois se trata de análise retrospectiva em população não randomizada para o uso de digoxina. É discutido grupo de controle conseguiria avaliar a gravidade intrínseca dos pacientes que tiveram prescrição de digoxina, por serem mais graves ou de mais difícil controle. Vale ressaltar que o mesmo se dizia da dose mais elevada de diuréticos em geral, associados a maior mortalidade e que no estudo prospectivo DOSE se constatou que a dose mais elevada não foi relacionada a pior prognóstico.

Considerações finais

Após 230 anos do emprego clínico da digoxina, aprendemos que os digitálicos sozinhos não permitem controlar a maioria dos casos de IC, mas que a sua prescrição é associada a benefícios, principalmente em pacientes que têm FEVE ≤ 45%, com internações frequentes e sintomáticas, além de podermos usar para os portadores de FA com FC não controlada já em uso de betabloqueador em doses otimizadas,[27] principalmente na presença de IC. Com a prescrição de 0,125 mg/dia é possível que a maioria dos pacientes apresente digoxinemia < 0,9 ng/mL, níveis esses que parecem estar relacionados à redução de mortalidade.

O tema digoxina no tratamento da IC é polêmico, com discussões tanto a favor como contra o seu uso. Temos evidências de que ela reduz os sintomas da IC e reduz as hospitalizações, devendo, portanto, ser prescrita para os pacientes sintomáticos.[2,3] Nos pacientes clinicamente estáveis em uso de betabloqueadores, a sua manutenção deve ser considerada na presença ou não de sintomas.

- **Tabela 15.1** Imagem da atualização da Diretriz Brasileira de Insuficiência Cardíaca Crônica/2012. Recomendações para Digoxina na Insuficiência Cardíaca Crônica incluindo Etiologia Chagásica

Classe de recomendação	Indicação	Nível de evidência
I	Pacientes com FE < 45%, ritmo sinusal, sintomáticos, terapêutica otimizada com BB e IECA para melhora dos sintomas	A
I	Pacientes com FE < 45%, FA, sintomáticos com terapêutica otimizada com BB e IECA para controle de FC	C
III	Ritmo sinusal assintomático	C
III	Pacientes com FE ≥ 45% e ritmo sinusal	C

FE: fração de ejeção; IECA: inibidor da enzima de conversão da angiotensina; BB: betabloqueador; FA: fibrilação atrial.

As recomendações da última Diretriz Europeia de Tratamento da IC de 2016 em relação ao uso da digoxina indicam que ela pode ser prescrita para reduzir hospitalizações por IC em pacientes com FEVE ≤ 45% sob tratamento otimizado (classe IIb, nível de evidência B).[18] A última revisão da Diretriz Brasileira de Insuficiência Cardíaca Crônica publicada em 2012 (Tabela 15.1) recomenda o uso dos digitálicos para pacientes com FE < 45%, ritmo sinusal, sintomáticos, terapêutica otimizada com betabloqueador e IECA, para melhora dos sintomas (classe I, nível de evidência A). Também para pacientes com FE < 45%, FA sintomáticos com terapêutica otimizada com betabloqueador e inibidor da ECA, para controle de FC (classe I, nível de evidência C). Para paciente com ritmo sinusal assintomático e pacientes com FE ≥ 45% e ritmo sinusal considera-se classe III, nível C.[23]

Hoje não há dúvidas sobre o valor do digital no tratamento da IC em portadores de disfunção ventricular sistólica. Sua resposta é diferente da dos outros inotrópicos, não apresentando impacto sobre a mortalidade, e alguns subgrupos ainda não bem reconhecidos poderão não ter vantagem com sua prescrição. A identificação desses subgrupos é o desafio do futuro. Outro ponto sem definição é a questão da dose ideal.

Finalmente, qualquer afirmação de que a digoxina continuará fazendo parte do esquema terapêutico convencional é complicada, em decorrência da descoberta de novas drogas, especialmente se tiverem impacto sobre a mortalidade. Porém, nos dias atuais, ainda existem evidências para continuar utilizando essa medicação.

• Referências bibliográficas

1. Kelly RA, Smith TW. Drugs used in the treatment of heart failure. In: Braunwald E. (ed) Heart Disease. A textbook of cardiovascular medicine. Fifth edition WB Saunders Philadelphia 1997; 471-91.
2. Silva MAD, Filho EM. Digitálicos. In: Batlouni M, Ramires JAF (ed). Farmacologia e Terapêutica cardiovascular – Primeira edição – Atheneu – São Paulo 1999; 83-100.
3. Demers C, McKelvie RS, Yusuf S. The role of digitalis in the treatment of heart failure. Coronary Artery Disease 1999; 10:353-60.
4. Hauptman PJ, Kelly RA. Digitalis. Circulation 1999; 99:1265-70.
5. Kelly RA, Smith TW. Pharmacological treatment of heart failure. In Goodman&Gilman's The Pharmacological Basis os Therapeutics. 9th ed. New York McGraw-Hill. 1996; 809-38.
6. Van Veldhuisen DJ, Mann in't Veld AJ, Dunselman PHJM, Lok DJA, Dohmen HJM, Pootermans JC et al. Double blind palcebo controlled study of ibopamine and digoxin in patients with mild to moderate heart failure: results of the Dutch ibopamine multicenter trial (DIMT). J Am Coll cardiol 1993; 22:1564-73.
7. Gheorghiaide M, Hall VB, Jacobsen G, Alan M, Rosman H, Goldstein S. Effects in increasing maintenance dose of digoxin on left ventricular function and neurohormones in patients with chronic heart failure treated with diuretics and angiotensin-converting enzyme inhibitors. Circulation 1995; 92:1801-7.
8. Slatton ML, Irani WN, Hall SA, Marcoux LG, Page RL, Grayburn PA, Eichhorn EJ. Does digoxin provides additional hemodynamic and autonomic benefit at higher doses in patients with mild to moderate heart failure and normal sinus rhythm? J Am Coll Cardiol 1997; 29:1206-13.

9. Hauptman PJ, Garg R, Kelly RA. Cardiac glycosides in the next millenium. Prog Cardiovasc Dis 1999; 41:247-54.
10. Saunders KB, Amerasinghe AKCP, Suanders KL. Dose of digoxin prescribed in the UK compared with France and the USA. Lancet 1997; 349:833-36.
11. Lewis RP. Clinical use of serum digoxin concentrations. Am J Cardiol 1992; 69 (Suppl G): 97G-107G.
12. Bosse GM, Pope TM. Recurrent digoxin overdose and treatment with digoxin-specific Fab antibody fragments. J Emer Med 1994; 12:179-84.
13. The Digitalis Investigation Group. The effect of digoxin on mortality and morbidity in patients with heart failure. N Engl J Med 1997; 336:525-33.
14. I Brazilian Registry of Heart Failure - Clinical Aspects, Care Quality and Hospitalization Outcomes 2014.
15. Kelly RA, Smith TW. Digoxin in heart failure: Implications of recent trials. J Am Coll Cardiol 1993; 22(suppl A):107A-112A.
16. Lopes RD, Rordorf R, De Ferrari GM, et al. ARISTOTLE Committees and Investigators. Digoxin and Mortality in Patients With Atrial Fibrillation. J Am Coll Cardiol. 2018; 71:1063-74.
17. Granger BC et al. Aristotle (Apixaban versus Warfarin in Patients With Atrial Fibrillation). N Engl J Med 2011 August 28; 1-12.
18. ESC Guidelines for the diagnosis and treatment of acute and chronic heart failure, 2016; 2148-52, Europe Journal of Heart Failure 891-895.
19. Uretsky BF, Young JB, Shahidi FE, Yellen LG, Harrison MC, Jolly MK. Randomised study assessing the effect of digoxin withdrawal in patients with mild to moderate chronic congestive heart failure: results of the PROVED trial. J Am Coll Cardiol 1993; 22:955-62.
20. The Arial Fibrilation Follow-up Investigation of Rhythm Management - AFFIRM (A Comparison of Rate Control and Rhythm Control in Patients With Atrial Fibrillation). N Engl J Med 2002; 23:1825-33.
21. Young JB, Gheorghiade M, Uretsky BF, Patterson H, Kikwood FA. Superiority of triple drug therapy in heart failur: Insights from the PROVED and RADIANCE trials. J Am Coll Cardiol 1998; 32:686-92.
22. Kikwood FA, Gheorghiade M, Uretsky BF, Young JB, Ahmed S, Tomasko L, Packer M. Patients with mild heart failure worsen during withdrawal from digoxin therapy. J Am Coll Cardiol 1997; 30:42-8.
23. Atualização da Diretriz Brasileira de Insuficiência Cardíaca Crônica – Sociedade Brasileira de Cardiologia 2012; 98(1):9-14.
24. Roy D, Talajic M, Nattel S, et al. Atrial Fibrillation and Congestive Heart Failure Investigators. Rhythm control versus rate control for atrial ibrillation and heart failure. N Engl J Med. 2008; 358:2667-77.
25. II Diretriz de Fibrilação Atrial da Sociedade Brasileira de Cardiologia, 2016, páginas 9-10. Arq Bras Cardiol 2016; 106 (4Suppl.2):1-22.
26. Rathore SS, Curtis JP, Wang Y et al. Association of serum digoxin concentration and outcomes in patients with heart failure JAMA 2003; 289: 871-78.
27. Miller AB, O'Connor C, Coats AJ et al. Does digitalis influence the response to beta-blockade in patients with severe chronic heart failure – Results of COPERNICUS study. J Am Coll Cardiol 2002; 39(Suppl A):166.

Capítulo 16

Vacinação no Paciente com Insuficiência Cardíaca

Victor Sarli Issa
Múcio Tavares de Oliveira Júnior

Introdução

Em pacientes com insuficiência cardíaca (IC), os principais mecanismos de morte são a progressão da própria disfunção ventricular e a morte súbita cardíaca. Entretanto, pacientes com IC são especialmente vulneráveis para a ocorrência de infecções, que tem influência negativa no prognóstico. Em especial, as infecções são causa frequente de descompensação. Além disso, as doenças infecciosas podem ser causa de cardiopatias e de IC. Em nosso meio, são bem conhecidos os exemplos da Doença de Chagas e da Cardiopatia Reumática. Por fim, essas doenças podem ter relação e influência na resposta dos pacientes a determinadas formas de tratamento, como o transplante cardíaco e o uso de dispositivos de assistência ventricular mecânica. Não devemos nos esquecer, ainda, de que pacientes podem estar expostos a condições infecciosas comuns à população em geral (tétano, hepatites, influenza) e que no paciente cardiopata podem ter maior gravidade.

Por essas razões, a prevenção de doenças infecciosas pode contribuir para o surgimento de IC nas populações expostas a determinados agentes infecciosos (ex.: a infecção pelo *Trypanosoma cruzi*), pode contribuir para a prevenção de episódios de descompensação e de internações e, por fim, pode contribuir para a prevenção de complicações após intervenções terapêuticas específicas (como após o transplante cardíaco).

Por isso, a prevenção de infecções é desejável em pacientes com ICC. Neste capítulo são revistas as principais recomendações para vacinação de pacientes com IC, em especial a vacinação contra o vírus *Influenza*.

Calendário vacinal para adultos pacientes com insuficiência cardíaca

O calendário vacinal para portadores de IC segue, em primeiro lugar, as recomendações gerais para vacinação de indivíduos adultos. Segundo recomendações da Organização Mundial da Saúde (OAS) recomenda-se para adultos a vacinação para tétano, difteria, febre amarela para indivíduos de zona endêmica e sarampo (para homens até 39 anos de idade e mulheres até 49 anos desde que não estejam grávidas). Em indivíduos acima de 60 anos de idade recomenda-se vacinação para o vírus *Influenza* (vacinação anual), *Pneumococcus pneumoniae* (com dose de reforço 5 anos após a primeira), além de tétano e difteria (Tabela 16.1). O Center for Diseases Control nos Estados Unidos recomenda ainda vacinação para varicela, herpes zóster após os 60 anos de idade e papilomavírus para mulheres até 26 anos e homens até 21 anos. Em condições adicionais especiais de agravo à saúde podem ser indicadas vacinas para *Haemophylus*, Meningite A e B, Hepatite A e B e Pneumococcus, essa última recomendada para pacientes com IC.

• **Tabela 16.1** Calendário nacional de vacinação/2017

Grupo--alvo	Idade	BCG	Hepatite B	Penta/ DTP	VIP/ VOP	Pneumocóciaca 10V (conjugada)*	Rotavírus humano	Meningocócica C (conjugada)*	Febre amarela**	Hepatite A***	Tríplice viral****	Tetra viral****	HPV	Dupla adulto	dTpa*****
Adulto	20–59 anos		3 doses (verificar a situação vacinal)						Dose única (não vacinado ou sem comprovante de vacinação)		2 doses (20–29 anos) 1 dose (30–49 anos)			Reforço a cada (10 anos)	
Idoso	60 anos ou mais		3 doses (verificar a situação vacinal)						Dose única (não vacinado ou sem comprovante de vacinação)						

• **Tabela 16.2** Recomendado para adultos que atendem à exigência de idade, não possuem documentação de vacinação ou não apresentam evidências de infecção pregressa.

Vacina	Gravidez[1-6,9]	Imuno-comprometido (excluindo infecção por HIV)[3-7,11]	Infecção por HIV Contagem de CD4+ (células/μL)[3-7,9-11]		Asplenia, deficiências persistentes de complemento[7,10,11]	Insuficiência renal, doença renal terminal em hemodiálise[7,9]	Doença cardíaca ou pulmonar, alcoolismo crônico[7]	Doença renal crônica[7,9]	Diabetes[7,9]	Profissionais de saúde[3,4,9]	Homens que fazem sexo com homens[6,8,9]
			< 200	≥ 200							
Influenza[1]	1 dose anualmente										
DTPa (difteria, tétano e coqueluxe, acelular)[2]	1 dose DTPa a cada gravidez	DTPa uma vez, depois reforço da DTPa a cada 10 anos									
MMR (sarampo, caxumba, rubéola)[3]	Contraindicada			1 ou 2 doses dependendo da indicação							
Varicela	Contraindicada			2 doses							
Herpes-zoster	Contraindicada			1 dose							
HPV-Mulheres[6]	3 doses até os 26 anos de idade										
HPV-Homens[6]	3 doses até 26 anos de idade			3 doses até os 21 anos de idade							3 doses até os 26 anos de idade
PCV13[7] (pneumocócica conjugada 13-valente)	1 dose										
PPSV23[7] (pneumocócica polissacarídica 23-valente)	1,2,3 doses dependendo da indicação										
HepA[8] (hepatite A)	2 ou 3 doses dependendo da vacina										
HepB[9] (hepatite B)	3 doses										
MenACWY (meningicócica conjugada ACWY)[10]	1 ou mais doses dependendo da indicação										
MenB[10] (meningocócica B)	2 ou 3 doses dependendo da vacina										
Hib[11] (Haemophilus influenzae B)		3 doses pós-TCTH apenas	1 dose								

▢ Recomendado para adultos que atendam às exigências de idade, não possuem documentação de vacinação ou que não tenham evidências de infecções anteriores.
▢ Recomendado para adultos com doenças ou outras indicações.
▢ Contraindicado.
▢ Nenhuma recomendação.

Vacinação para *Influenza*

Entre as vacinas passíveis de administração a pacientes portadores de ICC, a vacina para prevenção de infecção pelo vírus *Influenza* é aquela mais bem investigada. A OAS estima que ocorram entre 3 e 5 milhões de casos anualmente em todo o mundo, com ocorrência de 250.000–500.000 mortes.[1] Nos países de clima temperado dos Hemisférios Norte e Sul há pico das infecções nos meses de inverno; já em regiões tropicais e subtropicais os casos ocorrem durante a maior parte do ano, sem clara variação sazonal. Algumas populações são habitualmente consideradas de alto risco para complicações, como crianças, idosos, imunossuprimidos, gestantes e portadores de doenças pulmonares e cardíacas crônicas – entre elas, a IC. A vacinação para *Influenza* tem eficácia variável a depender da idade, estado imunológico e similaridade antigênica da vacina.

A relação entre infecção pelo vírus *Influenza* e maior mortalidade tem sido consistentemente descrita na população em geral;[2] além disso, tem-se achado que a infecção por *Influenza* aumenta a chance de infecções por outros agentes como o *Pneumococo*.[3] Esse tipo de relação tem sido encontrado também em portadores de doença crônica; nesse sentido, a incidência de complicações cardíaca após pneumonia adquirida na comunidade foi estimada em 17,7% e a incidência de IC estimada em 14,1%.[4] Entretanto, a revisão sistemática e a metanálise desse tema indicaram que apesar de as condições crônicas, como obesidade, doenças cardiovasculares, doenças neuromusculares e gravidez, estarem associadas a maior risco, a qualidade dos dados foi considerada baixa, com falta de poder dos estudos e de ajustes para variáveis intervenientes.[5] Embora a associação entre infecção por *Influenza* em complicações cardiovasculares ser bem conhecida, o efeito da vacinação ainda é controverso; a maioria dos estudos sugere efeito benéfico da vacinação para redução da mortalidade nesse grupo; em especial no Brasil. Após o início de campanhas de vacinação para idosos contra *Influenza* foi observada redução do número de mortes por doença cardíaca isquêmica e doenças cerebrovasculares.[6]

A relação entre infecção por *Influenza* e IC é ainda incerta. Estudos indicam que a infecção por esse vírus pode levar a dano miocárdico por inflamação;[7] ademais, aceita-se que o estado inflamatório sistêmico e o desarranjo metabólico possam ser causas de descompensação da IC.[8] Especula-se ainda que a infecção por *Influenza* possa levar à mudança na interação cardiorrenal, com retenção de fluidos e hipervolemia.[9] Uma evidência indireta da possível associação entre infecção por *Influenza* e descompensação da IC vem da flutuação sazonal em paralelo dessas condições.[10]

A recomendação para vacinação de *Influenza* em pacientes com IC é derivada fundamentalmente de estudos observacionais. Um mais procurou explorar a influência do estado vacinal para *Influenza* em 8.099 participantes do estudo PARADIGM-HF;[11] nesse estudo, 1.769 (21%) pacientes haviam recebido a vacina e apresentaram menor risco de morte por todas as causas (RR de 0,81, IC de 0,67 e 0,97, $p = 0,015$). Interessantemente, os autores encontraram grande variabilidade regional na cobertura vacinal para os pacientes, sendo as maiores na Europa (Holanda, 77,5% e Grã Bretanha, 77,2%) e a menor para a Ásia (2,6%). A cobertura vacinal dos pacientes incluídos por centros brasileiros foi de 29,7%. Ademais, os fatores associados a maior chance de receber a vacina foram o país de origem, idades mais avançadas, menor classe funcional pela New York Heart Association, menor frequência cardíaca e história de diabetes. Recente estudo de caso-controle indicou associação entre vacinação para *Influenza* com redução do risco de hospitalização em 59.202 pacientes com IC seguidos na Inglaterra entre 1990–2013.[12] Apesar de promissores, esses resultados não podem ser vistos como demonstração definitiva de relação causal entre vacinação para *Influenza* e redução de mortalidade, já que o estado vacinal pode ser marcador de mais acesso a serviços de saúde e melhor cuidados médicos. Deve-se ressaltar que a vacinação para *Influenza* tem sido considerada segura e pode ser administrada mesmo durante episódios de descompensação da doença.[13]

Outras vacinas

Em nosso meio as doenças infectocontagiosas são ainda importantes causas de IC, em especial a doença de Chagas e a doença reumática. Nesse sentido, o desenvolvimento de vacinas para essas condições pode contribuir para a redução da incidência e prevalência da IC em regiões endêmicas para tais condições.

A Doença de Chagas é condição prevalente em nosso meio e importante causa de IC. Entre as alternativas para o controle epidemiológico da doença, o desenvolvimento de uma vacina contra a infecção pelo *Trypanosoma cruzi* tem sido objeto de investigação de inúmeros pesquisadores,[14] desde 1912 quando se demonstrou que animais sobreviventes à infecção aguda pelo *T. cruzi* se tornavam resistentes à reinfecção.[15] As estratégias para elaboração de vacinas incluem a utilização de parasitas mortos ou atenuados, fragmentos especialmente imunogênicos do parasita (em especial proteínas do flagelo),[16] proteínas purificadas, proteínas recombinantes e vacinas de DNA. Todas essas tentativas de desenvolvimento de vacinas têm-se concentrado em modelos animais; o uso em humanos tem sido restrito pela preocupação de que essas vacinas possam induzir o aparecimento de doença, já que a fisiopatologia da doença de Chagas pode envolver mecanismos autoimunes. A falta de suporte de governos de países endêmicos para a doença e da indústria de medicamentos constitui desafios adicionais para o desenvolvimento da vacina.[17] A incorporação de novas técnicas de proteômica e de nanotecnologia constituem esperanças nessa área.[18],[19]

A doença reumática é complicação da infecção pelos estreptococos do grupo A e representa fonte de grande morbidade e mortalidade em zonas endêmicas com ocorrência de 600 milhões de casos anualmente.[20] As manifestações clínicas da infecção por esse agente incluem a faringite e o pioderma, e as complicações imunológicas incluem a doença reumática a a glomerulonefrite. O desenvolvimento de vacinas pode contribuir para redução das sequelas cardiovasculares da doença; entre elas, a IC. As estratégias para desenvolvimento de vacinas têm se concentrado no *Streptococcus pyogenges*, e a construção de diferentes vacinas foi adotada tendo como alvo a proteína M (principal antígeno desse agente) e também outros sítios, como C5 peptidase, proteína estreptocócica ligadora da fibronectina, proteases, *pili* dos estreptococcus, entre outros.[21] Nesse sentido têm sido significativas as contribuições nacionais para desenvolvimento de vacina contra porções C-terminais da proteína M.[22] Deve-se ressaltar, entretanto, que a experiência acumulada se restringe ainda a modelos animais, sendo ainda desconhecidas a eficácia de cobertura e a proteção desses modelos vacinais.

• Referências bibliográficas

1. World Health Organization. Influenza (Seasonal): Fact Sheet no 211 March 2014. Disponível em: http://www.who.int/mediacentre/factsheets/fs211/en/.
2. Simonse F, Fukuda K, Schonberger LB, Cox NJ. The impact of influenza epidemics on hospitalizations. J Infect Dis 2000; 181:831-7.
3. Wolter N, Tempia S, Cohen C, Madhi SA, Venter M, Moyes J, Walaza S, Malope-Kgokong B, Groome M, du Plessis M, Magomani V, Pretorius M, Hellferscee O, Dawood H, Kahn K, Variava E, Klugman KP, von Gottberg A. High nasopharyngeal pneumococcal density, increased by viral coinfection, is associated with invasive pneumococcal pneumonia. J Infect Dis 2014; 210(10):1649-57.
4. Corrales-Medina VF, Musher DM, Shachkina S, Chirinos JA. Acute pneumonia and the cardiovascular system. Lancet 2013; 381(9865):496-505.
5. Mertz D, Kim TH, Johnstone J, Lam PP, Science M, Kuster SP, Fadel SA, Tran D, Fernandez E, Bhatnagar N, Loeb M. Populations at risk for severe or complicated influenza illness: systematic review and meta-analysis. BMJ 2013; 347:f5061.
6. Bricks LF, Carvalhanas TRMP, Domigues CMAS, Pereira SF, Bellei NCJ. Influenza em Pacientes com Doenças Cardíacas Crônicas. J Health Biol Sci 2015; 3:165-71.
7. Fagnoul D, Pasquier P, Bodson L, Ortiz JA, Vincent JL, De Backer D. Myocardial dysfunction during H1N1 influenza infection. J Crit Care 2013; 28:321-7.
8. Kadoglou NPE1,2, Bracke F3, Simmers T3, Tsiodras S4, Parissis J5. Influenza infection and heart failure-vaccination may change heart failure prognosis? Heart Fail Rev 2017; 22(3):329-36.
9. Tomiyama H, Yamashina A. Vascular dysfunction: a keyplayer in chronic cardio-renal syndrome. Intern Med 2015; 54:1465-72.
10. Sandoval C, Walter SD, Krueger P, Smieja M, Smith A, Yusuf S, Loeb MB Risk of hospitalization during influenza season among a cohort of patients with congestive heart failure. Epidemiol Infect 2007;135:574-82.
11. Vardeny O, Claggett B, Udell JA et al. Influenza Vaccination in Patients With Chronic Heart Failure. J Am Coll Cardiol HF 2016; 4:152-8.

12. Mohseni H, Kiran A, Khorshidi R, Rahimi K (2017) Influenza vaccination and risk of hospitalization in patients with heart failure: a self-controlled case series study. Eur Heart J 38:326-33.
13. Kadoglou NPE, Bracke F, Simmers T, Tsiodras S, Parissis J. Influenza infection and heart failure-vaccination may change heart failure prognosis? Heart Fail Rev 2017; 22(3):329-36.
14. Rodríguez-Morales O, Monteón-Padilla V, Carrillo-Sánchez SC, Rios-Castro M, Martínez-Cruz M, Carabarin-Lima A, Arce-Fonseca M. Experimental Vaccines against Chagas Disease: A Journey through History. J Immunol Res 2015; 2015:489758.
15. A. Romero-Davalos, Enfermedad de Chagas, Editorial Los Amigos del Libro, La Paz, Bolivia, 1979.
16. Miller MJ, Wrightsman RA, Manning JE. Trypanosoma cruzi: protective immunity in mice immunized with paraflagellar rod proteins is associated with a T-helper type 1 response. Experimental Parasitology 1996; 84(2):156-67.
17. Rodríguez-Morales O, Monteón-Padilla V, Carrillo-Sánchez SC, Rios-Castro M, Martínez-Cruz M, Carabarin-Lima A, Arce-Fonseca M. Experimental Vaccines against Chagas Disease: A Journey through History J Immunol Res 2015; e489758.
18. Barry MA, Wang Q, Jones KM, Heffernan MJ, Buhaya MH, Beaumier CM, Keegan BP, Zhan B, Dumonteil E, Bottazzi ME, Hotez PJ. A therapeutic nanoparticle vaccine against Trypanosoma cruzi in a BALB/c mouse model of Chagas disease. Hum Vaccin Immunother 2016; 12(4):976-87
19. Garg NJ, Soman KV, Zago MP, Koo SJ, Spratt H, Stafford S, Blell ZN, Gupta S, Nuñez Burgos J, Barrientos N, Brasier AR, Wiktorowicz JE. Changes in Proteome Profile of Peripheral Blood Mononuclear Cells in Chronic Chagas Disease. PLoS Negl Trop Dis 2016; 10(2):e0004490
20. Carapetis JR, Steer AC, Mulholland EK, Weber M. The global burden of group A streptococcal diseases. Lancet Infect Dis 2005; 5(11):685-94.
21. Gandhi GD, Krishnamoorthy N, Motal UMA, Yacoub M1. Towards developing a vaccine for rheumatic heart disease. Glob Cardiol Sci Pract 2017; 2017(1):e201704.
22. Guilherme L, Ferreira FM, Köhler KF, Postol E, Kalil J. A vaccine against Streptococcus pyogenes: the potential to prevent rheumatic fever and rheumatic heart disease. Am J Cardiovasc Drugs 2013; 13(1):1-4.

Capítulo 17

Otimização de Doses

Aloísio Marchi da Rocha
José Francisco Kerr Saraiva
Elaine dos Reis Coutinho

Introdução

É conhecido o benefício de determinados medicamentos no remodelamento reverso do ventrículo esquerdo (RRVE), estando relacionado a melhor prognóstico em cerca de 30%–40% dos pacientes com insuficiência cardíaca (IC) com fração de ejeção reduzida (ICFER). Entre os fatores determinantes estão, além de características envolvendo extensão da área de fibrose e edema miocárdico,[1] a otimização terapêutica até a dose-alvo, visto que subdoses de betabloqueadores e inibidores da enzima conversora de angiotensina II (IECAs) se relacionam com menor RRVE e menor impacto na sobrevida quando comparadas com suas doses-alvo.[2]

Dessa forma, faz-se necessário o conhecimento do manejo das medicações que têm impacto na mortalidade dos pacientes com IC e também o comprometimento com o seguimento próximo e a obtenção da melhor dose de acordo com as particularidades de cada paciente.

Inibidores da enzima conversora de angiotensina II

Diversos estudos confirmam os benefícios na evolução e desfechos dos pacientes com IC em relação à morbidade, como à mortalidade em suas diversas fases evolutivas e até mesmo nos pacientes assintomáticos (a partir do estágio B, New York Heart Association [NYHA] I-IV).[3–6] Isso se deve aos efeitos relacionados a diminuição da formação de angiotensina II e do acúmulo de bradicinina, com consequente diminuição do efeito vasoconstritor, do efeito retentor de sódio (via aldosterona) e do efeito trófico na musculatura lisa de vasos, nos fibroblastos e nas células miocárdicas. Além disso, o aumento das bradicininas se relaciona a maior geração de óxido nítrico e de síntese de prostaglandinas vasodilatadoras.[7]

Dessa forma, após verificadas e excluídas as contraindicações, todos os pacientes com IC devem receber IECA. Inicialmente as doses devem ser baixas e progressivamente elevadas em intervalos superiores a 15 dias até a dose-alvo, ainda que haja melhora precoce de sintomas (Tabela 17.1). Idealmente deve ser realizada avaliação de creatinina e ureia a cada 1–2 semanas após introdução do medicamento e elevação da dose.[9] Caso haja aumentos de creatinina (superior a 100% dos valores basais ou até 3,5 mg/dL) e potássio superior a 5,5 mEq/L deve haver suspensão do IECA e avaliação por especialista.[9]

As contraindicações aos IECA são estenose bilateral da artéria renal e antecedente de edema angioneurótico. O uso pode ser feito com cautela em pacientes com hiperpotassemia (potássio sérico > 5,0 mEq/L), disfunção renal (creatinina > 2,5 mg/dL) e em pacientes hipotensos, sintomáticos ou não (PAS < 90 mmHg)[9].

• **Tabela 17.1** IECA: doses iniciais e alvo do tratamento[8]

Medicamentos	Dose inicial (mg)	Dose-alvo (mg)
Captopril	6,25 (3×/dia)	50 (3×/dia)
Enalapril	2,5 (2×/dia)	10–20 (2×/dia)
Lisinopril	2,5–5 (1×/dia)	40 (1×/dia)
Ramipril	1,25–2,5 (1×/dia)	10 (1×/dia)
Trandolapril	2 (1×/dia)	16 (1×/dia)

A manifestação de tosse é queixa frequente dos pacientes em uso de IECA. Entretanto, deve-se avaliar a real influência da medicação no surgimento do sintoma, uma vez que ele é comum nos pacientes com IC pela congestão e pelo antecedente de tabagismo atual ou prévio. Quando afastadas essas condições, pode ser feita a substituição pelos bloqueadores dos receptores de angiotensina II.

Antagonistas de aldosterona

As antagonistas de aldosterona são representadas pela espironolactona e eplerenone; entretanto, somente a primeira é disponível no Brasil.

Deve ser indicada em associação aos IECAs e betabloqueadores para insuficiência cardíaca crônica (ICC) sintomática, classes funcionais NYHA III e IV com FEVE ≤ 35% para reduzir mortalidade e hospitalização.[11,12]

A dose inicial deve ser de 12,5–25 mg/dia, sendo a menor indicada para os pacientes com *clearance* de creatinina < 50 mL/min. O aumento da dose deve ser considerado entre 30–60 dias, sendo a máxima de 50 mg naqueles pacientes que mantêm sinais e sintomas de congestão (Tabela 17.2).[13]

Os níveis séricos de potássio e a função renal devem ser avaliados idealmente entre 3–7 dias do início do tratamento e na 4ª semana de uso. Posteriormente, a avaliação deve ser trimestral no 1º ano e, então, a cada 4 meses.

Nos pacientes com *clearance* de creatinina inferior a 30 mL/min, o uso de antagonistas da aldosterona deve ser evitado, e o medicamento deve ser suspenso se o potássio sérico for > 5,5 mEq/L[8] e a creatinina superior a 3,5 mg/dL.

Pelo risco de nefrotoxicidade, o uso de anti-inflamatórios não hormonais e de inibidores da Cox-2 deve ser evitado. Os pacientes devem ser orientados a interromper o uso da espironolactona durante episódios de diarreia aguda e na presença de outras causas de desidratação.[11]

Além da hiperpotassemia, a ginecomastia e a mastodínea podem ocorrer em decorrência do envolvimento de receptores em diferentes proporções de outros hormônios esteroides (como androgênicos). Esses efeitos são menos prevalentes nos pacientes que utilizam eplerenone.

Bloqueadores dos receptores de angiotensina II (BRA)

A ação inibitória nos receptores do subtipo AT1 da angiotensina II promove diminuição dos níveis de aldosterona e catecolaminas com consequente vasodilatação arterial e atividade antiproliferativa. Além disso, por não interferirem na degradação da bradicinina proporcionam o efeito indesejado de tosse em um número menor de pacientes.

• **Tabela 17.2** Antagonistas de aldosterona: doses iniciais e alvo do tratamento[8]

Medicamento	Dose inicial (mg)	Dose-alvo (mg)
Espironolactona	12,5–25 (1×/dia)	25–50 (1×/dia)
Eplerenone	25 (1×/dia)	50 (1×/dia)

• **Tabela 17.3** BRA: doses iniciais e alvo do tratamento[8]

Medicamento	Dose inicial (mg)	Dose-alvo (mg)
Candesartana	4–8 (1×/dia)	32 (1×/dia)
Valsartana	40 (2×/dia)	160 (2×/dia)
Losartana	25 (1×/dia)	150 (1×/dia)

São representados pela losartana, candesartana e valsartana (Tabela 17.3). Os efeitos da losartana na IC foram avaliados no ensaio clínico ELITE, que revelou redução não significativa de 32% na taxa de morte e/ou admissão hospitalar no grupo que usou losartana. Em outra análise, nos pacientes intolerantes aos IECA, a candesartana foi capaz de reduzir a mortalidade cardiovascular e por todas as causas nos estudos CHARM Alternative, assim como redução de hospitalização e melhora da classe funcional de NYHA. A valsartana apresentou benefícios na redução da hospitalização por IC (mas não por todas as causas) e melhora da classe funcional.[15]

Na IC com FE preservada, a candesartana foi avaliada contra placebo, demonstrando ser uma opção eficaz na redução de internações hospitais mas sem benefício na redução da mortalidade.[14]

Podem ser utilizados em todos os pacientes com ICFER (estágio B-NYHA-II-IV), porém sua principal indicação é reservada como alternativa a pacientes intolerantes aos IECA.[8,13]

Os BRA são contraindicados em paciente com estenose de artéria renal bilateral. O uso deve ser cauteloso em pacientes quando potássio sérico > 5,0 mEq/L, disfunção renal (creatinina > 2,5 mg/dL) e em pacientes hipotensos, sintomáticos ou não (PAS < 90 mmHg).[9] Os efeitos adversos mais frequentes são hipotensão arterial, piora da função renal e hiperpotassemia. O angioedema e a tosse também são observados com uma incidência menor do que a dos IECAs.[8]

Os pacientes devem receber a dose inicial e deve haver aumento progressivo a cada 15 dias, com monitoração da creatinina e potássio nesse mesmo período. Caso haja elevação de creatinina (superior a 100% dos valores basais ou até 3,5 mg/dL) e potássio superior a 5,5 mEq/L, deve haver suspensão do BRA e avaliação por especialista.

Betabloqueadores

Os betabloqueadores têm papel fundamental na evolução da IC em razão do antagonismo da atividade simpática, a qual acarreta cronicamente prejuízo à função e geometria ventricular[16].

Diversos estudos randomizados (USCP, CIBIS II, MERIT-HF, COPERNICUS) demonstraram de forma conclusiva que determinados betabloqueadores diminuem de forma significativa a mortalidade global e cardiovascular, reduzindo cerca de 20% a morte por progressão da IC e de 36%–44% a morte súbita. Além disso, são reduzidas a hospitalização e a melhora da qualidade de vida e da classe funcional de NYHA quando em associação à terapia padrão (IECA) e em pacientes com disfunção sistólica leve a moderada e, em determinados pacientes com IC grave.[19-23] Nos indivíduos com idade superior a 70 anos o nebivolol demonstrou redução de eventos combinados de mortalidade e internação por IC.[18]

Com relação aos pacientes em classe funcional NYHA I, somente naqueles com disfunção miocárdica decorrente de infarto do miocárdio é que ficou evidente o benefício dos BB na redução da mortalidade total e cardiovascular.[24]

Além disso, diversos estudos, como, por exemplo, o HF-ACTION de 2012, apontam que a dose maior de betabloqueadores leva a melhor evolução quando tratados com as doses-alvo, resultado mais expressivo do que com as doses mais baixas.[25]

Estão contraindicados em caso de broncoespasmo (asma, DPOC exacerbado) e devem ser usados com cautela em pacientes com IC com descompensação recente (< 1 mês), FC < 60 bpm, hipotensão (pressão sistólica < 90 mmHg), sinais de congestão sistêmica (edema, ascite, estase jugular).

Devem ser iniciados em pacientes em ritmo sinusal ou fibrilação atrial e sem hipotensão sintomática (PAS < 90 mmHg) com a menor dosagem e elevada progressivamente a cada 15 dias até a dose-alvo, observando o aparecimento de sinais e sintomas clínicos sugestivos de congestão, bradicardia e hipotensão (Tabela 17.4).

Os pacientes devem ser orientados de que pode haver discreta sintomatologia no início do tratamento ou durante o ajuste de dose, devendo procurar o médico caso a dispneia e sinais de congestão sejam relevantes. Também devem ser orientados a avaliar seu peso em jejum logo após se levantarem, visto que o aumento de 1,5–2 kg em dois dias consecutivos remete a necessidade de aumento na terapia diurética e, caso não seja o suficiente, redução na dose do betabloqueador pela metade.

Caso haja redução da frequência cardíaca (FC) em menos de 50 bpm, o paciente deve ser submetido a avaliação eletrocardiográfica para descartar presença de bloqueio atrioventricular. A dose do betabloqueador deve ser então reduzida pela metade e suspensa caso não haja melhora dessa FC.[13]

Vasodilatadores diretos: hidralazina e dinitrato de isossorbida

A associação de dois vasodilatadores, a hidralazina e o dinitrato de isossorbida, está associada a efeitos benéficos, como redução da pré e pós-carga, elevação do débito cardíaco e de forma discreta da FE. A hidralazina é vasodilatador da musculatura vascular arterial, enquanto os nitratos reduzem a concentração de cálcio no citosol e a fosforilação da miosina de cadeia leve, o que leva à vasodilatação preferencialmente venosa.[27]

É recomendada nos pacientes com contraindicação ao uso de IECA, por exemplo, em função da insuficiência renal,[25] ou em pacientes com terapia otimizada com IECA ou BRA, mantendo CF III-IV (NYHA), especialmente em afrodescendentes.[8]

A dose inicial da hidralazina é de 12,5 mg e elevação a 25–50 mg, 3×/dia. É relatado como efeito colateral de cefaleia vascular, rubor, náuseas e vômitos, que desaparecem com a continuação do tratamento. Pode ocorrer uma síndrome *lupus-like*, que usualmente regride com a suspensão da droga.

Na IC, os nitratos são administrados de forma intermitente para prevenir o desenvolvimento da taquifilaxia, devendo ser evitados em pacientes com hipotensão (PAS < 90 mmHg) e uso de inibidores da fosfodiesterase 5.[28]

Inibidores da neprilisina e do receptor da angiotensina (INRA)

Essa nova classe de medicamentos para o tratamento da ICFER é representada pelo sacubitril-valsartana, único fármaco disponível, resultado na união na mesma molécula de um inibidor da neprilisina e de um bloqueador do receptor de angiotensina.

Publicado em 2014, o estudo PARADIGM-HF[29] demonstrou que esse novo fármaco na dose de 200 mg 2×/dia foi superior ao enalapril, utilizado na dose de 10 mg 2×/dia. Houve melhora na

• **Tabela 17.4** Betabloqueadores: doses iniciais e alvo do tratamento[8]

Medicamento	Dose inicial (mg)	Dose-alvo (mg)
Bisoprolol	1,25 (1×/dia)	10 (1×/dia)
Carvedilol	3,125 (2×/dia)	25–50 (2×/dia)
Succinato de metoprolol	12,5–25 (1×/dia)	200 (1×/dia)
Nebivolol	1,25 (1×/dia)	10 (1×/dia)

qualidade de vida, nas internações hospitalares e na sobrevida dos pacientes. O principal efeito adverso associado ao sacubitril-valsartana foi hipotensão, o que justifica o cuidado para se atingir a dose-alvo.

No estudo PARADIGM-HF, os pacientes estavam em uso de IECA ou BRA previamente e, ao serem randomizados, foram submetidos a um período de *run-in* com enalapril 10 mg 2×/dia, seguido por um período de sacubitril-valsartana 100 mg 2×/dia e depois 200 mg 2×/dia.

O estudo TRITATION[30] testou dois regimes de titulação de doses, sendo um mais rápido (regime condensado) e outro mais cauteloso (regime conservador). Foi demonstrado que pacientes que estavam com doses baixas de IECA ou BRA ou mesmo virgens de tratamento deveriam começar com as doses mais baixas (50 mg 2×/dia) e fazer titulação progressiva para 100 mg–200 mg 2×/dia a cada 2 semanas. Já os que estavam com doses-alvo de IECA ou BRA podiam começar já com a dose intermediária de sacubitril-valsartana, ou seja, 100 mg 2×/dia, e depois de 2 semanas progredir para a dose-alvo de 200 mg 2×/dia.

Nos estudos, as doses de sacubitril-valsartana foram descritas como 50 mg, 100 mg e 200 mg, soma das doses individuais dos fármacos. No Brasil, foram aprovadas as apresentações com as doses independentes de sacubitril e valsartana. Dessa forma, devemos prescrever 24 mg/26 mg, 49 mg/51 mg e 97 mg/103 mg, respectivamente.

Importante ressaltar que a associação de um IECA a um inibidor da neprelisina pode induzir o aparecimento de angioedema, efeito adverso potencialmente grave. Assim, se o paciente estiver usando IECA e for trocado por sacubitril-valsartana, devemos dar um intervalo de 36 horas entre a última dose de IECA e a primeira do novo fármaco. Se o paciente estiver em uso de BRA e for trocado por sacubitril-valsartana, não há necessidade desse período de *washout*.

• Referências bibliográficas

1. Kubanek M, Sramko M, Maluskova J et al. Novel predictors of left ventricular reverse remodeling in individuals with recent-onset dilated cardiomyopathy. J Am Coll Cardiol 2013;61:54-63.
2. Kalogeropoulos AP, Fonarow GC, Georgiopoulou V et al. Characteristics and Outcomes of Adult Outpatients With Heart Failure and Improved or drogas ICFERRecovered Ejection Fraction. JAMA Cardiol 2016;1:510-8.
3. Cohn JN, Johnson G, Ziesche S, Cobb F, Francis G, Tristani F, et al. A comparison of enalapril with hydralazine-isosorbide dinitrate in the treatment of chronic congestive heart failure. N Engl J Med 1991; 325:303-10.
4. 143. The CONSENSUS Trial Study Group. Effects of enalapril on mortality in severe congestive heart failure. Results of the Cooperative North Scandinavian Enalapril Survival Study (CONSENSUS). N Engl J Med 1987; 316:1429-35.
5. 144. Yusuf S. Effect of enalapril on survival in patients with reduced left ventricular ejection fractions and congestive heart failure. N Engl J Med 1991; 325:293-302.
6. 145. The SOLVD Investigattors. Effect of enalapril on mortality and the development of heart failure in asymptomatic patients with reduced left ventricular ejection fractions.. N Engl J Med 1992; 327:685-91.
7. Opie LH, Poole-Wilson PA and Pfeffer MA. Angiotensin-converting enzyme inhibitors, angiotensin-II receptors blockers and aldosterone antagonists. In: Opie L. Drugs for the heart. 6th Ed. 2005; 104-48.
8. Revisão da III Diretriz Brasileira de Insuficiência Cardíaca Crônica. Arq Bras Cardiol 2009; 93(1 Suppl.1):1-71.
9. McMurray J, Cohen-Solal A, Dietz R et al. Practical recommendations for the use of ACE inhibitors, betablockers, aldosterone antagonists and angiotensin receptor blockers in heart failure: putting guidelines into practice. Eur J Heart Fail 2005; 7(5):710-21.
10. Hunt AS, Abraham WT, Chin MH et al. ACC/AHA 2005 guideline update for the diagnosis and management of chronic heart failure in the adult: a report of the American College of Cardiology/American Heart Association Task Force on Practice Guidelines http://www.acc.org/clinical/guidelines/failure//index.pdf 6 Aronow WS. Epidemiology, pathophysiology, prognosis, and treatment of systolic and diastolic heart failure in elderly patients. Heart Dis 2003; 5:279-94.
11. .Pitt B, Zannad F, Remme WJ, Cody R, Castaigne A, Perez A, Palensky J, Wittes J. The effect of spironolactone on morbidity and mortality in patients with severe heart failure. N Engl J Med 1999; 341:709-17.
12. Zannad F, McMurray JJV, Krum H, Van Veldhuisen DJ, Swedberg K, Shi H, Vincent J, Pocock SJ, Pitt B. Eplerenone in patients with systolic heart failure and mild symptoms. N Engl J Med 2011; 364:11-21.
13. 2016 ESC Guidelines for the diagnosis and treatment of acute and chronic heart failure.
14. Granger CB, McMurray JJV, Yusuf S, Held P, Michelson EL, Olofsson B, Ostergren J, Pfeffer MA, Swedberg K. Effects of candesartan in patients with chronic heart failure and reduced left-ventricular systolic function intolerant to angiotensin-converting-enzyme inhibitors: the CHARM-Alternative trial. Lancet 2003; 362:772-6.

Capítulo 17

15. Cohn JN, Tognoni G. A randomized trial of the angiotensin-receptor blocker valsartan in chronic heart failure. N Engl J Med 2001; 345:1667-75.
16. 149. Bristow MR. Adrenergic receptor blockade in chronic heart failure. Circulation 2000; 101:558-69.
17. Flather MD, Shibata MC, Coat AJS, Van Veldhuisen DJ, Parkhomenko A, Borbola J et al. SENIORS Investigators. Randomized trial to determine the effect of nebivolol on mortality and cardiovascular hospital admission in elderly patients with heart failure (SENIORS). Eur Heart J 2005; 26:215-25.
18. The Cardiac Insufficiency Bisoprolol Study II (CIBIS-II): a randomised trial. Lancet 1999; 353:9-13.
19. Effect of metoprolol CR/XL in chronic heart failure: Metoprolol CR/XL Randomised Intervention Trial in Congestive Heart Failure (MERIT-HF). Lancet. 1999; 353:2001-7.
20. Foody JM, Farrell MH, Krumholz HM. β-Blockers therapy in Heart Failure.Scientific Review. JAMA 2002; 287:883-8.
21. Chizzola PR, Freitas HF, Marinho NV, Mansur JA, Meneghetti JC, Bocchi EA, The effect of beta-adrenergic receptor antagonism in cardiac sympathetic neuronal remodeling in patients with heart failure. Int J Cardiol 2006; 106:29-34.
22. Packer M, Bristow MR, Cohn JN, Colucci WS, Fowler MB, Gilbert EM, Shusterman NH. The effect of carvedilol on morbidity and mortality in patients with chronic heart failure. U.S. Carvedilol Heart Failure Study Group. N Engl J Med. 1996; 334:1349-55.
23. Packer M, Coats AJ, Fowler MB, Katus HA, Krum H, Mohacsi P et al. Carvedilol Prospective Randomized Cumulative Survival Study Group. Effect of carvedilol on survival in severe chronic heart failure. N Engl J Med 2001; 344:1651-8.
24. Dargie HJ. Effect of carvedilol on outcome after myocardial infarction in patients with left-ventricular dysfunction: the CAPRICORN randomised trial. Lancet 2001; 357:1385-90.
25. Hunt AS, Abraham WT, Chin MH et al. ACC/AHA 2005 guideline update for the diagnosis and management of chronic heart failure in the adult: a report of the American College of Cardiology/American Heart Association Task Force on Practice Guidelines http://www.acc.org/clinical/guidelines/failure//index.pdf 6 Aronow WS. Epidemiology, pathophysiology, prognosis, and treatment of systolic and diastolic heart failure in elderly patients. Heart Dis 2003; 5:279-9.
26. Fiuzat M, Wojdyla D, Kitzman D, Fleg J, Keteyian SJ, Kraus WE et al. Relationship of beta-blocker dose with outcomes in ambulatory heart failure Referências Moreno e cols. Tratamento otimizado na insuficiência cardíaca. Arq Bras Cardiol 2013; [online].ahead print, PP.0-0 patients with systolic dysfunction: results from the HF-ACTION (Heart Failure: a Controlled Trial Investigating Outcomes of Exercise Training) trial. J Am Coll Cardiol 2012; 60:208-15.
27. Revisão das Diretrizes da Sociedade Brasileira de Cardiologia sobre Angina Instável e Infarto Agudo do Miocárdio sem Supradesnível do Segmento ST. Arq Bras Cardiol 2014; 102(3 Suppl.1):1-61.
28. Lincoln TM, Dey N, Sellak H. Invited review: cGMP-dependent protein kinase signaling mechanisms in smooth muscle: from the regulation of tone to gene expression. J Appl Physiol 2001; 91:1421-30.
29. McMurray JJV, Packer M, Desai AS et al. Angiotensin-Neprilysin Inhibition versus Enalapril in Heart Failure. N Eng J Med published on line on August 30, 2014.
30. Senni M, McMurray JJV, Wachter R et al. Initiating sacubitril/valsartan (LCZ696) in heart failure: results of TITRATION, a double-blind, randomized comparison of two uptitration regimens. Eur J Heart Fail 2016 Sep; 18(9): 1193-202.

Capítulo 18

Insuficiência Cardíaca na Gravidez em Pacientes com Disfunção Ventricular

Walkíria Samuel Ávila

Introdução

A insuficiência cardíaca (IC) é a principal causa de morte materna não obstétrica em pacientes portadoras de doença cardíaca no ciclo gravídico-puerperal e constitui um desafio no que diz respeito à saúde da mulher.

A adaptação funcional da disfunção ventricular às modificações fisiológicas da gravidez e a maior necessidade metabólica para o ajuste hemodinâmico à *nova* situação de volemia, resistência vascular periférica e função contrátil ventricular causam impacto negativo na história natural da disfunção sistólica ventricular.

Deve-se ainda ressaltar que a elevada taxa de morte materna por IC na gravidez é consequência da demora do tratamento em virtude das dificuldades do diagnóstico, uma vez que manifestações clínicas habituais da gravidez normal são similares aos sintomas da IC.

Feitosa e cols.,[1] no estudo de 12 mortes maternas entre 51 gestantes portadoras de cardiopatia, concordaram com dados da literatura[2] constatando que o edema agudo dos pulmões, registrado em 41,7% dos casos, foi o determinante do óbito materno. Ávila e cols[3], no estudo do seguimento de 1.000 gestantes com afecções cardiovasculares no Instituto do Coração (InCor), mostraram que IA em 2,6% de mortes maternas a foi a principal responsável em 46% desses óbitos.

A visão atual da síndrome da IC considera o coração não apenas como bomba pulsátil, responsável por manter a quantidade de sangue adequada para as necessidades periféricas do organismo, mas como um órgão neuro-humoral. Isso inclui conhecimentos sobre a remodelação ventricular e a gênese da disfunção miocárdica, o que trouxe avanço no diagnóstico e tratamento da IC durante a gravidez.

A disfunção miocárdica, que resulta em baixo débito com redução do fluxo uteroplacentário, e o processo de ativação neuro-humoral, que inclui a participação do sistema nervoso simpático e ativação enzimática do óxido nítrico, levam ao inotropismo negativo, à disfunção endotelial e à redução da capacidade de vasodilatação arterial, tríada que compromete o fluxo para a maturação placentária e o desenvolvimento fetal.

Daí a importância do assunto que discutido neste capítulo que inclui: (1) síntese da fisiologia da gravidez que causa impacto na disfunção ventricular materna; (2) aspectos do diagnóstico da IC e (3) tratamento da IC com disfunção sistólica durante a gestação

Modificações fisiológicas

Aspectos hemodinâmicos

As alterações hemodinâmicas que ocorrem durante a gravidez e que justificam o quadro de IC em pacientes com disfunção ventricular se resume no aumento do volume plasmático, cerca de 50% quando comparado ao pré-gestacional e ao aumento da frequência cardíaca (FC) em 10 batimentos por minuto, levando, como consequência, ao aumento de 40% do débito cardíaco a partir do início do segundo trimestre da gestação.[4]

O aumento do volume plasmático é proporcionalmente maior do que a produção de glóbulos vermelhos, acarretando hemodiluição, também conhecida como *anemia fisiológica da gravidez*.

Outro fator de destaque é a queda da pressão arterial na primeira metade da gestação, consequente à redução da resposta vascular à angiotensina, e da resistência vascular sistêmica. Nesse sentido, a maturação da circulação placentária é um fator adicional para a redução substancial da resistência vascular periférica.[4]

Durante o terceiro trimestre da gravidez, as variações do retorno venoso e o débito cardíaco, decorrentes da compressão da veia cava inferior pelo útero gravídico em posição supina materna, acarretam a chamada *síndrome da hipotensão supina da gravidez*. Essa compressão também resulta em aumento da pressão venosa periférica, sendo uma das causas do edema de membros inferiores que ocorre em cerca de 80% das gestantes saudáveis.

No terceiro trimestre da gestação, a volemia se encontra no seu maior patamar, proporcionando aumento do volume diastólico final ventricular induzido, em parte, pelo efeito do estrogênio que cria um nível de renina circulante mais alto e a retenção de sódio e água.[4]

Não menos importante é a ativação da síntese dos fatores de coagulação II, VII, VIII, IX X e fibrinogênio e a redução dos anticoagulantes endógenos (sobretudo de antitrombina e proteína S), que determinam o *estado de hipercoagulabilidade*, os quais, somados à estase venosa em membros inferiores, justificam a predisposição ao tromboembolismo, significativamente aumentado até a 12ª semana pós-parto.[5]

Contrações uterinas, dor e ansiedade resultam em aumento do débito cardíaco de 31%–50%, o que pode levar à descompensação cardíaca materna. De igual importância é o aumento brusco da pré-carga na primeira hora após a dequitação devido à descompressão da veia cava inferior, da circulação periférica dos membros inferiores e da *autotransfusão da placenta*, o que favorece a congestão pulmonar em pacientes com disfunção sistólica ventricular.

A perda sanguínea durante o parto, cerca de 500 mL no parto vaginal e 1.000 mL na cesariana, também contribui para a instabilidade hemodinâmica. De fato, é durante as primeiras 48 horas após o parto que o padrão circulatório sofre oscilações que estão na dependência do volume sanguíneo perdido, do tônus uterino, da necessidade de uso de ocitócicos e da redistribuição dos volumes ganhos durante a gestação.[4,6]

Todas essas situações favorecem a descompensação em pacientes com disfunção sistólica ventricular. Vale lembrar que o tipo de anestesia indicado tem muita influência na instabilidade hemodinâmica: a anestesia regional causa hipotensão arterial em razão da vasodilatação periférica[7], e a anestesia geral se associa às dificuldades de intubação e ventilação pulmonar, o que deve ser considerado em pacientes portadoras de disfunção sistólica ventricular.

Aspectos propedêuticos

Os sinais e sintomas da gravidez normal podem sobrepor-se, muitas vezes, às manifestações clínicas da IC, gerando dúvida ou conflito no diagnóstico das cardiopatias. Considera-se que a IC é uma condição na qual sintomas como dispneia, fadiga, palpitação e edema, que preenchem os critérios para o diagnóstico de IC, estão habitualmente presentes em gestantes saudáveis. Portanto, o conhecimento das modificações fisiológicas da gravidez auxilia o entendimento e a identificação dos sintomas relatados quando da anamnese durante a gestação.

Redução da capacidade física ao exercício, dispneia, ortopneia e cansaço são explicados pelas modificações respiratórias, pelo consumo de oxigênio aumentado, de ganho de peso e anemia fisiológica da gestação.[4,6] A queixa de palpitações é muito frequente, consequentemente ao estado hipercinético da gravidez e, ainda, outros mecanismos desconhecidos que também provocam arritmias cardíacas nas suas mais variadas formas de manifestação.

As tonturas se devem à hipotensão arterial causada pela queda da resistência vascular periférica, a qual é exacerbada pelas modificações da postura materna (*síndrome da hipotensão supina*). A queixa de inchaço nas pernas ocorre por compressão da veia cava inferior pelo útero gravídico e pela retenção hídrica em todo o compartimento intersticial.

Destaque particular deve ser dado ao exame físico cardíaco que sofre influências da hipervolemia, da resistência vascular periférica, da FC e das variações da complacência pulmonar. Esses dados fisiológicos justificam o achado, no exame físico, de hiperventilação, edema de membros inferiores, estase jugular e distensão das veias do pescoço, mudanças no timbre e desdobramentos das bulhas cardíacas incluindo o aparecimento da terceira bulha, especialmente a partir da 20ª semana, mantendo-se até as primeiras semanas do puerpério. Sopros no precórdio são habituais na gestação normal, de característica proto e/ou mesossistólico ejetivo, de intensidade suave, mais audível em região paraesternal esquerda, entre os 2º e 5º espaços intercostais, em posição supina, com aumento de intensidade ao longo da inspiração.[4]

Exames subsidiários

A rotina propedêutica para as gestantes com suspeita de IC deve incluir:[9] eletrocardiograma para identificação de arritmias cardíacas e sobrecargas de câmaras; radiografia de tórax para a detecção da congestão pulmonar e ecodopplercardiograma bidimensional para avaliação dos diâmetros das cavidades, da fração de ejeção ventricular e das lesões estruturais concomitantes.

Nesse aspecto, estudos seriados sobre o comportamento das variáveis ecocardiográficas durante a gravidez de mulheres saudáveis mostram que os diâmetros sistólico e diastólico final e a fração de ejeção do ventrículo esquerdo (FEVE) não se modificam; o diâmetro do átrio esquerdo sofre aumento não significativo, e a massa ventricular aumenta significativamente entre os 1º–3º trimestres da gestação.[8]

A ressonância magnética cardíaca pode ser utilizada durante qualquer fase da gestação quando houver necessidade de informação adicional não fornecida pela ecocardiografia.[4]

Nos últimos anos, a compreensão dos mecanismos inflamatórios e hormonais envolvidos na evolução da IC favoreceu a identificação de marcadores bioquímicos como os peptídeos natriuréticos tipo A (ANP) e tipo B (BNP) e a demonstração da importância do seu uso tanto para o diagnóstico, como para o prognóstico de pacientes com IC.

A atual visão prática mostra que os marcadores plasmáticos, tais como o BNP, vêm contribuir para dar sustentabilidade clínica ao diagnóstico de IC nos momentos da gravidez e facilitam a implementação de medidas terapêuticas apropriadas. Além disso, parece existir uma forte correlação entre os valores sanguíneos de BNP, a gravidade clínica da IC e a resposta à terapêutica. Esse é um método rápido, de boa disponibilidade e que adiciona um instrumento de relativo baixo custo e alta eficiência na avaliação à beira do leito e nos serviços de emergência. Gouveia e cols.[9] demonstraram a validade do BNP como marcador de IC também na gestação em portadoras de disfunção sistólica e evidenciaram significativa correlação entre os valores de BNP acima de 100 pg/mL e a evolução para IC durante a gestação.

Etiopatogenia e diagnóstico da IC por disfunção ventricular durante a gestação

As causas mais frequentes de disfunção ventricular com manifestação de IC na gravidez estão expostas na Tabela 18.1.[10] O diagnóstico diferencial da IC aguda durante a gravidez deve basear-se em uma anamnese acurada e na avaliação do ecocardiograma, dos biomarcadores e dos exames adicionais, como mostra a Tabela 18.2.[11]

O prognóstico da gravidez está relacionado ao grau de disfunção ventricular, aos sintomas prévios e presentes na primeira consulta pré-natal, hipertensão arterial pulmonar, arritmias e antecedentes de tromboembolismo. Entre as causas de disfunção ventricular que manifesta IC na gravidez destacamos duas cardiomiopatias: periparto (CMP) e a dilatada idiopática (CMD).

• Tabela 18.1 Etiologia e frequência da cardiomiopatia durante a gravidez

- **Idiopática: 50%**
- Miocardite: 9%
  - Cardiomiopatia viral
  - Doença de Chagas
  - Doença de Lyme
  - Infecção por HIV
- Doença isquêmica cardíaca: 7%
- Doença infiltrativa: 5%
  - Sarcoidose
- **Cardiomiopatia periparto: 4%**
- Hipertensão arterial: 4%
- Infecção por HIV: 4%
- Doença do tecido conectivo: 3%
  - Lúpus eritematoso sistêmico

- Abuso de substâncias: 3%
  - Álcool
  - Cocaína
- Quimioterapia: 1%
  - Adriamicina
  - Doxorrubicina
  - Trastuzumab
- Outros tipos de Cardiomiopatia: 10%
  - Estresse induzido (Takotsubo)
  - Miocárdio não compactado
  - Hipertrófica
  - Taquicardia mediada
  - Endócrina-relacionada (disfunção tireoidiana, tireoide acromegalia, feocromocitoma)
  - Hereditária/familiar
  - Apneia obstrutiva do sono

Adaptado de Stergiopoulos K, et al. J Am Coll Cardiol. 2011;58:337-50.

• Tabela 18.2 Diagnóstico diferencial da IC aguda durante a gravidez

	Cardiomiopatia periparto	Cardiomiopatia pré-existente	Infarto agudo do miocárdio	Embolia pulmonar e/ou amniótica	Miocardite
História	Mais frequente após o parto	Mais frequente no segundo trimestre	Dor retroesternal, desconforto abdominal, náuseas	Dor tipo pleurítica	Infecção
Biomarcadores	↑ BNP	↑ BNP	↑ Troponina	↑ D-dimero D, troponina, BNP	↑ Troponina ↑ BNP possível
Ecocardiograma	Disfunção do VD/VE	Evidência de lesão cardíaca estrutural	Acinesia/ hipocinesia regional	Disfunção e ↑ PVD; Sinal de McConnells	Hipocinesia difusa ou regional
Testes adicionais	Considerar RMI	Considerar RMI e/ou testes genéticos	Angiografia coronária	Cintilografia TC-scan ou V/Q; considerar angiografia	RMI Considerar biópsia miocárdica

BNP: peptideo natriurético; VD/VE: ventrículo direito e esquerdo; RMI: Imagem de ressonância magnética.
Adaptado de Bauersachs J, et al. Eur J Heart Fail. 2016;18:1096-105.

Cardiomiopatia periparto

A cardiomiopatia perparto é definida como a IC secundária à disfunção sistólica de ventrículo esquerdo que ocorre no último mês de gestação e, mais frequentemente, nas primeiras semanas do pós-parto, após exclusão de outras causas de IC em mulheres previamente saudáveis, sem história familiar de cardiomiopatia dilatada. Guarda relação com multiparidade, hipertensão arterial crônica, pré-eclâmpsia, tabagismo, extremos de idade materna, entre outros possíveis fatores.[12]

No momento não dispomos de nenhum teste de diagnóstico específico para a CMP. Por isso, seu diagnóstico é de exclusão, diferenciando-se de doença cardíaca prévia que descompensa no final da gravidez (Figura 18.1). Estudos recentes sobre a etiopatogenia da CMP têm descrito um novo e potencial fator relacionado à causa dessa doença que admite que a clivagem da prolactina em um fragmento ativo, prolactina 16-kDa, mediada pelo estresse oxidativo através do estímulo do miR-146a, leve à libertação de micropartículas do endotélio na circulação com potencial de lesão aos cardiomiócitos. Esses achados têm contribuído para o tratamento da IC aguda.[13]

Além da história, o ecocardiograma deve ser realizado o mais precocemente possível em todos os casos de IC com suspeita de CMP, tanto para excluir outra afecção cardíaca concomitante ou preexistente como excluir complicações (ex.: trombo apical) e obter informações prognósticas. Geralmente os níveis de BNP estão elevados, podendo ser utilizados para eliminar dispneia de causa não cardíaca. Contudo, não são úteis para diferenciação da CMP de outras cardiomiopatias (Tabela 18.2).

A biópsia endomiocárdica não acrescenta nenhuma informação para o diagnóstico ou para o prognóstico nos casos de CMP, mas pode útil na suspeita de miocardite. Apesar de prognóstico mais favorável do que em outras cardiomiopatias, a CMP se associa à mortalidade que pode variar entre 5% e 50%, resultante de edema agudo pulmonar, choque cardiogênico, arritmias e eventos tromboembólicos. Essa divergência no percentual da mortalidade se deve, fundamentalmente, ao diagnóstico precoce e ao tratamento imediato e "otimizado" da IC.[14]

O percentual de pacientes que recupera a função ventricular esquerda (FE $\geq$ 50%) varia de acordo com os estudos entre 35%–70%, em sua maioria, nos primeiros 6 meses após o parto. No que diz respeito à gravidez subsequente, as mulheres com disfunção ventricular persistente têm maior risco de deterioração clínica do que as que recuperaram por completo a função ventricular.[14-15]

Cardiomiopatia dilatada idiopática

É definida pela presença de quadro de IC com dilatação das cavidades ventriculares e redução da fração de ejeção do ventrículo esquerdo (FEVE). Sabe-se que o prognóstico materno é ruim em pacientes com FE abaixo de 30%, situação que contraindica a "nova" gestação.[16,17] A diferenciação entre CMD e CMP se fundamenta na história familiar e de doença prévia não relacionada à gravidez anterior. Importante notar que a manifestação da IC em pacientes com CMD geralmente é precoce, particularmente no segundo trimestre da gravidez, e apresenta evolução pior no período após o parto.

Avila e cols.[18] mostraram dados comparativos no que diz respeito à evolução de CMD e CMP durante a gravidez em estudo que avaliou três grupos de gestantes: o primeiro incluiu gestantes com história confirmada de CMP em gravidez anterior e foi dividido em dois subgrupos: o da CMP com disfunção ventricular e o da CMP com função ventricular recuperada; o segundo grupo incluiu pacientes com CMD com disfunção ventricular. Houve similaridade entre as variáveis idade, capacidade funcional e dados eletro e ecocardiográficos. Os resultados mostraram que a evolução clínica durante a gestação foi favorável no subgrupo das pacientes com CMP que recuperaram a função ventricular, o que permitiu concluir que a presença da disfunção sistólica foi o fator determinante da evolução, independentemente da etiologia, se CMP ou CMD (Tabela 18.3).

Esses resultados foram concordantes com os de Albanesi e cols[19] que relataram boa evolução clínica em uma análise de 11 gestantes com história de CMP que haviam recuperado a função

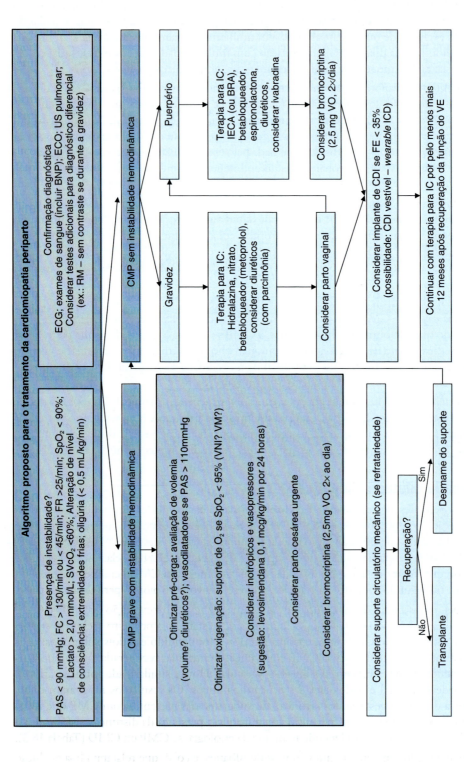

• **Figura 18.1** Algoritmo para as condutas iniciais na cardiomiopatia periparto. PAS: pressão arterial sistólica; FC: frequência cardíaca; FR: frequência respiratória; SpO_2: saturação periférica de oxigênio; $SvcO_2$: saturação venosa central de O_2; CMP: cardiomiopatia periparto; VNI: ventilação não invasiva; VM: ventilação mecânica; VO: via oral; ECG: eletrocardiograma; ECO: ecocardiograma; BNP: peptídio natriurético cerebral; US: ultrassonografia; RM: ressonância magnética; IC: insuficiência cardíaca; CDI: cardiodesfibrilador implantável; FE: fração de ejeção do ventrículo esquerdo. Adaptado de: Bauersachs J, 2016.

- **Tabela 18.3** Evolução durante a gestação: resultados comparativos cardiomiopatia periparto vs. dilatada

Subgrupos	Cardiomiopatia periparto Com disfunção	Cardiomiopatia periparto Sem disfunção	Cardiomiopatia idiopática	Valor de p
Idade (anos)	26 ± 7	26 ± 6,1	29,5 ± 6	NS
FE% pré-gestação	45,2 ± 2*	62,3 ± 3,6	43,5 ± 4,1*	NS*
Complicação cardíaca	3 (27,3%)**	1 (14,2%)	5 (62,5%)**	p = 0,01**
Morte materna	1 (9,1%)	–	1 (14,2%)	NS
FE% pós-gestação	47,1 ± 2,1***	65,4 ± 4,3***	42,4 ± 4,5***	NS***

ventricular. Contudo, foram discordantes com os dados de Elkayam e cols.[20], que encontraram 8% de redução da função ventricular em puérperas admitidas como recuperadas da CMP anterior. É oportuno salientar que não compartilhamos da hipótese de que pacientes com história de CMP tenham risco de recorrência da doença baseando-se em seguimento de pequenas séries. No nosso entender, talvez a avaliação da função ventricular pelos métodos convencionais possam apresentar limitações no que diz respeito ao remodelamento ventricular na CMP. Perante essa controvérsia, justifica-se a busca de métodos mais refinados para determinar a real recuperação ou não da função ventricular[21] que possam apoiar o prognóstico e o aconselhamento de nova gravidez. Isso demanda estudo prospectivo incluindo casuística maior e metodologia homogênea, vez que a doença não é tão comum.

No que diz respeito à evolução tardia das pacientes com CMP e CMD, um estudo retrospectivo[22] que analisou 2.064 mulheres hospitalizadas para tratamento de IC verificou que no seguimento de um ano o grupo com CMD (1.267 pacientes) teve pior prognóstico para os eventos cardiovasculares (infarto do miocárdio, acidente vascular cerebral, hospitalização, transplante cardíaco e morte cardíaca) quando comparado ao grupo de CMP (797 pacientes) como mostram as Figuras 18.2 e 18.3. Esse resultado se mantém até três anos de seguimento.

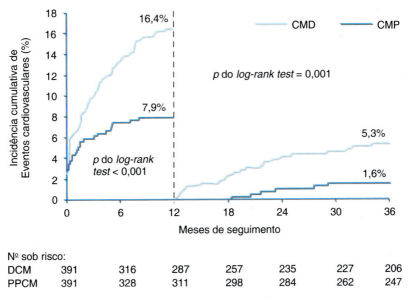

- **Figura 18.2** Incidência cumulativa de eventos cardiovasculares. Resultado comparativo da cardiomiopatia periparto (CMP) vs. cardiomiopatia dilatada (CMD).

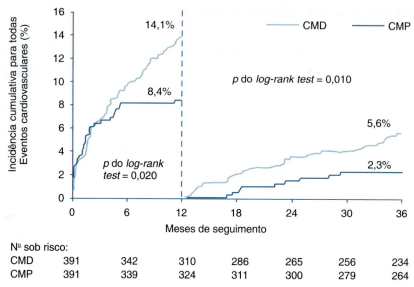

- **Figura 18.3** Incidência cumulativa de todas causas de mortalidade. Resultados comparativos da cardiomiopatia periparto (CMP) vs. cardiomopatia dilatada (CMD).

Tratamento da IC na disfunção sistólica

Do ponto de vista terapêutico, a conduta na IC em razão da disfunção sistólica durante a gravidez é semelhante à de outras causas de IC aguda, focando-se a prevenção dos efeitos secundários obstétrico-fetais[10-23] (Tabela 18.4). A assistência multidisciplinar é fundamental para que se alcance o sucesso materno e fetal.

Na IC aguda e grave, o tratamento farmacológico considera: (1) vasodilatadores, como nitroprussiato de sódio ou nitroglicerina; (2) inotrópicos, como digoxina, e (3) inotrópicos intravenosos, como dobutamina, dopamina e milrinone. O diurético de escolha é a furosemida intravenosa ou via oral associada ou não à hidroclorotiazida via oral. Os diuréticos devem ser usados com muito critério e somente para casos comprovados de IC, visto que reduzem o fluxo sanguíneo placentário e prejudicam ainda mais o crescimento fetal.

Nos casos de CMP, o tratamento da IC tem apoio nas recomendações como mostra o algoritmo exposto na Figura 18.3.[11] Para pacientes com instabilidade hemodinâmica é fundamental o tratamento sistemático da IC imediatamente após o diagnóstico para evitar lesões de órgão-alvo. No que diz

- **Tabela 18.4** Propriedades dos fármacos no tratamento da IC com disfunção ventricular durante a gravidez

Fármaco/classe(FDA)	Objetivo	Considerações para a gestação
Furosemida (C)	Tratamento do edema pulmonar. Menor dose possível	Hipofluxo uteroplacentário
Digoxina (C)	Controle de frequência cardiaca	Útil na persistência dos sintomas
Digoxina (C)	Substituto dos IECAs	Eficácia demonstratadana pré-eclampsia
IECAs/BRAs (D)		Contraindicados
Nitratos (B)	IC descompensada	
Carvedilol (C)	Essencial para IC crônica	Seguro e eficaz
Espirolactona (D)	Aumentam a sobrevida	Não recomendado

respeito ao suporte inotrópico, a utilização de levosimendan, quando disponível, tem sido preferível por não aumentar o consumo miocárdico de oxigênio, como ocorre com as catecolaminas.

Os inibidores da enzima conversora da angiotensina (IECA), os bloqueadores dos receptores da angiotensina (BRA) e os inibidores da renina são teratogênicos e, portanto, contraindicados durante a gravidez, mas podem ser empregados no pós-parto, inclusive durante o aleitamento materno. A alternativa para a redução da pré e pós-carga são, respectivamente, os nitratos e a hidralazina, considerados seguros em qualquer fase da gestação.

Os betabloqueadores como os β1 seletivos (metoprolol succinato) e os não seletivos com atividade alfa 1 bloqueadora (carvedilol) também são seguros durante a gestação. As propriedades de reduzir a resistência vascular periférica, suprimir o sistema renina-angiotensina-aldosterona (SRAA) e não apresentar atividade simpaticomimética intrínseca são vantajosas para a gravidez, além de preservar o fluxo sanguíneo para os órgãos-alvos.

Os antagonistas dos receptores dos mineralocorticoides devem ser evitados na gravidez, mas não no aleitamento.

Especial consideração tem sido atribuída à bromocriptina – agonista dopaminérgico – em associação à terapêutica da IC em CMP, frente aos resultados promissores da recuperação da função sistólica do ventrículo esquerdo e melhora clínica.[24] Em um registro retrospectivo sobre o tratamento com betabloqueadores, IECA e bromocriptina (2,5mg, 2×/dia durante 2 semanas, seguido de 2,5mg/dia por 6 semanas) houveram resultados muito favoráveis em pacientes com CMP. Ainda controversa, a terapêutica *anti-remodelling* ventricular deve ser continuada por pelo menos 12 meses após a recuperação das dimensões e da função do ventrículo esquerdo.[25]

Uma vez que o tromboembolismo é uma causa frequente de morte, o tratamento coadjuvante da IC requer anticoagulação efetiva, de preferência com heparina em doses plenas até pelo menos 8 semanas após o parto.[11]

Outra causa de morte na CMP é a arritmia ventricular, responsável por um quarto dos óbitos e de ocorrência mais frequente nos primeiros 6 meses do diagnóstico.[15] Por esse motivo tem sido proposta, no algoritmo do tratamento, a utilização de colete desfibrilador nos primeiros 6 meses após diagnóstico de CMP em mulheres com grave comprometimento da função ventricular como transição até a recuperação da função, ou desfibrilador cardioversor nos casos de disfunção ventricular permanente.[26]

Nos casos da IC crônica, considerar o repouso domiciliar até 6 semanas do puerpério, controle de anemia e infecção, e monitoração obstétrica semanal de rotina a partir da 34ª semana de gestação.[27] Quanto à terapêutica farmacológica, a diferença é a contraindicação de BRAs, IECAs e espironolactona. O carvedilol deve ser utilizado nas doses convencionais, vez que não está associado a efeitos adversos obstétricos ou fetais. O benefício do uso da heparina profilática é controverso, mas diante do estado de hipercoagulabilidade da gravidez e, principalmente, do pós-parto é uma conduta convincente perante os riscos trombogênicos da doença.

Do ponto de vista obstétrico, pacientes com instabilidade hemodinâmica grave e choque cardiogênico devem ser submetidas à cesárea de emergência com anestesia a ser determinada pela equipe interdisciplinar. Nos casos de IC e disfunção sistólica não graves podem ter uma programação para indução do parto vaginal, que apresenta vantagens quando comparado à cesariana, destacando-se a maior brevidade da recuperação no pós-parto, menor perda sanguínea, menor extensão da anestesia e menor risco de embolia pulmonar no puerpério.

Ainda sob o ponto de vista obstétrico, vale lembrar que taquicardia e congestão pulmonar são descritas em gestações de mulheres não cardiopatas e atribuídas ao uso de agentes tocolíticos, tais como os agonistas beta-2 (terbutalina)[28] para inibição do trabalho de parto prematuro. Esses distúrbios se originam da vasodilatação periférica causada por esses agentes que favorecem a sobrecarga de volume e devem ser contraindicados em pacientes com disfunção ventricular. O mesmo deve

Capítulo   18

ser considerado para uso de corticosteroides,[29] cujo benefício é discutível a partir de 34 semanas para a maturação pulmonar do feto prematuro[30] e, portanto, não devem ser utilizados em pacientes com disfunção ventricular devido ao risco de descompensação cardíaca e morte materna por IC.

Planejamento familiar

O acompanhamento das mulheres com IC e disfunção sistólica exige decisões sobre a aplicação de métodos de planejamento familiar e, portanto, orientação sobre a contracepção. A Organização Mundial da Saúde (OMS) classifica a cardiomiopatia dilatada em risco IV, ou seja, contraindica[17] a concepção para três categorias de pacientes: (1) IC crônica com disfunção sistólica; (2) FEV abaixo de 30% e (3) CMP que não recuperou a função ventricular.

As recomendações para a anticoncepção exigem eficácia, segurança e tolerância ao método contraceptivo selecionado. Nesse sentido, os progestágenos isolados na forma oral e injetável trimestral contemplam essas exigências.[31] Outra alternativa atrativa são os contraceptivos reversíveis de longa duração (LARCS) que incluem os implantes subcutâneos de progesterona (Implanon) e o dispositivo intrauterino (Mirena) com liberação de levonorgestrel, considerados de alta eficácia, com índice de falha em torno de 0,01/gravidez/ano. A esterilização feminina — laqueadura tubária — deve ser reservada para mulheres com prole constituída e que desejam esse procedimento.

Enfim, mulheres com IC e disfunção sistólica grave devem ser desaconselhadas a engravidar por causa do alto risco de descompensação cardíaca relacionada à sobrecarga hemodinâmica materna e às mudanças necessárias da terapêutica otimizada. A assistência durante a gestação deve obedecer aos protocolos que incluem a terapêutica criteriosa e ajustada ao quadro clínico materno e ao seguimento multidisciplinar por equipe especializada.

Agradecimento: À Dra. Maéve de Barros Correia pela valiosa colaboração na revisão ortográfica do texto.

• Referências bibliográficas

1. Feitosa HN, Moron AF, Born D, Almeida PA. Maternal mortality due to heart disease. Rev Saude Publ 1991; 25:443-51.
2. Siu SC, Sermer M, Colman JM, Alvarez AN, Mercier LA, Morton BC et al. Cardiac Disease in Pregnancy (CARPREG) Investigators. Prospective multicenter study of pregnancy outcomes in women with heart disease. Circulation 2001; 104(5):515-21.
3. Avila WS, Rossi, EG, Ramires JAF, Grinberg M, Bortolotto, MRLZugaib M, Lemos L P. Pregnancy in patients with heart disease: Experience with 1.000 cases. Clin Cardiol 2003; 26:135-42.
4. Sanghavi M, Rutherford JD. Cardiovascular physiology of pregnancy. Circulation 2014; 16;130(12):1003-8.
5. Caerneca F Ricci, Simeone R Malisano et al. Coagulation and fibrinolysis changes in normal pregnancy . Eur J Obstet Gynecol Reprod Biol 1997; 73:31-6.
6. Mahendru AA, Everett TR, Wilkinson IB et al. A longitudinal study of maternal cardiovascular function from preconception to the postpartum period. J Hypertens 2014; 32:849-56.
7. Mercier FJ, Augè M, Hoffmann C et al. Maternal hypotension during spinal anesthesia for caesarean delivery.Minerva Anestesiol 2013; 79(1):62-73.
8. Campos O. Doppler echocardiography during pregnancy: physiological and abnormal findings. Echocardiography 1996; 13:135-46.
9. Avila WS, Gouveia AMM, Rossi EG et al. Value of natriuretic peptides and proinflammatory cytokines for heart failure diagnosis during pregnancy. Eur Heart J 2010; 31(Suppl):949.
10. Stergiopoulos K, Shiang E, Bench T Pregnancy in patients with pre-existing cardiomyopathies J Am Coll Cardiol 2011; 58:337-50
11. Bauersachs J, Arrigo M, Hilfiker-Kleiner D et al. Current management of patients with severe acute peripartum cardiomyopathy: practical guidance from the Heart Failure Association of the European Society of Cardiology Study Group on peripartum cardiomyopathy. Eur J Heart Fail 2016; 18(9):1096-105.
12. Sliwa K, Hilfiker-Kleiner D, Petrie MC et al. Heart Failure Association of the European Society of Cardiology Working Group on Peripartum Cardiomyopathy. Current state of knowledge on aetiology, diagnosis, management, and therapy of peripartum cardiomyopathy: a position statement from the Heart Failure Association of the European Society of Cardiology Working Group on peripartum cardiomyopathy. Eur J Heart Fail 2010; 12:767-78.

13. Halkein J, Tabruyn SP, Ricke-Hoch M et al. MicroRNA-146a is a therapeutic target and biomarker for peripartum cardiomyopathy. J Clin Invest 2013; 123:2143-54.
14. Hilfiker-Kleiner D, Sliwa K. Pathophysiology and epidemiology of peripartum cardiomyopathy. Nat Rev Cardiol 2014; 11:364-70.
15. Sliwa K, Mebazaa A, Hilfiker-Kleiner D, Petrie MC et al. Clinical characteristics of patients from the worldwide registry on peripartum cardiomyopathy (PPCM) EURObservational Research Programme in conjunction with the Heart Failure Association of the European Society of Cardiology Study Group on PPCM. European Journal of Heart Failure (2017); doi:10.1002/ejhf.780.
16. Grewal J, Siu SC, Ross H et al. Pregnancy in patients with dilated cardiomyopathy. J. Am Coll Cardiol 2009; 55:45-52.
17. Thorne S, MacGregor A, Nelson-Piercy C. Risks of contraception and pregnancy in heart disease. Heart 2006; 92:1520-25.
18. Avila WS, Carvalho MEC, Tschaen CK et al. Gravidez em portadoras de cardiomiopatia periparto. Estudo prospectivo e comparativo. Arq Bras Cardiol 2002, 79(5):484-8.
19. Albanesi FFM, Silva TT. O comportamento das gestações subsequentes na cardiomiopatia periparto. Arq Bras Cardiol 1999; 73:47-52.
20. Elkayam U, Tummala PP, Rao K et al. Maternal and fetal outcomes subsequent pregnancies in women with peripartum cardiomyopathy N Engl J Med 2001; 344:1567-71.
21. Goland S, Bitar F, Modi K et al. Evaluation of the clinical relevance of baseline left ventricular ejection fraction as a predictor of recovery or persistence of severe dysfunction in women in the United States with peripartum cardiomyopathy. J Card Fail 2011; 17:426.
22. Lu CH[1], Lee WC, Wu M, Chen SW. Comparison of clinical outcomes in peripartum cardiomyopathy and age-matched dilated cardiomyopathy: A 15-year nationwide population-based study in Asia. Medicine (Baltimore) 2017; 96(19):e6898.
23. Regitz-Zagrosek V, Blomstrom Lundqvist C, Borghi C et al. ESC guidelines on the management of cardiovascular diseases during pregnancy. Eur Heart J 2011; 32:3147-97.
24. Melo MAM, Carvalho JS, Feitosa FEL et al. Peripartum cardiomuopathy treatment with dopamine agonist and subsequent pregnancy with a satisfactory outcome. Rev Bras Ginecol Obstet 2016; 38:308-15.
25. Sliwa K, Blauwet L, Tibazarwa K et al. Evaluation of bromocriptine in the treatment of acute severe peripartum cardiomyopathy: a proof-of-concept pilot study. Circulation 2010; 121:1465-73.
26. Duncker D, Haghikia A, König T et al. Risk for ventricular fibrillation in peripartum cardiomyopathy with severely reduced left ventricular function: value of the wearable cardioverter/defibrillator. Eur J Heart Fail 2014; 16:1331-6.
27. Tedoldi CL, Freire CMV, Bub TF et al. Sociedade Brasileira de Cardiologia. Diretriz da Sociedade Brasileira de Cardiologia para Gravidez na Mulher Portadora de Cardiopatia. Arq Bras Cardiol 2009; 93(6 supl.1) e110-14.
28. Gaudet LM, Singh K, Weeks L et al. Effectiveness of Terbutaline Pump for the Prevention of Preterm Birth. A Systematic Review and Meta-Analysis PLOS ONE. 2012 ; 7(2):e31679.
29. Dias TZ, Passini R, Tedesco R et al. Evaluation of prenatal corticosteroid use in spontaneous preterm labor in the Brazilian Multicenter Study on Preterm Birth (EMIP) Study Group. Inter J of Gynecol & Obstetric 2017; doi 10.1002/ijjgo.12297.
30. Avila WS, Grinberg M, Melo NR, Pinotti JA, Pileggi F. Uso de contraceptivos em portadoras de cardiopatia. Arq Bras Cardiol 1996; 66(4):205-11.
31. Curtis KM, Peipert JF Long-acting reversible contraception N Engl J Med 2017; 316;461-8.

Capítulo 18

Índice Remissivo

A

Ablação por cateter para controle de ritmo, 37, 38

Ácidos graxos ômega-3 e ômega-6, 117

– doses recomendadas dos, 118

Amiodarona, 33

Análise da reserva fracionada de fluxo, 2

Anemia fisiológica da gravidez, 144

Angiotomografia das artérias coronarianas, 2

Antagonistas do receptor

– de aldosterona, 86, 138

– de mineralocorticoides, 24

Anticoagulantes orais, 34

Aquecimento, 15

Ativação de fatores protrombóticos, 82

Atividade física, 9

Autotransfusão da placenta, 144

Avaliação

– clínica, 13

– funcional, 13

– hemodinâmica pulmonar, 94

B

Balão intraórtico, 86

Betabloqueadores, 85, 139

– na DPOC, 67

Bloqueadores dos receptores de angiotensina II (BRA), 138

C

Calendário vacinal para adultos pacientes com insuficiência cardíaca, 131

Cardiomiopatia(s)

– dilatada idiopática, 147

– hipertróficas, 35

– periparto, 147

– restritiva, 35

Cardiopatia valvar, 34

Cardioversão elétrica, 31

Cinecoronariografia, 2

Circulação extracorpórea por membrana, 86

Congestão venosa renal, 58

Controle de ritmo

– ablação por cateter para, 38

– tratamento não farmacológico, 37

Controle

– glicêmico, 49

– pressórico, 49

D

Diabetes e insuficiência cardíaca, 41

– hospitalizações por, 42

– mortalidade, 42

– prevenção, 48

Digitálicos, 123, 124

Dinitrato de isossorbida, 140

Disfunção

– autonômica, 48

– diastólica, 44

– endotelial, 48, 82

– sistólica, 44

– ventricular

– – doença renal terminal e, 61

– – em ritmo sinusal, 83

– – insuficiência renal crônica terminal e, 57

– – revascularização nos pacientes com, 84

– – síndromes isquêmicas

– – – cardíacas e, 84

– – – cerebrais e, 81

Dispositivos de assistência ventricular percutâneos, 86

Distrofias miotônicas familiares, 35

Diuréticos, 86

Doença

– arterial coronariana

– – exames adicionais para pesquisa de, 75

– – insuficiência cardíaca e, 3, 4

– cardíaca no ciclo gravídico-puerperal, 143

– de Chagas, 135

– dos grandes vasos, 43

– dos pequenos vasos, 43

– pulmonar obstrutiva crônica, 65

– renal terminal

– – disfunção ventricular e, 61

– – lesão cardiovascular e, 59

– reumática, 135

Dofetilida, 33

E

Ecocardiograma, 66

Ecodopplercardiograma, 74

Eplerenone, 24

Espironolactona, 24

Estado de hipercoagulabilidade, 144

Estase sanguínea, 82

Estimulação elétrica, 12

Etiologia isquêmica, 1

Exercício físico

– aeróbios, 15

– dinâmicos, 11, 12

– efeitos do, 9

– resistidos (fortalecimento), 15

F

Fibrilação atrial

– aguda, manejo na, 30

– crônica, manejo na, 31

– disfunção ventricular e, 83

– insuficiência cardíaca e, 29

– – tratamento da, 34

Finerenone, 25

Frequência cardíaca, tratamento não farmacológico, 35

Furosemida, 60

G

Ginecomastia, 23

– induzida por antagonista do receptor de mineralocorticoides, 23, 25

Gravidez, alterações hemodinâmicas durante a, 144

H

Hidralazina, 140

Hiperglicemia, 47

Hiperinsulinemia, 47

Hiperlipidemia, 46

Hiperpotassemia, 98

– drogas para redução do risco de, 103

– incidência e consequências clínicas, 100

– manejo da, 104

– mecanismos e fatores de risco, 98

– prevenção na insuficiência cardíaca, 102

– principais consequências clínicas, 102

I

Influenza, 134

Inibidores

– da aromatase, 26

– da enzima conversora de angiotensina II, 85, 137

– da neprilisina e do receptor da angiotensina (INRA), 140

Inotrópicos, 86

Insuficiência cardíaca, 1

– com fração de ejeção reduzida (ICFER), 57

– – no perioperatório, 76

– de fração de ejeção preservada, no perioperatório, 78

– diabetes e, 41

– – hospitalizações por, 42

– – mortalidade, 42

– – prevenção, 48

– doença arterial coronariana e, 3, 4

– fibrilação atrial e, 29

– insuficiência renal não dialítica e, 59

– na disfunção sistólica, 150

– na gravidez em pacientes com disfunção ventricular, 143

– no pós-operatório, 77

– ômega-3 na, 115, 119

– por disfunção ventricular durante a gestação, 146

– por taquicardiomiopatia, 31

– tratamento da, 50

– vacinação no paciente com, 131

Insuficiência renal não dialítica, insuficiência cardíaca e, 59

Intoxicação digitálica, 124

Ivabradina na DPOC, 68

L

Lesão

– cardiovascular e doença renal terminal, 59

– renal na disfunção ventricular, 58

Lípides, 115

Lipotoxicidade, 46

M

Medicina nuclear, 3

Miocardiopatia diabética, 43

N

Nitratos, 86

O

Ômega-3, 115, 117, 119

Ômega-6, 117

Otimização de doses, 137

P

Peptídeos natriuréticos, 66, 75

Perioperatório, 71

– insuficiência cardíaca de fração de ejeção

– – reduzida no, 76

– – preservada no, 78

Pesquisa

– de anticorpos anti-HLA, 95

– de viabilidade miocárdica, 3, 4

Planejamento familiar, 152

Pós-operatório, insuficiência cardíaca no, 77

Prescrição de exercício, 11

Prova de função pulmonar, 65

Q

Quantificação do escore de cálcio, 2

R

Reabilitação cardíaca em pacientes

– assintomáticos, 13

– sintomáticos, 10

Reposição de ferro, 109

– aspectos laboratoriais, 110

– fisiopatologia do ferro, 110

– tratamento, 110

Resinas quelantes, 104

Resistência insulínica, 47

Ressincronização com estimulação biventricular, 36

Ressonância magnética, 2, 3

Revascularização nos pacientes com disfunção ventricular, 84

S

Sacubitril-valsartana, 17, 18

Síndrome

– coronariana aguda nos pacientes com disfunção ventricular

– – dispositivos na, 86

– – tratamento farmacológico na, 85

– – trombo intracavitário na, 87

– da hipotensão supina, 144, 145

– isquêmicas

– – cardíacas, 84

– – cerebrais, 81

Índice Remissivo

Sistema renina-angiotensina-aldosterona, 48

Solução salina hipertônica, 60

Sulfanilreias, 49

Suplementação de ômega-3, 117

T

Taquicardiomiopatia, 30

Terapia

– antitrombótica, 34

– – nos pacientes com disfunção ventricular em ritmo sinusal, 83

– – nos pacientes com fibrilação atrial e disfunção ventricular, 83

– de ressincronização cardíaca, 36

– hipoglicemiante, 49

Teste cardiopulmonar, 94

Tiazolidinedionas, 49

Tomografia

– das artérias coronarianas, 2

– de convergência óptica, 2

Transplante cardíaco, 91

– avaliação

– – do candidato, 91

– – psicológica e social, 94

– classificação INTERMACS, 95

– contraindicações, 91

– – absolutas, 92

– – relativas, 92

– critérios de priorização, 95

– indicações, 91, 92

– quando e como se encaminhar para, 96

– tempo de isquemia projetado, 96

Treinamento muscular inspiratório (TMI), 12

Trombo intracavitário na síndrome coronariana aguda nos pacientes com disfunção ventricular, 87

U

Ultrafiltração venovenosa, 61

Ultrassom intracoronariana, 2

V

Vacinação

– no paciente com insuficiência cardíaca, 131

– para influenza, 134

Vasodilatadores diretos, 140

Vasopressores, 86

Viabilidade miocárdica, 4

IMPRESSÃO:

Santa Maria - RS | Fone: (55) 3220.4500
www.graficapallotti.com.br